D1994716

Hippokrates

Grundlagen

Diagnose- und Therapieverfahren

Praxisbezogenes Fallmanagement

Patientenkompetenz – Bedeutung, Anforderungen, Umsetzung

Anhang

Checkliste Komplementäre Onkologie

Peter Holzhauer und
Uwe Gröber (Hrsg.)

Mit Beiträgen von

Josef Beuth, Wilfried P. Bieger, Jens Büntzel, Jürgen M. Giesler, Uwe Gröber, Peter Holzhauer, Klaus Kisters, Heide Koula-Jenik, Hans Lampe, Alfred Lohninger, Michael Martin, Gerd Nagel, Hans P. Ogal, Christiane Peters, Hüseyin Sahinbas, Kurt Schumacher, Michael Stimpel, Günther Stoll, Joachim Weis

35 Abbildungen
71 Tabellen

Hippokrates Verlag · Stuttgart

Bibliografische Information
der Deutschen Nationalbibliothek

Die Deutsche Nationalbibliothek verzeichnet diese Publikation in der Deutschen Nationalbibliografie; detaillierte bibliografische Daten sind im Internet über http://dnb.d-nb.de abrufbar.

Anschrift der Herausgeber:

Dr. med. Peter Holzhauer
Veramed Klinik am Wendelstein
Mühlenstr. 60
83098 Brannenburg

Uwe Gröber
Akademie für Mikronährstoffmedizin
Zweigertstr. 55
45130 Essen

Wichtiger Hinweis: Wie jede Wissenschaft ist die Medizin ständigen Entwicklungen unterworfen. Forschung und klinische Erfahrung erweitern unsere Erkenntnisse, insbesondere was Behandlung und medikamentöse Therapie anbelangt. Soweit in diesem Werk eine Dosierung oder eine Applikation erwähnt wird, darf der Leser zwar darauf vertrauen, dass Autoren, Herausgeber und Verlag große Sorgfalt darauf verwandt haben, dass diese Angabe **dem Wissensstand bei Fertigstellung des Werkes** entspricht.

Für Angaben über Dosierungsanweisungen und Applikationsformen kann vom Verlag jedoch keine Gewähr übernommen werden. **Jeder Benutzer ist angehalten,** durch sorgfältige Prüfung der Beipackzettel der verwendeten Präparate und gegebenenfalls nach Konsultation eines Spezialisten festzustellen, ob die dort gegebene Empfehlung für Dosierungen oder die Beachtung von Kontraindikationen gegenüber der Angabe in diesem Buch abweicht. Eine solche Prüfung ist besonders wichtig bei selten verwendeten Präparaten oder solchen, die neu auf den Markt gebracht worden sind. **Jede Dosierung oder Applikation erfolgt auf eigene Gefahr des Benutzers.** Autoren und Verlag appellieren an jeden Benutzer, ihm etwa auffallende Ungenauigkeiten dem Verlag mitzuteilen.

© 2010 Hippokrates Verlag in
MVS Medizinverlage Stuttgart GmbH & Co. KG
Oswald-Hesse-Straße 50, 70469 Stuttgart

Unsere Homepage: www.hippokrates.de

Printed in Italy

Zeichnungen: Christine Lackner, Ittlingen
Umschlaggestaltung: Thieme Verlagsgruppe
Satz: Druckhaus Götz GmbH, Ludwigsburg
Satzsystem: APP V9.1 Unicode
Druck: L.E.G.O. S.p.A., Vicenza

ISBN 978-3-8304-5343-7 1 2 3 4 5 6

Geschützte Warennamen (Warenzeichen) werden **nicht** besonders kenntlich gemacht. Aus dem Fehlen eines solchen Hinweises kann also nicht geschlossen werden, dass es sich um einen freien Warennamen handelt.

Das Werk, einschließlich aller seiner Teile, ist urheberrechtlich geschützt. Jede Verwertung außerhalb der engen Grenzen des Urheberrechtsgesetzes ist ohne Zustimmung des Verlages unzulässig und strafbar. Das gilt insbesondere für Vervielfältigungen, Übersetzungen, Mikroverfilmungen und die Einspeicherung und Verarbeitung in elektronischen Systemen.

Vorwort

Als sich die Herausgeber dieses Buches vor einigen Jahren zusammensetzten, um das Konzept der jetzt vorliegenden *Checkliste Komplementäre Onkologie* abzustimmen, war den Beteiligten noch nicht klar, worauf sie sich da eingelassen hatten.

Das damals anstehende „making of", die Entwicklung von unfertigem Gedankengut hin zum heute endlich vorliegenden Endprodukt, benötigte viel Zeit, viel Geduld und den Aufenthalt in einigen umfunktionierten Urlaubsorten, die dank modernster Kommunikationstechnologie und früher nicht gekannter Mobilität eine Arbeit an der Checkliste auch in mediterranem Ambiente ermöglichten.

Was war denn nun so besonders an der Fertigstellung dieses Buches? Haben nicht zahlreiche andere Kollegen und Autoren ähnliche Fachbücher mit ähnlicher Thematik, meistens in der Freizeit, neben ihrer normalen Arbeit, auch unter Zeitdruck und dann doch ebenso mit „delay" fertiggestellt?

Die komplementäre Onkologie, in all ihren Metamorphosen der zurückliegenden Jahre, war und ist immer in die jeweilige berufliche Praxis integriert. Durch die jahrelange und sehr intensive Tätigkeit beider Herausgeber als Referenten zu Themen der komplementären Onkologie, in Workshops und anderen Kommunikationsformen, wurden – neben der Vermittlung und Weitergabe eigener (Er)Kenntnisse und Erfahrungen – wertvolle, oft auch kritische und kontroverse Diskussionen geführt, die einen möglichst unvoreingenommen Blick auf die komplementäre Onkologie ermöglichten und fokussierten.

Sehr hilfreich für die Konzeption der *Checkliste Komplementäre Onkologie* war dabei das Erkennen, Verstehen und Akzeptieren der Rolle der Komplementärmedizin für die betroffenen, an Krebs erkrankten Patienten und ihre Angehörigen. Mit der zunehmenden Etablierung von Information zur Selbsthilfe bis hin zur modernen Patientenkompetenz haben früher nicht übliche Denkstile und daraus resultierende Aktivitäten dazu geführt, dass Patienten heute immer mehr ganzheitliche Therapiekonzepte wünschen. Die Integration von komplementärmedizinischen Maßnahmen realisiert nicht selten die medizinische Erlebniswelt der Betroffenen.

So entstand der Wunsch, diese Checkliste nicht wie ein herkömmliches medizinisches Fachbuch zu gestalten, in dem der Einsatz verschiedener, geeigneter Therapie- und Diagnosemethoden vorgestellt wird. Priorität sollte vielmehr die Berücksichtigung wesentlicher Leitsymptome und Problemkonstellationen der Patienten in ihren jeweiligen Krankheits- und Behandlungsphasen haben. Die Orientierung an diese Phasen und das begleitete Führen durch den Einsatz geeigneter komplementärer Behandlungsmöglichkeiten zieht sich gleichsam als „roter Faden" durch die gesamte Checkliste.

Sie richtet sich dabei nicht vordergründig an die Patienten, sondern soll hauptsächlich onkologisch tätigen Ärzten, Therapeuten, Psychologen, Apothekern, Heilpraktikern und medizinischem Personal Hilfe und Orientierung bei der Beurteilung, Beratung und ggf. auch Auswahl von geeigneten komplementären Therapiemethoden gewähren. Dies Buch soll gleichzeitig ein Appell für eine offene, den Patienten zugewandte moderne Medizin sein.

Wir möchten uns an dieser Stelle bei allen Beitragsautoren dieser Checkliste für ihr kompetentes Mitwirken bedanken. Den Mitarbeitern der MVS Medizinverlage

Stuttgart, namentlich Frau Gabriele Müller, Frau Silvia Mensing und Herrn Cornelius von Grumbkow, sowie der Redakteurin Frau Stefanie Teichert gilt unser Dank für die stete Hilfsbereitschaft, die lange Geduld und die überaus gute Zusammenarbeit. Nicht zuletzt unseren Frauen Ulrike und Barbara danken wir für ihre liebevolle Unterstützung.

Brannenburg und Essen, im Januar 2010

Peter Holzhauer
Uwe Gröber

Inhalt

Grundlagen

Teil 1

1 Evidenzbasierte Komplementärmedizin

Kurt Schumacher

An den Beginn meiner Überlegungen über komplementäre Medizin und ihre Grundlagen möchte ich Aussagen berühmter Ärzte stellen, die aus unterschiedlicher Sicht das Wesen der Medizin definiert haben. Der Internist Bernhard Naunyn (1839 – 1925) sagte: „Die Heilkunde wird Naturwissenschaft sein, oder sie wird nicht sein". Der zu seiner Zeit sehr geachtete Chirurg August Karl Bier (1861 – 1949) meinte dagegen: „Es ist ein weit verbreiteter Wahn zu glauben, Medizin sei angewandte Naturwissenschaft."

Während der Ausspruch von Naunyn die Position der sog. Schulmedizin, also der wissenschaftlichen Medizin repräsentiert, sah Bier darüber hinaus eine mehr ganzheitliche Verankerung der Medizin.

1.1 Grundlagen

Die Herausgeber des Lehrbuchs *Die Innere Medizin* (Gerok et al. 2000) definieren die Aufgaben des Arztes wie folgt: Der Arzt soll

- die Krankheit eines Menschen heilen,
- die Leiden eines Menschen lindern, auch wenn eine Heilung nicht möglich ist,
- die Entstehung einer Krankheit verhindern und
- dem kranken Menschen ein sachkundiger, verlässlicher und einfühlsamer Berater sein.

Der ethisch begründete Auftrag an den Arzt erfordert aber noch weitere Bedingungen, die erfüllt sein müssen, damit eine Medizin entstehen kann, die den Patienten gerecht wird. Zur Entscheidungsfindung für ärztliche Diagnose und Therapie gehören

- der Verzicht auf Dogmen und Ideologien,
- eine gleichmäßige Bewertung aller Tatsachen, auch wenn sie der eigenen Hypothese oder Theorie widersprechen, und
- die intellektuelle Redlichkeit, d. h. die Begründung des Handelns durch rationale Erkenntnis und nicht durch eine intuitive Heilslehre oder Weltsicht.

Klinische Prüfung

Zur Umsetzung der hier formulierten Postulate in praktische Medizin wurde das Instrument der klinischen Prüfung entwickelt und seit den 1950er-Jahren ausgehend von Paul Martini zu einer grundlegenden Methode des Erkenntnisgewinns in der Medizin geformt. Dabei wird die **Wirkung einer Substanz** in einer Stufenleiter aufeinander aufbauender Prüfungen gemessen:

- **Phase I:** Messung der maximal tolerablen Dosis
- **Phase II:** Bestimmung der Wirkung und Festlegung der optimalen Dosis inklusive Pharmakokinetik
- **Phase III:** Erkennung der Wirksamkeit unter definierten, meist hoch selektiven Bedingungen in einer prospektiv randomisierten Form

Die prospektive, randomisierte, kontrollierte, doppelblinde, multizentrische Studie gilt heute als der Goldstandard einer klinischen Prüfung und als Garant für den schrittweisen Erkenntnisgewinn und damit den medizinischen Fortschritt.

Evidenzniveau

Ärztliche Entscheidungen basieren auf folgenden Informationen:

- auf Wissen und Erfahrung des einzelnen Arztes (**interne Evidenz**)
- auf Informationen anderer Ärzte, z. B. in Form von Literatur oder Speichermedien (**externe Evidenz**)

Auf Vorschlag von Sackett et al. (2000) werden Therapieentscheidungen durch die Kombination von interner und externer Evidenz als **evidenzbasierte Entscheidung** bezeichnet. Damit die externe Evidenz als Grundlage von Erkrankungen abgegriffen werden kann, wurden Datenbanken etabliert, die dem Arzt durch Reviews der Literatur zur Verfügung stehen.

Wegen der rasch wachsenden Expansion des Wissens wird es für den einzelnen Arzt immer schwieriger, die externe Evidenz zu überschauen und kritisch auszuwerten. Die kritische Auswertung von Literatur wird aber zunehmend wichtiger, da auch qualitativ unzureichende Arbeiten publiziert werden. Als Entscheidungshilfe können die **Evidenzgrade** der evidenzbasierten Medizin (EBM: evidence-based medicine) herangezogen werden, die Aussagen über die interne Validität von Studien ermöglichen (**Tab. 1.1**). Eine therapeutische Relevanz ist damit nicht zwingend gegeben, da diese immer abhängig vom tatsächlichen klinischen Nutzen der Untersuchung ist (s. u.).

Tab. 1.1 Evidenzgrade der EBM (nach Centre for Evidence-based Medicine 2009).

Evidenzgrad	Studiendesign
1a	systematischer Review randomisierter, kontrollierter Studien
1b	randomisierte, kontrollierte Einzelstudien mit engem Konfidenzintervall
2a	systematischer Review von Kohortenstudien
2b	einzelne Kohortenstudie/randomisierte, kontrollierte Studie von geringer Qualität
3a	systematischer Review von Fall-Kontroll-Studien
3b	einzelne Fall-Kontroll-Studie
4	nichtexperimentelle Beobachtungsstudien/Kohorten- und Fall-Kontroll-Studien von geringer Qualität
5	Expertenmeinungen/Konsensusverfahren

1.2 Definition

Wenn wir eine Definition dessen versuchen, was unter komplementärer Medizin zu verstehen ist, so ergeben sich folgende Merkmale:

- Komplementäre Medizin ist wie Medizin überhaupt eine empirische Wissenschaft und nicht Naturwissenschaft.
- Komplementäre Medizin unterliegt im Sinne der Patienten der Verpflichtung, den Nachweis ihrer Wirksamkeit und Unschädlichkeit zu führen.
- Der Patient sollte sowohl bei der Rekrutierung für Studien als auch in der täglichen Praxis in die Therapieentscheidungen eingebunden werden.

Im Idealfall ist komplementäre Medizin also empirisch begründet, in klinischen Studien unter Alltagsbedingungen geprüft und von kompetenten Patienten akzeptiert. In jedem Fall aber muss sie methodisch einwandfrei evaluiert sein, mit dem Ziel, eine evidenzbasierte komplementäre Medizin zu etablieren.

Evaluation komplementärer Therapien

Die Evaluation komplementärer Therapien folgt in der Regel nicht strikt den Gesetzen der klinischen Prüfung (s. o.). Die Prüfung komplementärer Therapien findet häufig erst statt, wenn sie aufgrund **empirischer Beobachtungen** einer positiven Wirkung schon längere Zeit in Gebrauch sind. Viele Anwender komplementärer Therapien sind ideologisch fixiert und damit in ihrem Denken nicht mehr frei für objektive Prüfungen, bei denen keineswegs immer das gewünschte Ergebnis erreicht wird. Überzeugte Anwender komplementärer Therapien lassen sich auch von negativen Prüfungsergebnissen häufig nicht davon abbringen, die Mittel weiter zu verwenden. Zudem sind Studien komplementärer Therapien oft zahlenmäßig klein, schlecht subventioniert und daher wenig geeignet, unser objektives Wissen zu vermehren.

Ein anderes Problem sind Patienten, die oft so auf eine bestimmte komplementäre Therapie (z. B. Mistel) fixiert sind, dass sie eine Randomisierung ablehnen. Das **Fehlen einer randomisierten Kontrollgruppe** stellt aber nach bisheriger Lehrmeinung das Ergebnis einer klinischen Prüfung grundsätzlich infrage.

Sowohl für die wissenschaftliche als auch für die komplementäre Medizin ergibt sich noch ein weiteres grundsätzliches Problem, das aus der hochgradigen **Selektion der Studienpatienten** resultiert. Ergebnisse, die unter idealen Bedingungen einer kontrollierten Studie gewonnen wurden (Nachweis der Wirkung), können unter Alltagsbedingungen (Nachweis der Wirksamkeit) nur bedingt erreicht werden, weil Störfaktoren von außen nicht zu vermeiden sind. Entscheidend für die Effizienz des Gesundheitssystems sind aber nur jene Ergebnisse, die unter realen Alltagsbedingungen erreicht werden (Porszolt u. Kilian 2000).

Anspruch des Patienten

Komplementäre Medizin beinhaltet das Recht des Patienten, seine persönliche Vorliebe in die Behandlung einzubringen. Gleichzeitig wird damit eine bessere **Compliance** erreicht. Schulmedizin und komplementäre Medizin unterscheiden sich also in zweierlei Hinsicht: Ideale Studienbedingungen gegen Alltagsbedingungen und Effekt einer Behandlung auf den Tumor gegen den Effekt beim Patienten. Dabei ist der Patient logischerweise v. a. am Nutzen einer Therapie interessiert.

Ein weiterer Gesichtspunkt, der neuerdings erst gewonnen wurde und der sowohl für die wissenschaftliche als auch für die komplementäre Medizin von großer Bedeutung ist, ist die **Patientenkompetenz** (s. Kap. 36, S. 344 ff.). Darunter verstehen Nagel et al. (2004) zusätzlich zur optimalen Information des Patienten die Fähigkeit des Patienten, sich den Herausforderungen der Erkrankung zu stellen, sich auf die eigenen mentalen und auf fremde Quellen zur Krankheitsbewältigung zu besinnen, die Hilfsquellen zu nutzen und dabei auch persönliche Bedürfnisse zu berücksichtigen, eigene Zielvorstellungen zu verfolgen und seine Selbstständigkeit zu bewahren.

Auswahl supportiver, komplementärer Maßnahmen

Das kaum noch überschaubare Angebot unkonventioneller Therapievorschläge ist differenziert zu betrachten. Komplementärmaßnahmen, die man in die engere Wahl ziehen kann, sollten folgende Merkmale aufweisen:

- Beobachtung einer empirischen, reproduzierbaren guten Wirkung
- Definition des Wirkungsmechanismus und der daraus abgeleiteten Indikationen
- Identifizierung der Hauptwirksubstanz und der therapeutisch optimalen Dosis
- Beschreibung von unerwünschten (Arzneimittel-)Wirkungen

Die Erfüllung dieser Kriterien ermöglicht es, die Substanz bzw. das Prinzip in kontrollierten Studien, nach dem Muster von **Therapieoptimierungsstudien** unter Alltagsbedingungen zu evaluieren. Dabei ist die Festlegung präziser Zielkriterien entscheidend. Alle Verfahren, die die oben genannten Grundvoraussetzungen nicht aufweisen, sind nicht prüfbar und bleiben deshalb unwissenschaftlich.

Abgrenzung zu Alternativmaßnahmen

Begriffe wie unkonventionell, alternativ, komplementär, ungeprüft werden sehr häufig auch heute noch synonym verwendet. Dabei bestehen große Unterschiede in der Sinngebung:

- Als **unkonventionell** bezeichnet man jede Therapie, die sich von der allgemein akzeptierten, eben konventionellen Therapie unterscheidet.
- **Alternativ** wäre in der Onkologie eine Therapie, die anstelle der spezifischen Tumortherapie eingesetzt wird.
- **Komplementär** dagegen ist eine supportive Therapie, die als Ergänzung zur spezifischen Tumortherapie mit dem Ziel der Steigerung der körpereigenen Abwehrkräfte und zur Reduzierung der Nebenwirkungen der onkologischen Therapie verwendet wird.
- **Ungeprüft** ist jede Therapie, die nicht wissenschaftlich evaluiert ist.

Cave *Für die Behandlung von Tumorpatienten kommen alternative Verfahren, die also anstelle einer tumorreduktiven onkologischen Therapie eingesetzt werden, grundsätzlich nicht infrage. Gleichwertige Alternativen zur wissenschaftlich evaluierten Tumortherapie sind nicht bekannt.*

1.3 Motive für den Einsatz

Bis auf wenige Ausnahmen können **Patienten** die ihnen vorgeschlagene Tumortherapie nach entsprechend ausführlicher und verständlicher Erklärung akzeptieren. Darüber hinaus haben viele onkologische Patienten, auch beraten von Angehörigen, Freunden und Bekannten, den Wunsch nach einer nebenwirkungsarmen, die körpereigenen Abwehrkräfte mobilisierenden und deshalb für den Patienten wichtigen, ihn mental unterstützenden Therapie. Gerade das

Gefühl, für sich selbst zusätzlich etwas tun zu können, hat für Patienten einen sehr hohen Stellenwert. Patienten, die komplementäre Therapie einsetzen, gewinnen an Selbstsicherheit, sie fühlen sich weniger ausgeliefert, sie sollten aber auch darüber offen mit einem verständnisvollen Arzt sprechen können, ohne ein schlechtes Gewissen zu haben oder nicht ernst genommen zu werden. 70 – 80 % der Patienten wählen komplementäre Therapien als supportive Maßnahme mit dem Ziel, die Nebenwirkungen der Tumortherapie zu reduzieren.

Aus der Sicht des **Hausarztes** ist die Empfehlung, komplementäre Therapie einzusetzen, insofern nahe liegend, als er damit einem Bedürfnis des Patienten nachkommt. Natürlich denkt er dabei auch an sein Budget. So entwickelt sich ein Trend, komplementäre Therapien den Patienten als individuelle Gesundheitsleistung (IGEL) zu verordnen. Häufig sind Hausärzte auch strikt ablehnend und überweisen den Patienten allenfalls an einen niedergelassenen Experten für komplementäre Therapie.

Der **Tumorspezialist** und behandelnde Onkologe hat der Komplementärmedizin gegenüber in der Regel eine ablehnende Einstellung. Erst wenige Onkologen machen sich die Mühe, Tumorpatienten ausführlich und objektiv über mögliche Vorteile und Risiken einer komplementären Medizin zu informieren.

Schließlich sind **klinische Prüfer** oder Methodiker meist in hohem Maß kritisch gegenüber komplementärmedizinischen Studien. Leider muss man feststellen, dass es bisher nur sehr wenige qualifizierte klinische Studien zu komplementären Medikamenten gibt, die eine eindeutige Wirksamkeit nachgewiesen haben. Als Beispiel seien neuere Studien zur Wirksamkeit von Mistelextrakten genannt: Während Steuer-Vogt et al. (2001) in der prospektiven, randomisierten Studie an Patienten mit Hals-Nasen-Ohren-Tumoren keine Wirkung auf die Nebenwirkungen, auf den Immunstatus und die Lebensqualität feststellen konnten, zeigten drei neuere retrolektive Kohortenstudien (Evidenzgrad 2 b; **Tab. 1.1**, S. 4) eine signifikante Reduktion von Übelkeit, Erbrechen, Fatigue-Syndrom, Reizbarkeit und Schlaflosigkeit sowie eine günstige, wenn auch relativ geringe Wirkung auf das Rezidivverhalten der Tumoren (Bock et al. 2004; Schumacher et al. 2002; Semiglasow et al. 2004). Aus Sicht des Wissenschaftlers fehlen aber groß angelegte prospektive, kontrollierte Studien unter Alltagsbedingungen (vgl. Horneber et al. 2008).

1.4 Perspektive

Eine Zukunft komplementärer Therapien kann es nur dann geben, wenn **Wirksamkeitsnachweise** geführt werden. Dabei sollte man die zahllosen kleinen, methodisch anfechtbaren klinischen Prüfungen und Anwendungsbeobachtungen zugunsten großer, finanziell ausreichend ausgestatteter Therapieoptimierungsstudien unter Alltagsbedingungen aufgeben. Es ist durchaus vorstellbar, dass mehrere kleinere Hersteller ähnlicher Produkte für ein gutes Sponsoring zusammenarbeiten.

Die zunehmende Enge der finanziellen Ressourcen wird den Nachweis des klinischen Nutzens aller Therapien – so auch der komplementären Therapien – erzwingen, d. h., komplementäre Therapien werden nur überleben, wenn sie Teil eines neuen und besseren **Therapiestandards** werden. Dabei zählt nur der klinische Nutzen für den Patienten, nicht aber der Nachweis von positiven Veränderungen sog. Surrogat-Parameter wie Stimulation des Immunsystems etc.

Um das zweifellos in der komplementären Medizin vorhandene therapeutische Potenzial zu aktivieren, sollten wie in den USA staatliche Fördermittel für die **qualifizierte Prüfung** komplementärer Medikamente bereitgestellt werden. Damit würde man gleichzeitig die komplementäre Medizin von der Stigmatisierung der Unwissenschaftlichkeit befreien.

Literatur

Bock PR, Friedel WE, Hanisch J et al. Wirksamkeit und Sicherheit der komplementären Langzeitbehandlung mit einem standardisierten Extrakt aus Europäischer Mistel (Viscum album L.) zusätzlich zur konventionellen adjuvanten onkologischen Therapie bei primärem, nicht metastasiertem Mammakarzinom. Arzneimittelforschung 2004; 54: 456 – 466

Centre for Evidence-based Medicine. Phillips B, Ball C, Sackett D et al. Levels of evidence (March 2009). Im Internet: http://www.cebm.net/index.aspx?o=1025#levels; Stand: Dezember 2009

Gerok W, Huber C, Meinertz T, Zeidler H. Die Innere Medizin. Stuttgart, New York: Schattauer; 2000

Horneber MA, Bueschel G, Huber R et al. Mistletoe therapy in oncology. Cochrane Database Syst Rev 2008; 16: CD 003 297

Nagel G, Theobald S, Nenzetzer B et al. Patientenkompetenz: Begriffsbestimmung und prognostische Relevanz bei Krebs – Ergebnisse einer Umfrage. Dtsch Z Onkol 2004; 36: 110 – 117

Porszolt F, Kilian R. Klinische Forschung, Ergebnisforschung. Gesundheitsökonomie & Qualitätsmanagement 2000; 2: 1 – 8

Sackett DL, Straus DL, Richardson WS, Rosenberg W, Haynes RB. Evidence-Based Medicine: How to Practice and Teach EBM. 2nd ed. London: Churchill Livingstone; 2000

Schumacher K, Schneider B, Reich G et al. Postoperative Komplementäre Therapie des primären Mammakarzinoms mit lektinnormiertem Mistelextrakt – eine epidemiologische kontrollierte, multizentrische retrolektive Kohortenstudie. Dtsch Z Onkol 2002; 34: 106 – 114

Semiglasow VF, Stepula VV, Dudov A et al. The standardized misteltoe extract PS76A2 improves QoL in patients will breast cancer receiving adjuvant CMF chemotherapy: a randomized, placebo-controlled, double-blind, multicenter clinical trial. Anticancer Res 2004; 24: 1293 – 1302

Steuer-Vogt MK, Bonkowsky V, Ambrosch P et al. The effect of an adjuvant mistletoe treatment program in resected head and neck cancer patients. A randomized controlled clinical trial. Eur J Cancer 2000; 37: 23 – 31

2 Einsatz und Auswahl komplementäronkologischer Maßnahmen

Peter Holzhauer

Viele komplementäre Methoden, die im Rahmen onkologischer Therapien angewendet werden, haben ihren Ursprung in der Erfahrungsheilkunde und den Naturheilverfahren. Aufgrund ihres ganzheitlichen Ansatzes richten sie sich häufig nicht an ein spezifisches Symptom oder einen unerwünschten Therapieeffekt onkologischer Standardtherapien. Daneben fehlen teilweise ausreichende, evidenzbasierte Belege zu ihren möglichen synergistischen Wirkungen mit der Standardbehandlung.

Vor diesem Hintergrund wird verständlich, dass Komplementärmedizin in der Onkologie, aus der Sicht der supportiven Medizin, nicht zur Behandlung aller Krankheitssymptome und unerwünschten Behandlungseffekte effektiv und damit auch sinnvoll eingesetzt werden kann. So können komplementärmedizinische Methoden einerseits durchaus sinnvoll zur Zytoprotektion der intestinalen Schleimhäute während Chemo- oder Strahlentherapie eingesetzt werden, haben aber keine Rationale als supportive Maßnahme zur Prophylaxe von Fertilitätsstörungen, die durch eine zytostatische Behandlung bedingt sein können. Die vielfältigen, gut untersuchten und heute fest etablierten Behandlungsmethoden der konventionellen supportiven Therapie, wie z. B. der Einsatz von Antiemetika, Wachstumsfaktoren und Bisphosphonaten, um hier nur einige zu nennen, sind weitgehend standardisiert und in allen Lehrbüchern der Onkologie beschrieben. Deshalb wird auf ihre ausführliche Darstellung im Rahmen der vorliegenden *Checkliste Komplementäre Onkologie* verzichtet.

2.1 Positionierung komplementärmedizinischer Maßnahmen

Die korrekte und sinnvolle Positionierung komplementärmedizinischer Maßnahmen in einem therapeutischen Gesamtkonzept ist sicher nicht immer unproblematisch, und es gibt dazu zahlreiche und häufig kontroverse Ansichten. Je nach Blickwinkel auf das Phänomen Komplementärmedizin lassen sich unterschiedliche Rationalen, Schwerpunkte und Kernindikationen für die Konzeption ergänzender Behandlungsmaßnahmen erkennen.

Compliance des Patienten

Aus der Patientensicht wird der Einsatz von komplementärmedizinischen Maßnahmen als ein wesentlicher Aspekt der Selbsthilfe gesehen. An dieser Schnittstelle wird das Patientenrecht auf ressourcenorientierte Medizin in Anspruch genommen. Häufig gestellte Fragen, wie: „Was kann ich selbst für mich tun?" und die Frage nach Stellenwert und Bedeutung des „inneren Arztes", der den approbierten Arzt unterstützen soll, führen häufig noch zu Irritationen und Kontroversen über Zuständigkeit und Behandlungskompetenz (s. Kap. 36, S. 344 ff.).

Der sensible und einfühlsame Umgang mit **kompetenten Patienten**, die komplementärmedizinische Maßnahmen im Rahmen eines **Selbsthilfekonzepts** in Anspruch nehmen möchten, erschließt dem behandelnden Arzt die nicht zu unterschätzende Möglichkeit, die **Compliance** der Patienten in Bezug auf die konventionelle Tumortherapie zu verstärken und so zur Therapiekontinuität beizutragen. Dies ist besonders bei kurativen Therapiesituation, also in der Therapiephase der Primärtherapie, von größter Bedeutung.

Nebenwirkungsmanagement

Während der Primärtherapie werden klinisch symptomfreie Patienten oft durch adjuvante Therapien mit einem für sie zumeist nicht akzeptablen Nebenwirkungsspektrum konfrontiert. An dieser Stelle besteht häufig der dringende Wunsch, eigene Ressourcen einzubringen und im Sinne der Salutogenese Selbstheilungskräfte zu mobilisieren und gesunde Strukturen zu stärken. Für dieses Konzept der Krankheitsbewältigung wird oft das Synonym **Stärkung der Abwehr** verwendet.

Die Linderung von unerwünschten Folgeerscheinungen konventioneller Tumortherapie (adverse effects), modern auch als **Nebenwirkungsmanagement** bezeichnet, ist ein wesentliches Ziel von komplementärmedizinischen Maßnahmen in der Onkologie. Die Indikation für komplementäre Maßnahmen des Nebenwirkungsmangements besteht in den Phasen der Primärtherapie und der Rezidivtherapie. Sie können hier, richtig eingesetzt, die etablierten Behandlungsoptionen der supportiven Medizin ergänzen (s. Kap. 20, S. 211 ff.).

Therapieauswahl

Bei der Auswahl der geeigneten komplementären Therapie sollte auf keinen Fall einer unkontrollierten Polypragmasie nachgegeben werden, auch wenn die Patientenwünsche und der häufige Druck von Angehörigen eine Beschränkung auf **geeignete Maßnahmen** erschweren.

Cave *Begleitende komplementärmedizinische Behandlungsmethoden sind stets so auszuwählen und in der zeitlichen Abstimmung so einzusetzen, dass es nicht zu unerwünschten Interaktionen mit der zytoreduktiven onkologischen Therapie kommen kann. Eine potenzielle Wirkungsabschwächung der Standardtherapie durch gleichzeitig verabreichte komplementärmedizinische Maßnahmen muss auf jeden Fall ausgeschlossen werden.*

Die **Unbedenklichkeit** einer simultanen Applikation ist beispielsweise für Natriumselenit (Mücke et al. 2010) und L-Carnitin (Delaney et al. 2007) gut belegt und wird bei der Vorstellung der komplementärmedizinischen Verfahren eingehender erörtert. Ebenso wird auf mögliche Interaktionen hingewiesen, die einen zeitlich abgestimmten Einsatz erforderlich machen.

Bei Einsatz und Auswahl von komplementärmedizinischen Maßnahmen, die sich zumindest teilweise aus der Erfahrungsmedizin ableiten, spielen auch persönliche Erfahrung und Präferenzen der Therapeuten eine wesentliche Rolle. Die hier in der Checkliste dargestellte Vielfalt der komplementärmedizinischen Methoden dient der Information und verschafft einen Überblick über die Pluralität der Behandlungsmöglichkeiten. Das sollte aber nicht dazu verführen, immer alles Machbare einzusetzen oder anzubieten. Das maximal **Machbare** muss auch in diesem Kontext nicht immer das **Sinnvolle** sein.

Die meisten Leistungen der Komplementärmedizin werden von den Krankenkassen nicht erstattet. Somit ist neben der unbedingt erforderlichen medizinischen Beschränkung auf geeignete Methoden auch eine **ökonomisch** orientierte Prioritätenskala beim Einsatz von komplementären Behandlungen geboten. Dies dient nicht zuletzt dem Schutz der uns anvertrauten Patienten vor gesundheitlichem, aber auch finanziellem Schaden.

2.2 Vorgestellte komplementärmedizinische Therapie- und Diagnoseverfahren

In dem folgenden Teil 2 der *Checkliste Komplementäre Onkologie* werden ausgewählte, möglichst **repräsentative** Therapie- und Diagnoseverfahren der komplementären Onkologie vorgestellt. Bis auf den Beitrag zur Immundiagnostik (s. Kap. 12, S. 119 ff.), der diagnostische Laboruntersuchungen mit immunologischer Fragestellung und Relevanz für den Bereich der Komplementärmedizin umfasst, konzentriert sich die Darstellung dabei hauptsächlich auf therapeutische Maßnahmen.

Die Auswahl der einzelnen Verfahren orientiert sich an ihrer **Bedeutung und Verbreitung im deutschsprachigen Raum** und erhebt keinen Anspruch auf Vollständigkeit. Wichtige und vornehmlich im englischsprachigen Raum unter dem Begriff CAM (complementary and alternative methods) verbreitete Verfahren wie z. B. spirituelle Methoden der Mind Body Medicine, Energy Medicine oder Manipulative and Body-Based Practises wurden nicht berücksichtigt.

Die Struktur der einzelnen Beiträge sieht jeweils eine Darstellung der Grundlagen und Wirkprinzipien des jeweiligen Verfahrens mit Bezug zu aktuellen wissenschaftlichen Untersuchungen vor, um dem Leser eine Einschätzung des jeweiligen Evidenzniveaus zu erleichtern (s. Kap. 1.1, S. 3 f.).

Auf eine Gliederung der jeweiligen diagnostischen und therapeutischen Maßnahmen zu den einzelnen Krankheiten, in der Onkologie zu den verschiedenen Tumorentitäten, wie sie in den meisten Lehrbüchern der Medizin vorliegt, wurde weitgehend verzichtet. Vielmehr werden die Indikationen und Einsatzmöglichkeiten der Verfahren in einen zeitlichen Zusammenhang mit den unterschiedlichen Krankheitsphasen gesetzt sowie – bei Bedarf – mögliche synergistische Wirkungen erläutert.

Literatur

Delaney CE, Hopkins SP, Addison CL. Supplementation with L-carnitine does not reduce the efficacy of epirubicin treatment in breast cancer cells. Cancer Lett 2007; 252: 195 – 207

Mücke R, Schomburg L, Glatzel M et al. Multicenter, phase III trial comparing selenium supplementation with observation in gynecologic radiation oncology. Int J Radiat Oncol Biol Phys 2010; 76. Onlinevorabveröffentlichung am 03. 02. 2010

Diagnose- und Therapieverfahren

Teil 2

3 Klassische Naturheilverfahren

Michael Stimpel

Unter den Begriffen „klassische Naturheilverfahren" oder „Verfahren der klassischen Naturheilkunde" (engl. classic naturopathy) werden jene Behandlungsverfahren verstanden, die erstmals von Pfarrer Kneipp (1821 – 1897) zusammengefasst und systematisch beschrieben wurden. Hierzu zählen die

- Ordnungstherapie (einschließlich Entspannungsverfahren),
- Bewegungstherapie (einschließlich Massagebehandlungen),
- Hydro- und Thermotherapie,
- Ernährungstherapie und
- pflanzliche Arzneimitteltherapie bzw. Phytotherapie.

Grundprinzip der klassischen Naturheilverfahren ist die Elimination krankheitsverursachender Faktoren, die Förderung einer gesunden Lebensführung sowie die Stärkung physiologischer Abwehrkräfte.

Dabei kommt den klassischen Naturheilverfahren in der hämatoonkologischen Therapie eine besondere Bedeutung zu, da sie mit Ausnahme der Phytotherapie den Patienten aktiv in die Therapie einbeziehen. Im Unterschied zur passiv erlebten Basistherapie wird den Patienten vermittelt, selber etwas zur Gesundung beitragen zu können.

3.1 Ordnungstherapie

Ein ausgeglichenes, „geordnetes" Leben als Voraussetzung für geistige und körperliche Gesundheit wird in der abendländischen Kultur bereits in der Antike erwähnt. In der jüngeren Medizingeschichte wird das Prinzip „Ordnung im Leben" als wichtiger Teil eines therapeutischen Gesamtkonzepts erstmals von Kneipp aufgegriffen und als Ordnungstherapie systematisch in die nach seiner Definition auf fünf Säulen (s. o.) ruhende klassische Naturheilkunde eingeordnet. „Zu wenig und zu viel verdirbt alles Spiel", zitierte er ein altes Sprichwort und meinte damit, dass jedes Zuviel und jedes Zuwenig an Stelle von Gesundheit Krankheit setzt.

3.1.1 Grundlagen

Die moderne Ordnungstherapie ist einem gesundheitsorientierten Intensivtraining gleichzusetzen, das auf den Ergebnissen einer sorgfältigen **biopsychosozialen Anamnese** aufbaut. Diese intensive Auseinandersetzung mit der Krankheits- und Lebensgeschichte des Patienten soll zum einen alle krankheits-, zum anderen alle gesundheitsfördernden Potenziale aufdecken. In der folgenden praktischen Umsetzung der modernen Ordnungstherapie steht jedoch weniger die Beschäftigung mit der Grunderkrankung, sondern vielmehr die **Förderung gesunder Ressourcen** des Patienten, die Mobilisation von Selbstheilungskräften sowie die Entwicklung von Strategien zur Krankheitsbewältigung, die den individuellen Lebensumständen und dem jeweiligen Gesundheitszustand angepasst werden müssen, im Vordergrund. Der Berücksichtigung von Wechselwirkungen zwischen individuellen biologischen, psychologischen und sozialen Faktoren kommt dabei eine besondere Rolle zu.

Wirkmechanismen

Moderne Ordnungstherapie ist eine für motivierte Patienten geeignete Form der **Verhaltenstherapie**, deren Ziel es ist, Selbstständigkeit und Kompetenz in der Krankheitsbewältigung und aktiven Mitarbeit an der Behandlung zu vermitteln. Neben der Bereitschaft zur aktiven Selbsttherapie ist gerade bei Krebspatienten der Erhalt einer minimalen körperlichen Leistungsfähigkeit erforderlich. Moderne Ordnungstherapie erfüllt damit durchaus Kriterien einer psychoonkologischen Begleitung (s. Kap. 16, S. 168 ff.), wobei die Patienten zunehmend durch Anwendung von Bewegung, Entspannungsverfahren, Stressbewältigungstechniken und anderen aktiven Verfahren selber die Kompetenz der seelischen Verarbeitung und Neuorientierung übernehmen.

Einsatzbereiche

Moderne Ordnungstherapie ist ein wesentlicher, jedoch personell-, zeit- und kostenaufwendiger Therapiebaustein der Integrativen Medizin, der die Motivation und Mitarbeit des Patienten voraussetzt. Insbesondere bei der Behandlung von Krebspatienten ist der ordnungstherapeutische Ansatz zusätzlich abhängig vom Krankheitsstadium und den damit einhergehenden geistigen und körperlichen Einschränkungen. Prinzipiell gilt jedoch, dass die Einbeziehung der Ordnungstherapie durchaus auch vor Beginn der standardtherapeutischen Reduktionstherapie erfolgen kann (s. u.).

Therapieziele

Im Unterschied zu konventionellen rehabilitativen Therapiekonzepten ist es nicht das Ziel, den Krebspatienten mit Einzelverfahren vertraut zu machen, sondern mit ihm ein **maßgeschneidertes biopsychosoziales Therapieschema** zu erarbeiten, in dem die erlernten Maßnahmen sinnvoll und synergistisch ineinander greifen und alltagstauglich angewendet werden können. Diese wichtige koordinative Aufgabe im Rahmen der onkologisch-supportiven Ordnungstherapie obliegt den Ordnungstherapeuten, die den Krebspatienten während des gesamten stationären Aufenthalts im Rahmen von Einzel- und Gruppengesprächen sowie – in Abstimmung mit dem therapeutischen Team – in praktischen Übungen begleiten.

3.1.2 Klinische Studien

Klinische Untersuchungen zum Langzeiterfolg eines ordnungstherapeutischen Behandlungsansatzes bei Krebspatienten liegen bislang nicht vor. Es ist aus zahlreichen Studien jedoch bekannt, dass eine aktive Krankheitsbewältigung beispielsweise durch Aufnahme regelmäßiger körperlicher (Ausdauer-)Bewegung sowie das Erlernen und die Anwendung von Entspannungstechniken einen positiven Effekt auf die Lebensqualität von Krebspatienten ausüben.

3.1.3 Praktische Anwendung

Ordnungstherapeutische Ansätze, die auf grundsätzliche Veränderungen bisherigen Gesundheits- und/oder Sozialverhaltens abzielen, eignen sich vorrangig für eher „jüngere" Krebspatienten (< 65 Jahre) mit einer guten Langzeitprognose. Der ideale Zeitpunkt für einen ordnungstherapeutisch orientierten stationären Aufenthalt dürfte für die meisten Patienten nach Abschluss der Akuttherapie gegeben sein, kann grundsätzlich aber auch früher gewählt werden.

Therapeutische Maßnahmen

Die Umsetzung der therapeutischen Maßnahmen erfolgt interdisziplinär und multimodal: Basierend auf ausführlichen Gesprächen zwischen Patient und therapeutischem Team werden individuelle Möglichkeiten und Potenziale erarbeitet, um krankheitsverursachende Faktoren zu eliminieren und gesundheitsfördernde Verhaltensweisen dauerhaft zu etablieren.

Ordnungstherapeuten, Ärzte, Psychologen, Sport- und Ernährungswissenschaftler sowie Physiotherapeuten vermitteln **Verhaltensstrategien**, die es dem Krebspatienten erlauben, den therapiebedingten Kompetenzverlust über den eigenen Körper zu überwinden und neues Zutrauen in eigene Fähigkeiten aufzubauen und weiterzuentwickeln. Die Inhalte des ordnungstherapeutischen Ansatzes, die in Abhängigkeit von sozialen, psychischen und körperlichen Möglichkeiten des Patienten und der jeweiligen Therapiephase erlebt, erlernt und umgesetzt werden, sind in **Abb. 3.1** dargestellt.

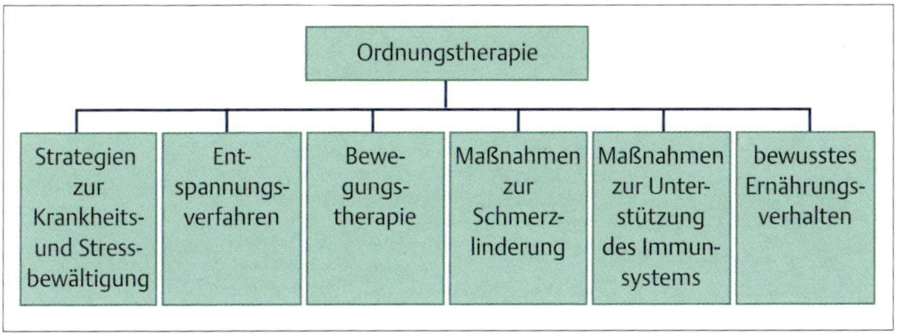

Abb. 3.1 Wesentliche Inhalte des ordnungstherapeutischen Ansatzes in der Onkologie. Dabei liegt der Schwerpunkt der Maßnahmen in einer naturheilkundlichen Orientierung.

3.2 Bewegungstherapie

Bewegung ist aus Sicht der klassischen Naturheilkunde eine wichtige Voraussetzung für den Gesundheitserhalt bzw. die Genesung im Krankheitsfall. Im Sinne des salutogenetischen Ansatzes der klassischen Naturheilkunde spielt daher die Bewegung auch bzw. gerade für den Krebspatienten eine wichtige Rolle im Heilungs- und Regenerationsprozess. Eine ausführliche Besprechung der Bedeutung von körperlicher Bewegung bei Krebs findet sich in Kap. 18 (S. 189 ff.).

Eine verbesserte Lebensqualität bei Krebspatienten wurde auch für Qigong, Yoga und Tai-Chi (s. Kap. 19, S. 198 ff.) berichtet, wenn diese regelmäßig und dauerhaft durchgeführt wurden.

3.3 Ernährungstherapie

Die Ernährungstherapie ist ein weiterer wichtiger Bestandteil der Behandlung des Krebspatienten in allen Therapie- und Krankheitsphasen und wird ausführlich in Kap. 4 (S. 23 ff.) dargestellt.

3.4 Hydro- und Thermotherapie

Die Anwendung von Wasser als Kälte- und Wärmeträger zur Verhinderung und Behandlung von Krankheiten wird bereits in der Antike beschrieben. In der modernen komplementären Krebstherapie ist die Hydrotherapie ein wertvoller Bestandteil in einem multimodalen, komplextherapeutischen Behandlungsansatz, zumal viele hydrotherapeutische Anwendungen vom Patienten ohne größeren Aufwand selbst im alltäglichen Umfeld durchgeführt werden können.

Zu erzielende **Wirkungen** sind:

- allgemeine Steigerung des Wohlbefindens
- Schmerzlinderung
- Unterstützung der Körperabwehr
- Verbesserung der vegetativen Regulationsfähigkeit der Thermoregulation und der Durchblutung, insbesondere im Bereich der Extremitäten

Abzugrenzen ist die Hydrotherapie von der Balneologie, in der das Wasser medizinische Zusätze enthält und als „medizinisches Bad" eingesetzt wird. Die unterschiedlichen Hyperthermieverfahren zählen ebenfalls nicht zu den klassischen Naturheilverfahren und werden in Kap. 11 (S. 108 ff.) beschrieben.

3.4.1 Grundlagen

In der komplementären Krebstherapie werden Wasseranwendungen genutzt, deren Wirkung über die Beeinflussung der Thermoregulation des Körpers vermittelt wird. In Abhängigkeit der gewählten Wassertemperatur wird die erwünschte **reaktive Thermoregulation** durch Änderung der Hautdurchblutung erzielt (**Tab. 3.1**).

Tab. 3.1 Wirkung hydrotherapeutischer Anwendungen.

	Kälteanwendung	Wärmeanwendung
reaktive Thermoregulation	Konstriktion und reaktiv eine Vasodilatation	Dilatation der arteriellen und venösen Hautgefäße
Herz-Kreislauf-System	transiente Blutdrucksteigerungen durch Vasokonstriktion der kapillären Widerstandsgefäße	reaktive Steigerung des Herzminutenvolumens nach Vor- und Nachlastsenkung im venösen und arteriellen Schenkel des Gefäßsystems
vegetatives Nervensystem, Muskulatur	analgetische Wirkung durch verminderte Nervenleitgeschwindigkeit und eine supprimierte Aktivität der Schmerzrezeptoren	Muskelentspannung durch die lokale Förderung der Durchblutung und des Abtransports entzündungsbedingter Abbauprodukte
therapeutischer Effekt	Langzeiteffekte (Steigerung der Immunabwehr, „Abhärtung")	symptomatische Therapie bei akuten Beschwerden

Ob und inwieweit beobachtete Veränderungen humoraler (Anstieg vasoaktiver Hormone, Kortisol und Prolaktin) und immunologischer Parameter unter hydrotherapeutischen Anwendungen von klinischer Relevanz für beobachtete Langzeiteffekte sind, ist völlig ungeklärt. Eine Abnahme der Infektionshäufigkeit, eine Steigerung der körperlichen Leistungsfähigkeit sowie eine stimmungsaufhellende Wirkung bei dauerhafter Anwendung hydrotherapeutischer Verfahren wie Sauna oder regelmäßige Güsse zählen jedoch zu den wenig bestrittenen Erkenntnissen der Erfahrungsmedizin.

3.4.2 Klinische Studien

Kontrollierte Studien zur Langzeitwirkung hydrotherapeutischer Anwendungen bei Krebspatienten existieren nicht. Die medizinische Akzeptanz beruht auf der naturwissenschaftlichen Plausibilität und den jahrhundertealten, klinischen Erfahrungen.

3.4.3 Praktische Anwendung

Zu den in der komplementären Krebstherapie zu empfehlenden, hydrotherapeutischen Anwendungen zählen – in Abhängigkeit von der jeweiligen Therapiephase und vom Krankheitsstadium – Güsse, Eisabreibungen, Sauna und Wickel.

Allgemeine Richtlinien

Grundsätzlich zu beachten ist, dass unabhängig von der Art der Anwendung Kältereize nur im Bereich warmer Körperareale und stets von peripher nach zentral erfolgen sollten. Den meisten hydrotherapeutischen Anwendungen sollte eine Ruhephase folgen.

- Die Temperatur hydrotherapeutischer **Kälteanwendungen** entspricht jener des kalten Leitungswassers. Eisabreibungen sind selbstverständlich kälter und müssen besonders kurz und vorsichtig angewendet werden.
- Die Temperatur von **Wärmeanwendungen** differiert zwischen warm (36 – 38 °C) oder sehr warm (ca. 39 °C). In der Sauna werden auf der untersten Stufe 50 – 60 °C, auf der obersten bis zu 110 °C gemessen.

Therapiemaßnahmen

In Abhängigkeit vom Krankheits- und Therapiestadium sind für Krebspatienten die in **Tab. 3.2** aufgeführten Verfahren angezeigt.

Tab. 3.2 Hydrotherapeutische Anwendungen adaptiert an die Indikation und das Krankheits- und Therapiestadium onkologischer Patienten.

	Indikation	Krankheits- und Therapiestadium
kalte Güsse	Langzeittherapie zur allgemeinen Steigerung der Abwehrkraft, neuropathische Beschwerden	stabile Krebspatienten nach Abschluss der Akuttherapie Kontraindikationen: Kälteempfindlichkeit, Kachexie und/oder finales Stadium sowie verschiedene Begleiterkrankungen (z. B. koronare Herzkrankheit, arterielle Verschlusskrankheit, Raynaud-Syndrom)
Wechselgüsse	s. kalte Güsse	s. kalte Güsse während der Akuttherapie, insbesondere bei gesteigerter Kälteempfindlichkeit unter Chemotherapie, Anwendung mit steigender Intensität (warmes/kaltes Fußbad, dann Unterschenkelgüsse, gefolgt von Ober-/Unterschenkelgüssen)
Eisabreibungen, Kryotherapie	neuropathische Schmerzen	während oder nach der Chemotherapie Kontraindikation: Kälteempfindlichkeit
Sauna	Langzeittherapie zur immunologischen, vegetativen und psychologischen Stabilisierung	gute körperliche Konstitution, nach Abschluss der Akuttherapie
wärmestauende Wickel	Langzeittherapie zur allgemeinen Steigerung der Abwehrkraft, psychische Stabilisierung bei leicht depressiver Grundstimmung	stabile, kälteunempfindliche Patienten in der Rekonvaleszenz und als dauerhafte Therapie nach Überwindung der Grunderkrankung
warme Fußbäder	Kälteempfindlichkeit	in allen Therapie- und Krankheitsstadien
warme Vollbäder	Muskelrelaxation, Entspannung, Behebung von Schlafstörungen, Kälteempfindlichkeit	kreislaufstabile Patienten

3.5 Phytotherapie

Wichtigste Arzneipflanze in der komplementären Krebstherapie ist die **Mistel** (Viscum sp.). Sämtliche Aspekte der Misteltherapie werden ausführlich in Kap. 14 (S. 141 ff.) dargestellt. Außerdem können u. a. folgende pflanzliche Arzneimittel in der komplementären Krebstherapie angewendet werden (s. auch Kap. 17.2, S. 183 ff.):

- **Johanniskraut (Hypericum perforatum)**
  Bei **leichten bis mittelschweren Depressionen** kann eine vergleichbare Wirksamkeit zu chemisch-synthetischen Antidepressiva erreicht werden. Zu beachten ist, dass Johanniskraut das für den Abbau vieler Arzneistoffe verantwortliche Zytochrom C450 induziert und somit eine Vielzahl von Wechselwirkungen mit anderen Medikamenten aufweist. Johanniskraut sollte daher insbesondere nicht während einer Chemotherapie bzw. bei gleichzeitiger Einnahme chemisch-synthetischer Antidepressiva eingesetzt werden.
- **Ingwer (Zingiber officinalis)**
  Die **antiemetische Wirkung** von Ingwer (Fertigarzneimittel oder Pulver) während einer Chemotherapie ist belegt, jedoch aufgrund der Studienlage kein Ersatz für die chemisch-synthetische antiemetische Standardtherapie in der akuttherapeutischen Phase.
- **Indischer Weihrauch (Boswellia serrata)**
  Wissenschaftlich nicht gesichert, jedoch aufgrund von Einzelbeobachtungen wahrscheinlich ist eine **antiödematöse Wirkung** von Weihrauch (H 15, Trockenextrakt) bei tumor- und/oder strahlenbedingtem Hirnödem.

Literatur

Anand P, Kunnumakkara AB, Sundaram C et al. Cancer is a preventable disease that requires major lifestyle changes. Pharm Res 2008; 25: 2097 – 2116

Brenke R, Polonius D. Hydro- und Thermotherapie. In: Melchart D, Brenke R, Dobos G, Gaisbauer M, Saller R, Hrsg. Naturheilverfahren. Stuttgart: Schattauer; 2002

Demark-Wahnefried W, Rock CL, Patrick K et al. Lifestyle interventions to reduce cancer risk and improve outcomes. Am Fam Physician 2008; 77: 1573 – 1578

Elsenbruch S, Langhorst J, Popkirowa K et al. Effects of mind-body therapy on quality of life and neuroendocrine and cellular immune functions in patients with ulcerative colitis. Psychother Psychosom 2005; 74: 277 – 287

Ernst E. Mistletoe as a treatment for cancer. Has no proved benefit and can cause harm. BMJ 2006; 333: 1282 – 1283

Kneipp S, Reile B, Hrsg. Das große Kneippbuch. Ein Volksbuch für Gesunde und Kranke. München: Josef Rösel und Friedrich Pustet; 1935: 487

May AM, Korstjens I, van WE et al. Long-term effects on cancer survivors' quality of life of physical training versus physical training combined with cognitive-behavioral therapy: results from a randomized trial. Support Care Cancer 2009; 17: 653 – 663

Monti DA, Yang J. Complementary medicine in chronic cancer care. Semin Oncol 2005; 32: 225 – 231

Monti DA, Sufian M, Peterson C. Potential role of mind-body therapies in cancer survivorship. Cancer 2008; 112 (11 Suppl.): 2607 – 2616

Park CL, Gaffey AE. Relationships between psychosocial factors and health behavior change in cancer survivors: an integrative review. Ann Behav Med 2007; 34: 115 – 134

Rabin C, Pinto B, Dunsiger S et al. Exercise and relaxation intervention for breast cancer survivors: feasibility, acceptability and effects. Psychooncology 2009; 18: 258 – 266

4 Ernährungstherapie

Heide Koula-Jenik

Da der Ernährungszustand einen wesentlichen Einfluss auf eine Vielzahl klinisch relevanter Parameter in der onkologischen Praxis – wie Morbidität, Therapietoleranz, Immunstatus und Komplikationsrate – hat, sollte die ernährungsmedizinische Betreuung im multimodalen Therapiekonzept von Tumorpatienten von Anfang an einen wichtigen Stellenwert einnehmen. Für den Patienten ist der Ernährungszustand v. a. hinsichtlich Lebensqualität und Allgemeinbefinden ein wichtiger Faktor und steht für ihn und die Familie häufig im Mittelpunkt des Krankheitserlebens.

Eine Heilung ist durch eine Ernährungsumstellung oder eine sog. „Krebsdiät" nicht möglich. Je weiter eine solche Diät von den Regeln zur normalen und gesunden Ernährung abweicht, desto kritischer ist sie zu hinterfragen. Manche der Konzepte schaden dem Patienten und führen zu einer lebensbedrohlichen Mangelernährung.

4.1 Grundlagen

Dass Krebs und Ernährung miteinander im Zusammenhang stehen, wird schon lange vermutet. Bereits Anfang des letzten Jahrhunderts haben Ärzte ihren Patienten empfohlen, mehr Obst und Gemüse, dafür weniger Fleisch zu essen, um das Erkrankungsrisiko zu senken. Eine wissenschaftliche Bestandsaufnahme gab es erst wesentlich später. So kamen Doll u. Peto (1981) bei einer Studie zu Krebs und Ernährungsfaktoren zu dem Schluss, dass je nach Entität etwa 30 – 35 % aller Krebstodesfälle auf eine falsche Ernährung zurückzuführen sind.

Im Jahr 2007 sind vom World Cancer Research Fund und American Institute for Cancer Research Empfehlungen zur Senkung des Krebsrisikos herausgegeben worden, die sich im Wesentlichen mit denen der Deutschen Gesellschaft für Ernährung (2008) zur gesunden Ernährung decken.

Empfehlungen zur Krebsprävention:
- Steigerung des Verzehrs an Gemüse und Obst
- Bevorzugen komplexer Kohlenhydrate (z. B. Vollkornprodukte)
- Fettreduktion auf 30 % der Gesamtnahrungsenergie
- verminderter Verzehr von geräucherten und gepökelten Lebensmitteln
- eingeschränkter Verzehr gegrillter Lebensmittel
- Senkung der Kochsalzzufuhr
- Meiden schimmeliger Lebensmittel
- Meiden von Alkohol und Zigaretten
- Erzielen eines gesunden Körpergewichts (BMI 19 – 25 kg/m^2)
- moderate körperliche Betätigung

Diese Empfehlungen gelten sowohl primär- als auch tertiärpräventiv und sollten auch von Patienten während der Therapiephase eingehalten werden, sofern kein Risiko für eine Mangelernährung besteht und keine Ernährungsprobleme vorliegen.

Mangelernährung und Tumorkachexie

Appetitlosigkeit und ein progredienter Gewichtsverlust sind häufige Begleiterscheinungen einer Tumorerkrankung bzw. -therapie (**Tab. 4.1**). Bereits zum Zeitpunkt der Diagnose weisen je nach Tumorentität etwa 31 – 87 % der Patienten einen ungewollten Gewichtsverlust auf (Arends et al. 2003), etwa 40 % leiden dann bereits unter Anorexie. Die höchste Prävalenz besteht jedoch im fortgeschrittenen Tumorstadium (Zürcher 2002). Tumortherapien sind häufig mit Anorexie und Gewichtsverlust assoziiert.

Die Kachexie (griech. kakos: schlecht; hexis: Befinden) wird auch mit „Auszehrung“ übersetzt und bezeichnet eine Mangelernährung in ihrer schlimmsten Ausprägung.

Kennzeichen der Tumorkachexie

- Anorexie (Appetitlosigkeit) und frühzeitiges Sättigungsgefühl
- gestörtes Geschmacksempfinden
- Asthenie (Schwäche)
- progredienter Gewichtsverlust (Fettgewebe und Muskulatur)
- Anämie und Antriebslosigkeit
- Ödeme
- geschwächte Abwehrfunktion
- verminderte motorische und mentale Funktionen
- reduzierte Aufmerksamkeit
- verminderter Lebensqualität

Tab. 4.1 Häufigkeit des Gewichtsverlusts verschiedener Tumorentitäten bis zum Beginn einer zytotoxischen Behandlung (Kasper 2000).

Tumorentität	Häufigkeit (%)
Pankreaskarzinom	80
Magenkarzinom	80
Prostatakarzinom	60
Bronchialkarzinom	60
Mammakarzinom	40

Ursachen der Tumorkachexie

Bei der Tumorkachexie handelt es sich um einen multifaktoriellen Prozess, wobei die Genese letztendlich noch nicht geklärt ist. Es handelt sich vermutlich um eine Kombination aus verminderter Energie- und Nährstoffaufnahme (exogenem Hungerzustand) und Stoffwechselveränderungen auf Basis spezifischer humoraler und inflammatorischer Reaktionen (endogenem Hungerzustand; **Abb. 4.1**).

Verminderte Energie- und Nährstoffaufnahme

Gründe für eine verminderte Energie- und Nährstoffaufnahme:

- anorektisches Syndrom (Appetitlosigkeit, Nahrungsmittelaversionen, Geschmacks- und Geruchsstörungen)
- Verdauungsprobleme (Diarrhöe, Obstipation, Ileus)
- Probleme bei der Nahrungsaufnahme (Mundtrockenheit, Kau- und Schluckstörungen, Mukositis, Ulzerationen, Obstruktionen im Verdauungstrakt)
- Übelkeit und Erbrechen
- Nahrungsmittelunverträglichkeiten (z. B. Laktoseintoleranz), Malabsorption und -digestion
- Schmerzen

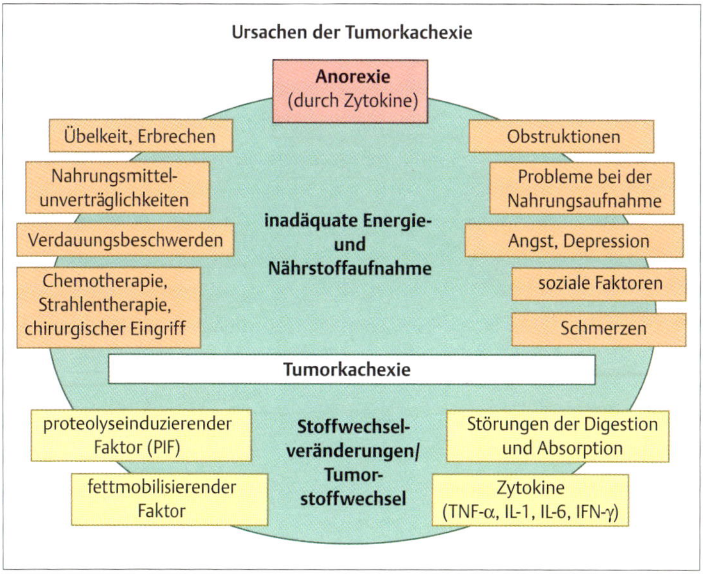

Abb. 4.1 Ursachen der Tumorkachexie (TNF-α: Tumor-Nekrose-Faktor α, IL-1 und -6: Interleukin-1 und -6, IFN-γ: Interferon-γ).

- hohe Komorbidität
- Fatigue-Syndrom
- Chemo-, Strahlen- und Schmerztherapie, Operationen
- Depressionen, psychischer Stress
- soziale Faktoren, Unselbstständigkeit bei Einkauf und Nahrungszubereitung
- schlechte Nahrungsmittelauswahl (z. B. durch alternative „Krebsdiät“)

Stoffwechselveränderungen

Es bestehen deutliche Unterschiede zwischen Hungerstoffwechsel und Tumorkachexie (**Tab. 4.2**).

- **Proteinstoffwechsel:** erhöhter Proteinumsatz und Muskelproteinabbau bei gleichzeitiger Verringerung der Proteinsynthese in der peripheren Muskulatur (kein Proteinspareffekt);
  Folge: **erhöhter Proteinbedarf**
- **Fettstoffwechsel:** Verlust an Körperfettmasse als Folge einer hohen Lipolyse- und Fettoxidationsrate (auch bei ausreichender Energiezufuhr gestörte Suppression der Lipolyse), uneingeschränkte Aufnahme von Fettsäuren in die peripheren Gewebe (Fettverwertung deutlich gesteigert im Vergleich zu Gesunden), reduzierte Fettverwertung in den Tumorzellen;
  Folge: **erhöhter Bedarf an fettreicher Nahrung**
- **Kohlenhydratstoffwechsel:** erhöhter Glukoseumsatz und erhöhte Glukoneogenese aus Aminosäuren und Laktat bei gleichzeitig eingeschränkter

Tab. 4.2 Körper- und Stoffwechselparameter im Hungerzustand bzw. bei Tumorkachexie (Ockenga et al. 2002).

	Hungerstoffwechsel	Tumorkachexie
Körpergewicht	↓	←→/↓
Körperzellmasse/Muskelmasse	↓	↓↓↓
Körperfettmasse	↓↓↓	↓↓
Kalorienaufnahme	↓↓↓	↓
Gesamtenergieumsatz	↓↓	↓↑
Ruheenergieumsatz	↓↓↓	↑
Proteinsynthese	↓↓↓	↑↓
Proteinabbau	↓↓↓	↑↑↑
Seruminsulin	↓↓↓	↑↑↑
Serumkortisol	←→	↑↑

↑ = erhöht, ↓ = erniedrigt, ←→ = unverändert

Glukoseoxidation und gesteigerter Laktatproduktion; eingeschränkte Glukoseaufnahme in die peripheren Gewebe; gute Glukoseverwertung in den Tumorzellen (unabhängig vom Angebot);
Folge: **sinkender Kohlenhydratbedarf**

Vermutliche Mediatoren der Tumorkachexie

- inflammatorische Zytokine (s. Kap. 12.1, S. 119 ff.) wie TNF-α, IL-1 und -6, IFN-γ sowie leukämie-inhibierender Faktor (LIF) und ziliarer neurotropher Faktor (CNTF)
- von Tumorzellen sezernierte Proteine wie proteolyseinduzierender Faktor (PIF) und lipidmobilisierender Faktor (LMF)

Folgen der Tumorkachexie

- reduzierter Allgemeinzustand und Lebensqualität
- erhöhte Komplikationsraten (nach Operation, Chemo- oder Strahlentherapie)
- gestörter Gewebeaufbau, Wundheilungsstörungen, Dekubitalulzera
- erhöhte Morbidität und Mortalität
- Einschränkung der Therapietoleranz
- Verschlechterung des Immunstatus, erhöhte Infektanfälligkeit
- Ödembildung
- verminderte Hemmung der Tumorprogredienz
- Müdigkeit und Abgeschlagenheit, Fatigue-Symptomatik
- zunehmende Immobilität
- soziale Isolation

Hinweis *Eine Mangelernährung verschlechtert die Prognose des Patienten und kann die Durchführung einer notwendigen, adäquaten Therapie verhindern.*

Energie- und Nährstoffbedarf

Da ein Tumorpatient seinen Stoffwechsel nicht der Ernährung anpassen kann, muss die Ernährung des Tumorpatienten an den Stoffwechsel angepasst werden (metabolisch adaptierte Ernährung; **Tab. 4.3**).

Energiebedarf

- meist kein erhöhter Gesamtenergiebedarf trotz erhöhten Ruheenergiebedarfs (adaptive Abnahme der körperlichen Aktivität)
- selten eine Energiezufuhr von > 35 kcal/kg KG/d notwendig
- keine stark hyperkalorische Ernährungstherapie, sondern an die metabolischen Veränderungen angepasste Nährstoffrelationen

Tab. 4.3 Nährstoffbedarf onkologischer Patienten (nach Arends et al. 2007; Druml et al. 2004).

Zufuhr von	Bedarf
Aminosäuren Energie: ca. 4 kcal/g Eiweiß	1,0 – 1,5 g/kg KG (max. 2 g/kg KG)
Glukose Energie: ca. 4 kcal/g Kohlenhydrate	2,0 – 4,0 g/kg KG (max. 5 g/kg KG)
Fett Energie: ca. 9 kcal/g Fett	> 35 % der Gesamtenergie ohne Nachteil möglich (max. 1,8 g/kg KG), davon 10 – 20 % als Fischöl
Energie (Tagesbedarf)	bettlägerige Patienten: 25 kcal/kg KG, mobile Patienten: 30 – 35 kcal/kg KG
Flüssigkeit	30 – 40 ml/kg KG, bei Aszites oder Ödemen reduziert
+ Vitamine, Mengen- und Spurenelemente (s. Kap. 5, S. 42 ff.)	

Nährstoffbedarf

- **Fett:** Fettanteil von > 35 % der Gesamtenergiezufuhr (50 % der Nicht-Eiweiß-Kalorien) empfehlenswert (möglichst physiologische Mischung aus mittelkettigen Triglyzeriden [MCT: medium-chain triglycerides], ω-9-, ω-6- und ω-3-Fettsäuren; Verhältnis ω-3:ω-6 = 1:5)
- **Kohlenhydrate:** aufgrund der Kohlenhydratstoffwechselstörungen Reduktion des Kohlenhydrat- zugunsten des Fettanteils

Cave *Ein Tumor „ernährt" sich zwar von Glukose, dies ist aber unabhängig vom Nährstoffangebot. Ein Aushungern des Tumors durch eine kohlenhydratfreie Diät ist nicht möglich.*

- **Eiweiß:** erhöhter Bedarf von durchschnittlich 1,2 – 1,5 g/kg KG
- **Mikronährstoffe:** Als Minimum gelten die Zufuhrempfehlungen für die künstliche Ernährung gesunder Personen (Arends et al. 2007).

Hinweis *Diese Besonderheiten des Stoffwechsels bei Karzinompatienten legen es nahe, im Ernährungsregime Fett auf Kosten der Kohlenhydrate anzureichern und Protein dem erhöhten Bedarf anzupassen.*

Spezielle Substrate

In den letzten Jahren wird in der Onkologie darüber diskutiert, ob es spezielle Substrate gibt, deren Wirkung über den rein nutritiven Effekt hinausgeht. Zu diesen Nährstoffen gehören – neben Vitaminen, Mengen- und Spurenelementen sowie speziellen Aminosäuren (z. B. Glutamin, Arginin, Taurin, verzweigtkettige Aminosäuren; s. Kap. 5, S. 42 ff.) – auch bestimmte mehrfach ungesättigte Fettsäuren wie die ω-3-Fettsäuren Eikosapentaensäure (EPA) und Dokosahexaensäure (DHA).

In den Leitlinien der Deutschen Gesellschaft für Ernährungsmedizin wird zum Einsatz von ω-3-Fettsäuren in der Onkologie folgendes Statement abgegeben (Arends et al. 2003):

- Patienten mit Pankreaskarzinom und anhaltendem Gewichtsverlust sollten zur Gewichtsstabilisierung orale Supplemente mit einem Gehalt von 2 – 3 g EPA oder 4 – 6 g ω-3-Fettsäuren erhalten.
- Bei Patienten mit fortgeschrittener Tumorerkrankung kann die Einnahme von 18 g Fischöl in Kapselform die Überlebenszeit verlängern.

4.1.1 Diagnostik

Erfassung des Ernährungszustands

Leider gibt es bisher noch keinen Konsensus über die Erfassung des Ernährungszustands bei onkologischen Patienten. Häufig finden in der Praxis das Nutritional-Risk-Screening (**Tab. 4.4**) oder der Subjective Global Assessment (Detsky et al. 1987) Anwendung.

Zur Kontrolle der Ernährungstherapie sind folgende Maßnahmen regelmäßig durchzuführen:

- Gewichtsbestimmung (BMI)
- Abfrage der Nahrungsaufnahme/Menge der Trinknahrung
- optional: bioelektrische Impedanzanalyse (BIA)

Abschätzung der oralen Nahrungsaufnahme

Um die orale Nahrungsaufnahme einzuschätzen, sollte eine zumindest quantitative und möglichst auch qualitative Erfassung der Energie- und Nährstoffaufnahme erfolgen, z. B. mittels Ernährungsprotokoll (3 – 7 Tage) oder 24-Stunden-Recall.

Beträgt die tägliche orale Energiezufuhr

- < 500 kcal, so besteht Nahrungskarenz,
- < 60 – 80 % des Bedarfs, so ist die Energieaufnahme unzureichend.

Tab. 4.4 Nutritional-Risk-Screening (nach Kondrup et al. 2003).

A) Ermittlung des Ernährungszustands	B) Schweregrad der Erkrankung	Punkte
• kein oder geringer Gewichtsverlust in 3 Monaten	• keine Stoffwechselerkrankung • normaler Nährstoffbedarf	0
• Gewichtsverlust > 5 % in den letzten 3 Monaten oder • Kostaufnahme 50 – 75 % der gewohnten Menge während der letzten Woche	• chronische Erkrankungen (z. B. Zirrhose, Diabetes), speziell mit akuten Komplikationen • solide Tumoren und/oder Strahlentherapie • Cholezystektomie • laparoskopische Chirurgie	1
• Gewichtsverlust > 5 % in den letzten 2 Monaten oder • BMI = 18,5 – 20,5 kg/m² und beeinträchtiger Allgemeinzustand oder • Kostaufnahme 25 – 50 % der gewohnten Menge während der letzten Woche	• Schlaganfall • schwere entzündliche Darmerkrankung • hämatologische Erkrankung • Chemotherapie • Colektomie/Hepatektomie • schwere Pneumonie • postoperatives Nierenversagen • größere abdominelle Operation • Gastrektomie • Ileus • wiederholte chirurgische Eingriffe	2
• Gewichtsverlust > 5 % in 1 Monat oder • BMI < 18,5 kg/m² und beeinträchtiger Allgemeinzustand oder • Kostaufnahme < 25 % der gewohnten Menge während der letzten Woche	• Kopfverletzungen • Intensivpatienten • größere Apoplexien • Knochenmarktransplantationen • schwere Infektion (Sepsis) • Verbrennungen > 50 % • schwere akute Pankreatitis	3

Gesamtpunktzahl (aus den Blöcken A und B den jeweils höchsten Punktwert addieren)
Bei Patienten > 70 Jahre erhöht sich der Risikograd um 1 Punkt.

Auswertung:
0 Punkte = kein Risiko
1 – 2 Punkte = erhöhtes Risiko (wöchentliches Screening)
3 – 5 Punkte = hohes Risiko (supportive Ernährungstherapie notwendig)

Eine Ernährungstherapie ist in den folgenden Situationen angezeigt (Arends et al. 2007):

- normale Nahrungsaufnahme < 500 kcal/d:
  - erwartet für 1 – 4 Tage: keine Ernährungstherapie
  - erwartet für 5 – 7 Tage: Ernährungstherapie nur bei schwerer Mangelernährung
  - erwartet für > 7 Tage: immer Ernährungstherapie
- normale Nahrungszufuhr < 60 – 80 % des errechneten Bedarfs:
  - erwartet für > 14 Tage: immer Ernährungstherapie

Optionale Bestimmung von Laborparametern

Der Mangelernährungsgrad kann mithilfe von Laborparametern näher bestimmt werden (**Tab. 4.5**).

4.1.2 Therapieziele

- Stabilisierung und Verbesserung des Ernährungszustands
- Steigerung des Appetits/Verbesserung der Nahrungsaufnahme
- Erreichen einer besseren körperlichen Leistungsfähigkeit
- Steigerung der Mobilität/Vermeidung von Immobilität
- Verbesserung des Allgemeinbefindens und der subjektiven Lebensqualität
- Erhalt der sozialen Integrität
- Erhöhung der Therapieeffektivität
- Verringerung der Nebenwirkungen durch Chemo- bzw. Strahlentherapie
- Verminderung der Komplikationsrate (Infektionen etc.)
- weniger Komorbiditäten

Tab. 4.5 Laborparameter zur Bestimmung des Mangelernährungsgrads.

	Halbwertzeit	normal	Grad 1	Grad 2	Grad 3
Serumcholinesterase (U/l)	5 – 12 Tage	3000 – 8000	< 3000	–	< 1500
Serumalbumin (g/l)	18 – 20 Tage	> 35	< 35	< 30	< 20
Lymphozyten (Zellen/µl)	–	> 1500	< 1500	< 1200	< 800
C-reaktives Protein (CRP; mg/l)	–	< 10	–	–	–

- Verbesserung der Prognose
- Verkürzung der Klinikverweildauer
- Senkung der Kosten

Hinweis *Eine Ernährungstherapie ist umso erfolgreicher, je früher sie eingeleitet wird. Ist ein Patient bereits kachektisch, ist eine Verbesserung deutlich schwerer zu erreichen. Eine Verzögerung der Gewichtsabnahme ist dann bereits als Erfolg zu werten.*

4.2 Klinische Studien

Eine Studie von Tisdale (2001 b) mit **kachektischen Tumorpatienten** zeigte bei allen Studienteilnehmern deutliche Verluste von Fettgewebe und Skelettmuskulatur. Im Einzelnen ergaben sich folgende Ergebnisse:
- Verlust von Fettmasse durch eine verstärkte Lipolyse (LMF erhöht; Aktivierung der hormonsensitiven Lipase)
- Verlust an Eiweißmasse durch eine verstärkte Proteolyse (PIF erhöht)
- Hemmung des Eiweißabbaus durch ω-3-Fettsäuren, Anstieg fettfreier Körpermasse durch energiedichte Ernährung und ω-3-Fettsäuren

In einer prospektiven, randomisierten Studie an 152 Patienten mit **fortgeschrittener Tumorerkrankung und Mangelernährung** (bestehend oder bedroht) von Shang et al. (2006) erhielten alle Patienten neben den Standardtherapien eine intensivierte orale Kost inklusive supplementierender Trinknahrung. 72 Patienten erhielten zusätzlich eine parenterale Ernährung über Nacht (Abdeckung von ca. 30% des Energie- und Eiweißbedarfs). Die Ergebnisse in der Gruppe mit zusätzlicher parenteraler Ernährung zeigten eine signifikante Verbesserung folgender Untersuchungsparameter:
- Lebensqualität
- Körperzusammensetzung wie Körperzellmasse (BCM), Körperfett etc.
- Körpergewicht und Body-Mass-Index (BMI)
- Appetit
- durchschnittliche Überlebenszeit (12,5 vs. 9 Monate)

In einer weiteren randomisierten, prospektiven Studie von Haas et al. (1995) erhielten Patienten mit **Karzinomen des Magen-Darm-Trakts** über 8 Wochen entweder eine Normalkost (n = 11) oder eine bilanzierte Diät mit Aufteilung der Nichteiweißkalorien 66% Fett zu 34% Kohlenhydrate (n = 12). Für die Gruppe mit bilanzierter Diät ergaben sich folgenden Ergebnisse:
- signifikante Gewichtszunahme
- signifikante Verbesserung der BCM
- signifikante Steigerung der Lebensqualität

4.3 Praktische Anwendung

4.3.1 Allgemeine Richtlinien

Die Auswahl der geeigneten Therapie orientiert sich an den Vorgaben in **Abb. 4.2**.

Stufenplan der Ernährung für Tumorpatienten:

- ***orale Ernährung*:**
  - Vollkost bzw. leichte Vollkost als abwechslungsreiche Wunschkost, d. h. Berücksichtigung von Aversionen und Präferenzen
  - adaptierte Vollkost, Anpassung durch spezielle Zubereitungsmethoden (z. B. passiert, flüssig)
  - spezielle Nährstoffzusammensetzung (z. B. laktosefrei, mit MCT-Fetten)
  - Vollkost mit Zusatznahrung (bilanzierte Trinknahrungen, Supplemente)

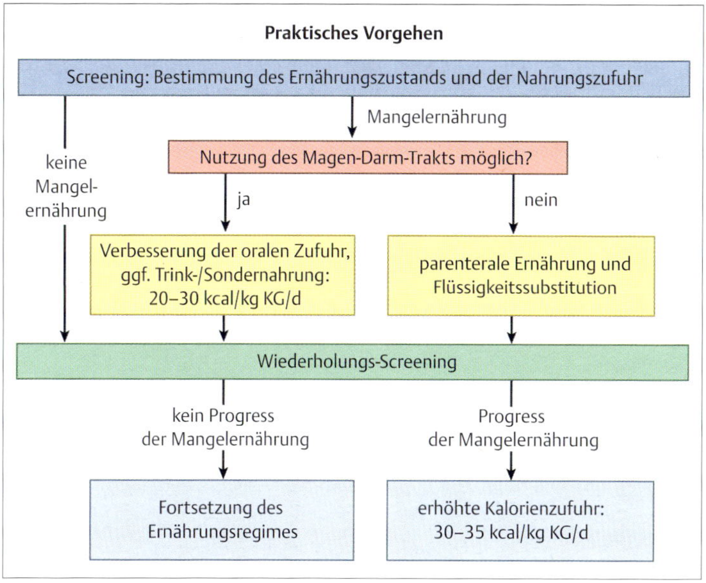

Abb. 4.2 Praktisches Vorgehen zur Auswahl der geeigneten Therapie.

- ***enterale Ernährung*** *(auch als heimenterale Ernährung):*
  - Sonden (nasogastral, nasoduodenal)
  - perkutane endoskopische Gastrostomie (PEG) und Jejunostomie (PEJ)
  - perkutane sonografische Gastrostomie (PSG)
  - Feinnadel-Katheter-Jejunostomie (FKJ)
- ***parenterale Ernährung*** *(auch als heimparenterale Ernährung):*
  - periphervenös (kurzzeitig als Ergänzung zu oraler bzw. enteraler Ernährung)
  - zentralvenös (als Ergänzung oder als totale parenterale Ernährung)

Orale Ernährungsformen (Wunschkost, Trinknahrung)

Normale orale Ernährung

- Eine orale Ernährung ist grundsätzlich so lange wie möglich beizubehalten (stärkt das psychische und soziale Wohlbefinden); auch zusätzlich zur enteralen und parenteralen Therapie möglich.
- Individuelle Ernährungsgewohnheiten und krankheits- bzw. therapiebedingte Gegebenheiten (Mukositis, Geschmacksveränderungen, Übelkeit etc.) sind zu berücksichtigen (adaptierte Wunschkost).
- Es besteht die Möglichkeit, Speisen und Getränke mit Kohlenhydratkonzentraten oder Fettemulsionen anzureichern.
- Maßnahmen s. S. 38 f.

Trinknahrung

- Ist trotz individueller Ernährungsmodifikationen eine normale orale Ernährung nicht mehr ausreichend möglich, können Trinknahrungen eingesetzt werden.
- Sie sind in speziellen Zusammensetzungen (energiereich, eiweißreich, mit und ohne Ballaststoffe, mit MCT-Fetten, laktosefrei, Oligopeptiddiät) und verschiedenen Geschmacksrichtungen erhältlich.
- Manche Trinknahrungen (z. B. spezielle Zubereitungen für onkologische Patienten) sind derzeit nicht erstattungsfähig. Dies ist vor der Verordnung abzuklären.

Cave *Es ist regelmäßig zu überprüfen, ob das Kaloriendefizit ausreichend ausgeglichen werden kann.*

Hinweis *Bei allen oralen Ernährungsformen muss eine normale Funktion des Magen-Darm-Trakts gewährleistet sein und auch die psychische Bereitschaft zum Essen bestehen.*

Enterale Ernährung

- Die enterale Ernährung ist in Betracht zu ziehen, wenn die oralen Ernährungsformen nicht ausreichen, um einen Gewichtsverlust zumindest aufzuhalten.
- Sie ist grundsätzlich komplikationsärmer und kostengünstiger als die parenterale Ernährung und fördert die normale Verdauungsphysiologie.
- Selbst eine kurzfristige enterale Ernährung über eine PEG kann zu einer wesentlichen Verbesserung des Ernährungszustands und der Therapietoleranz beitragen (v. a. für Patienten mit grenzwertigem oder reduziertem Zustand vor der Durchführung einer aggressiven Chemo- und/oder Strahlentherapie).
- Zugangswege: s. „Stufenplan der Ernährung für Tumorpatienten“
- Produkte: Von der Industrie gibt ein breites Spektrum bilanzierter Sondenkost für die unterschiedlichen Zugangswege und Indikationen; von einer Eigenzubereitung wird aus hygienischen Gründen abgeraten.

Parenterale Ernährung

- Unter bestimmten Bedingungen wie z. B. stenosierenden Tumoren des Gastrointestinaltrakts bzw. bei vorliegender Übelkeit, Erbrechen, Völlegefühl, Durchfällen, Schleimhautentzündungen oder frühzeitigem Sättigungsgefühl der Patienten ist eine parenterale Ernährung notwendig.
- Diese ist nicht nur als totale parenterale Ernährung, sondern auch als Supportivtherapie möglich.
- Ist bereits ein zentraler Zugang (Portanlage) für die Therapie vorhanden, ist die parenterale Versorgung ggf. der enteralen vorzuziehen (Einzelfallentscheidung); v. a. bei kurzfristiger Therapie ist es nicht sinnvoll, einen weiteren Zugang für die enterale Ernährung zu legen.

Cave *Bei Blutzuckererhöhungen (Insulinresistenz, Therapie mit Kortison) sollte zunächst der Glukoseanteil in der Ernährung reduziert werden. Bringt dies nicht den gewünschten Erfolg, sind Insulingaben in den Ernährungsbeutel möglich.*

- Zugangswege: s. „Stufenplan der Ernährung für Tumorpatienten“
- Produkte: Es stehen sowohl Fertigbeutel (3-Kammer-Beutel), Einzelkomponenten als auch individuelle Mischungen (All-in-one-Mischung, Compounding) zur Verfügung.

Cave *Industriell gefertigte Infusionslösungen (3-Kammer-Beutel, Standardbeutel) enthalten zwar meist Elektrolyte, aber keine Vitamine, Mengen- und Spurenelemente.*

Hinweis *Ein aufklärendes Gespräch mit dem Patienten ist bei künstlichen Ernährungsformen unerlässlich; dabei ist immer darauf hinzuweisen, dass es sich bei der künstlichen Zusatzernährung nicht um eine „letzte Maßnahme“ handelt, sondern die parenterale Ernährung vielmehr dazu geeignet ist, den Organismus zu stärken und damit einer Therapie zugänglicher zu machen.*

Homecare

Alle „künstlichen" Ernährungsformen sind auch ambulant problemlos durchführbar. Um den Organisationsaufwand für den Patienten möglichst gering zu halten, kann zudem ein professioneller Homecare-Dienst eingeschaltet werden.

4.3.2 Therapiemaßnahmen

Tumorpatienten können aufgrund ihrer Erkrankung sowie operationsbedingt eine Vielzahl möglicher Ernährungsprobleme haben, die bei der Ernährungstherapie zu berücksichtigen sind (**Tab. 4.6**).

Therapeutisches Vorgehen

Operation

- **Präoperativ:** 5 – 7 Tage vor großen Abdominaleingriffen ist bei mangelernährten Patienten immunmodulierende Trinknahrung (mit Arginin, Glycin, ω-3-Fettsäuren, Ribonukleotiden) einzusetzen (Arends et al. 2003).
- **Postoperativ:** Dies gilt ebenfalls, wenn anzunehmen ist, dass für > 7 Tage keine oder für > 14 Tage nur eine unzureichende Ernährung möglich sein wird (Arends et al. 2003).

Hinweis *Die Ernährungstherapie sollte bereits präoperativ in die Planung einbezogen werden, da möglicherweise eine intraoperative Anlage des für die Ernährungstherapie notwendigen Zugangs vorzunehmen ist.*

Strahlentherapie

- Eine Supplementierung mit Trinknahrung kann das Gewicht erhöhen und somit eine Therapieunterbrechung verhindern.
- Bei Bestrahlung von Kopf, Hals oder Speiseröhre sollte eine enterale Ernährung über die Sonde (PEG besser als nasogastral) wegen der zu erwartenden Mukositis durchgeführt werden.

Chemotherapie

Bei auftretenden Problemen (Mukositis, Erbrechen, Diarrhöe) orientiert sich die Wahl der Ernährungsform an der Schwere des klinischen Erscheinungsbilds und der zu erwartenden Dauer:
- enterale/parenterale Substitution von Flüssigkeit und Elektrolyten
- Unterstützung durch Trinknahrung
- periphere parenterale Ernährung
- zentrale parenterale Ernährung

Tab. 4.6 Mögliche Ernährungsprobleme bei Tumorpatienten und ihre Folgen.

spezielle Ernährungsprobleme durch Operationen	
radikale Resektionen im Mund-Rachen-Raum	• Kau- und Schluckbeschwerden
Ösophagusresektion meist mit Magenhochzug oder Koloninterponat	• frühe Sättigung • Regurgitation • Mangel an Salzsäure (verminderte Vitamin-B_{12}- und Eisenresorption) • Diarrhöe
Gastrektomie	• frühe Sättigung • Diarrhöe • Vitamin-B_{12}-Mangel • Dumpingsymptomatiken (Früh- und Spätdumping) • häufig schlechte Verträglichkeit von fettreicher Kost
Pankreasresektion	• Maldigestion • Diabetes mellitus
Dünndarmresektion	• Malabsorption mit Diarrhöe und/oder Fettstühlen • Vitamin-B_{12}-Mangel • Gallensäureverlustsyndrom • Kurzdarmsyndrom
Ileostomie/Kolostomie	• zum Teil massiver Verlust von Flüssigkeit und Elektrolyten
krankheitsbedingte Ernährungsprobleme: Stenosen*	
Karzinome im Mund-, Kiefer-, Halsbereich	• Kau- und Schluckbeschwerden
Ösophaguskarzinom	• Schluckbeschwerden
Karzinome des Magens	• Passagestörung • Druckgefühl im Oberbauch • Übelkeit, Erbrechen • retrosternale/epigastrische krampfartige Schmerzen
Stenosen durch distal des Duodenums gelegene Tumoren oder Einengung von außen	• Schmerze, Krämpfe • Überlauferbrechen

* Eine Ernährungstherapie erfolgt immer distal der Stenose, falls diese nicht ursächlich behandelbar ist.

Hinweis *Die Ernährungstherapie sollte bereits prätherapeutisch in die Planung einbezogen werden.*

Praktische Hinweise

Appetitlosigkeit

- Verzehr mehrerer kleiner Mahlzeiten (auch nachts)
- Vermeiden starker Essensgerüche
- Trinken nur zwischen den Mahlzeiten
- appetitliches Anrichten (auch passierte Kost)
- appetitanregende Getränke
- Auswahl der Lebensmittel nach Lust, nicht nach gesundheitlichen Aspekten

Gewichtsverlust

- Verzehr mehrerer kleiner Mahlzeiten (auch nachts)
- Anreichern der Mahlzeiten mit Kalorien (Butter oder Sahne)
- Milchprodukte als vollfette oder sahnige Variante
- kalorienangereicherte Zwischenmahlzeiten (z. B. Trinknahrung)
- ggf. ärztliche Aufklärung zur supportiven Ernährungstherapie (enteral, parenteral)

Übelkeit/Erbrechen

- Vermeiden starker Essensgerüche
- langsames Essen und Trinken
- gründliches Kauen
- Verzehr vieler kleiner Mahlzeiten
- Meiden sehr fetthaltiger und süßer Lebensmittel
- Verzehr trockener Nahrungsmittel wie Toast, Knäckebrot oder Kekse (besonders morgens vor dem Aufstehen)
- Hochlagern des Oberkörpers beim Essen
- Verwendung mentholhaltiger Zahnpasta (direkt nach der Mahlzeit) oder von Pfefferminztee
- Ausgleich von Flüssigkeits- und Elektrolytverlusten

Kau- und Schluckbeschwerden

- Schmerzlinderung durch kühle Speisen
- Meiden bzw. Einweichen krümeliger Lebensmittel
- Verzehr weicher, milder Lebensmittel (Cremesuppen, Joghurt)
- Erleichterung des Schluckens durch Butter/Sahne im Essen
- Meiden bitterer und saurer Lebensmittel
- Pürieren der Speisen
- Meiden kohlensäurehaltiger Getränke

Mundtrockenheit

- Bevorzugung wasserhaltiger Lebensmittel (Obst, Suppen, Milchprodukte)
- Trinken in häufigen kleinen Schlucken
- Anregung des Speichelflusses durch Pfefferminz- und Zitronentee
- Verzehr saurer Bonbons oder Zitrusfrüchte zwischendurch

Durchfall

- reichliche Flüssigkeitsaufnahme (2,5 – 3 l)
- Meiden von fetter/blähender Kost
- Verzehr von pektinreichem Obst und Gemüse (Apfel, Banane, Möhre)
- Gabe von Reis- und Haferschleim bzw. schwarzem Tee (5 min gezogen)
- Verzehr kaliumreicher Lebensmittel (Bananen)
- Sauermilchprodukte statt frischer Milch
- bei Laktoseintoleranz Ersatz durch Sojamilch
- Meiden von Alkohol, Kaffee und kohlensäurereichen Getränken

Verstopfung

- reichliche Flüssigkeitsaufnahme
- Bevorzugung ballaststoffreicher Lebensmittel
- bei Verzehr isolierter Ballaststoffe (Kleie, Leinsamen) ausreichende Flüssigkeitszufuhr
- körperliche Bewegung
- vorsichtige Bauchmassagen
- Abklärung durch einen Arzt bei hartnäckiger Obstipation

Cave *Obstipation ist die häufigste und hartnäckigste Nebenwirkung einer Schmerztherapie mit Opioiden (**Tab. 17.2**, S. 183). Eine systemische Behandlung mit Laxanzien ist meist erforderlich.*

4.3.3 Stellenwert der Methode

Augrund der Häufigkeit einer auftretenden Mangelernährung und vor dem Hintergrund, dass die Tumorkachexie neben der Sepsis die häufigste Todesursache bei Tumorerkrankungen ist, sollte die ernährungstherapeutische Betreuung von Tumorpatienten immer eine Säule des multimodalen Betreuungskonzepts darstellen. Bei allen Patienten sollte bereits zu Beginn der Erkrankung der Ernährungszustand erfasst werden. Möglicherweise ist direkt eine ernährungstherapeutische Intervention notwendig. Wenn nicht, sollte das Ernährungs-Screening regelmäßig wiederholt werden, da eine Ernährungstherapie die besten Ergebnisse zeigt, wenn der Gewichtsverlust noch nicht zu weit fortgeschritten ist.

Literatur

Arends J, Zürcher G, Fietkau R et al. DGEM-Leitlinie Enterale Ernährung: Onkologie. Aktuel Ernahrungsmed 2003; 28 (Suppl. 1): S 61 –S 68

Arends J, Zürcher G, Dossett A et al. Leitlinie Parenterale Ernährung der DGEM. Kap. 19: Nichtchirurgische Onkologie. Aktuel Ernahrungsmed 2007; 32 (Suppl. 1): S 124 –S 133

Bozzetti F, Gavazzi C, Mariani L et al. Artificial nutrition in cancer patients: which route, what composition? World J Surg 1999; 23: 577 – 583

Detsky AS, McLaughlin JR, Baker JP et al. What is subjective global assessment of nutritional status? JPEN 1987; 11: 8 – 13

Deutsche Gesellschaft für Ernährung. Ernährungsbericht 2008. Bonn: Deutsche Gesellschaft für Ernährung; 2008

Dewys WD, Begg C, Lavin PT et al. Prognostic effect of weight loss prior to chemotherapy in cancer patients. Eastern Cooperative Oncology Group. Am J Med 1980; 69: 491 – 497

Doll R, Peto R. The causes of cancer: quantitative estimates of avoidable risks of cancer in the United States today. J Natl Cancer Inst 1981; 66: 1191 – 1308

Druml W, Jadrna K, Roth E. Empfehlungen für die enterale und parenterale Ernährungstherapie des Erwachsenen. Wien: Arbeitsgemeinschaft für klinische Ernährung; 2004

Fearon KC. The mechanisms and treatment of weight loss in cancer. Proc Nutr Soc 1992; 51: 251 – 265

Fearon KC, Barber MD, Moses AG. The cancer cachexia syndrome. Surg Oncol Clin N Am 2001; 10: 109 – 126

Haas O, Schmalöerg D, Gerlein M et al. Bilanzierte Diät mit hohem Fettgehalt versus Normalkost bei Patienten mit gastrointestinalen Karzinomen. Eine prospektive, randomisierte Studie. Aktuel Ernahrungsmed 1995; 20: 60

Jehn U. Parenterale Ernährung onkologischer Patienten im Wandel. Dtsch Med Wochenschr 2002; 127: 2682 – 2690

Jungi WF. Kachexie als eigenständiger Prognosefaktor bei Tumorleiden. In: Schauder P, Hrsg. Ernährung und Tumorerkrankungen. Basel: Karger; 1991

Kasper H: Ernährungsmedizin und Diätetik. 9. Aufl. München, Jena: Urban & Fischer; 2000

Kondrup J, Allison SP, Elia M et al. ESPENGuidelines for Nutrition Screening 2002. Clin Nutr 2003; 22: 415 - 421

Körber J, Pricelius S, Heidrich M et al. Increased lipid utilization in weight losing and weight stable cancer patient with normal body weight. Eur J Clin Nutr 1999; 53: 740 - 745

Koula-Jenik H, Miko M, Kraft M, Schulz RJ, Hrsg. Leitfaden Ernährungsmedizin. München: Elsevier; 2005

Müller MJ, Selberg O, Lautz HU et al. Tumorkachexie: Pathophysiologische Grundlagen und ernährungsmedizinische Aufgaben. Aktuel Ernahrungsmed 1991; 16: 1 - 6

Nelson KA, Walsh D, Sheehan FA. The cancer anorexia-cachexia syndrom. J Clin Oncol 1994; 12: 213 - 225

Ockenga J, Pirlich M, Gastell S et al. Tumoranorexie - Tumorkachexie bei gastrointestinalen Tumoren: Standards und Visionen. Z Gastroenterol 1992; 40: 929 - 936

Paul C. Ernährung und Krebs - Was kann die Diätberatung leisten? Aktuel Ernahrungsmed 2001; 26: 153 - 159

Ross PJ, Ashley S, Norton A et al. Do patients with weight loss have a worse outcome when undergoing chemotherapy for lung cancers? Br J Cancer 2004; 90: 1905 - 1911

Shang E, Weiss C, Post S et al. The influence of early supplementation of parenteral nutrition on quality of life and body composition in patients with advanced cancer. JPEN J Parenter Enteral Nutr 2006; 30: 222 - 230

Tisdale MJ. Cancer anorexia and cachexia. Nutrition 2001 a; 17: 422 - 438

Tisdale MJ. Mechanisms of tissue catabolism and reversal in cancer. Aktuel Ernahrungsmed 2001 b; 26: 116 - 120

World Cancer Research Fund, American Institute for Cancer Research. Food, Nutrition, Physical Activity, and the Prevention of Cancer: a Global Perspective. Washington, DC: American Institute for Cancer Research; 2007

World Health Organization. Global Strategy on Diet, Physical Activity and Health. Geneva: World Health Organization; 2003

Zürcher G. Tumoren. In: Kluthe R, Hrsg. Ernährungsmedizin in der Praxis: Aktuelles Handbuch zu Prophylaxe und Therapie ernährungsabhängiger Erkrankungen. Loseblatt-Ausgabe. Balingen: Spitta; Stand: November 2001

Zürcher G. Anorektisches Syndrom. Z Gastroenterol 2002; 40 (Suppl.): S 71 -S 75

5 Mikronährstoffe

Uwe Gröber

Die diätetische Versorgung mit Vitaminen und anderen essenziellen Mikronährstoffen ist bei Tumorpatienten häufig nur unzureichend. Zum Zeitpunkt der Tumordiagnose weisen viele Betroffene bereits Nährstoffmängel (z. B. Selen) auf, da im Kampf gegen die Erkrankung die Speicher immunmodulierend und antioxidativ wirksamer Mikronährstoffe stark beansprucht wurden. In diesen Fällen ist es nicht auszuschließen, dass der Mikronährstoffmangel schon während der Zeit der Tumorentstehung bestanden und auch zur Progression beigetragen hat.

Neben der Ernährungstherapie zählt der indikations- und therapieangepasste Einsatz von Mikronährstoffen zu den wichtigsten supportiven Maßnahmen moderner komplementäronkologischer Therapiekonzepte. Eine an das Krankheitsstadium und an die individuellen Bedürfnisse angepasste Supplementierung von Mikronährstoffen (z. B. Selen, Vitamin C) kann dazu beitragen,

- die Lebensqualität der Tumorpatienten zu steigern,
- das geschwächte Immunsystem zu stärken,
- die Regeneration nach einer Operation zu fördern,
- Entzündungsprozesse zu hemmen,
- der Rezidiv- und Metastasenbildung vorzubeugen und
- die Nebenwirkungsrate tumordestruktiver Maßnahmen zu verringern (Zytoprotektion) und deren Effektivität durch eine bessere Compliance, verringerte Rate an Therapieabbrüchen und höhere Dosierung zu steigern.

5.1 Grundlagen

Die verschiedenen Faktoren, die zur Entwicklung der Malnutrition führen, betreffen nicht nur die energieliefernden Makronährstoffe (Kohlenhydrate, Proteine, Fette; s. Kap. 4, S. 23 ff.), sondern auch die biokatalytischen und immunmodulierenden Mikronährstoffe. Da Makronährstoffe die natürlichen Träger für Mikronährstoffe sind, zählt die Malnutrition zu einer der Hauptursachen für einen inadäquaten Mikronährstoffstatus bei Tumorpatienten.

Kritische Mikronährstoffe bei Tumorpatienten

Eine bereits vor der Tumormanifestation bestehende Fehlernährung, Entzündungsprozesse sowie Inappetenz und Nahrungsmittelaversionen infolge einer Anorexie (z. B. durch Zytokine) sind die wesentlichen Ursachen, die bei den Betroffenen zur Entwicklung eines Mikronährstoffmangels beitragen (**Abb. 5.1**). Im Vergleich zu Gesunden sind bei Tumorpatienten bereits bei

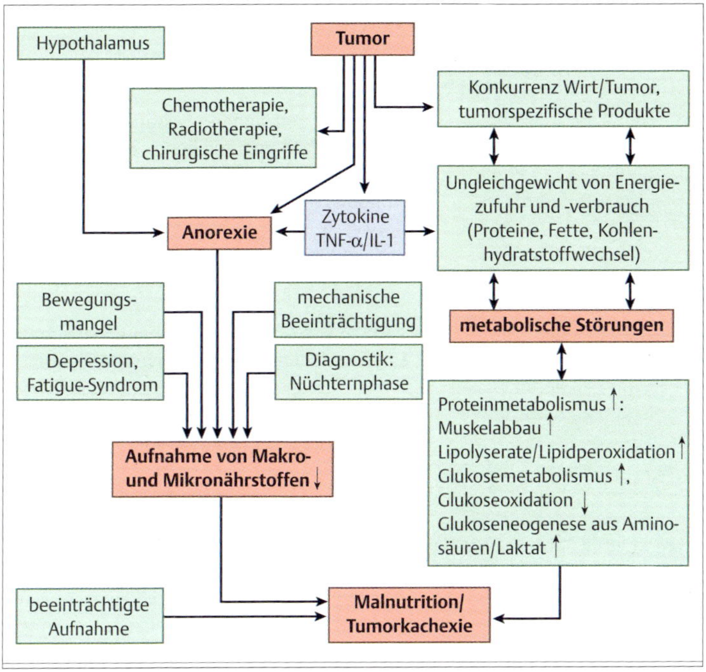

Abb. 5.1 Ursachen für Mikronährstoffdefizite bei Tumorpatienten (↑ = erhöht, ↓ = erniedrigt; Gröber 2006, modifiziert nach Nitenberg/Raynard 2000).

Diagnosestellung und weit vor dem Auftreten klinisch relevanter Veränderungen des Ernährungsstatus erniedrigte Konzentrationen an Spurenelementen und Vitaminen (z. B. Selen, Vitamin B_{12}, Vitamin D) im Vollblut und Plasma nachweisbar (Kuo et al. 2008; Mayland et al. 2005; Plant u. Tisman 2006; Vogt et al. 2003; Wright et al. 2007). Dabei ist die Versorgungslage mit immunmodulierend und antioxidativ wirkenden Mikronährstoffen (z. B. Vitamin C, Tokopherole), sowie solchen mit geringer Speicher- bzw. Reservekapazität (z. B. Vitamin B_1, Folsäure) besonders kritisch (**Tab. 5.1**).

Vitamine

Vitamin B_1. Krebspatienten mit fortgeschrittener Erkrankung, chronischer Mangelernährung oder Patienten nach Knochenmarktransplantation haben als Folge eines ausgeprägten Vitamin-B_1-Mangels ein hohes Risiko für die Entwicklung einer **Wernicke-Enzephalopathie** (Kuo et al. 2008). Auch werden zum

Tab. 5.1	Kritische Mikronährstoffe bei Tumorpatienten.
Mikronährstoffgruppe (v. a. Antioxidanzien und Immunmodulatoren)	**Substanzen**
Vitamine	Folsäure, Karotinoide, Vitamin A, B_{12}, C, D, E (Tokopherole, -trienole) und K
Vitaminoide	Koenzym Q_{10}, L-Carnitin (v. a. bei Tumoranämie, Fatigue-Syndrom)
Mengen- und Spurenelemente	Eisen (v. a. bei Tumoranämie, Fatigue-Syndrom), Kalium, Kalzium, Magnesium, Selen, Zink (v. a. bei Kopf-Hals-Karzinomen)
Aminosäuren	L-Arginin, L-Cystein, L-Glutamin, L-Glutathion (s. Kap. 7, S. 76 ff.)
essenzielle Fettsäuren	ω-3-Fettsäuren (EPA, DHA; v. a. bei Anorexie und Tumorkachexie; s. Kap. 4.1, S. 29)
Mikronährstoffe mit geringer Speicher- bzw. Reservekapazität	
Vitamin B_1	4 – 10 Tage
Vitamin K	2 – 6 Wochen
Vitamin-B-Komplex (v. a. Folsäure, Vitamin B_2)	2 – 4 Monate
Vitamin E	6 – 12 Monate

Teil schwere metabolische Störungen im Kohlenhydratstoffwechsel (Laktatazidose) mit Wernicke-Enzephalopathie (z. B. Somnolenz, Augenmuskelparesen, Ataxie) bei 5-FU-basierten Chemotherapien (5-FU: 5-Fluorouracil) beobachtet (Kondo et al. 1996). Das Zytostatikum 5-FU hemmt die metabolische Aktivierung von Thiamin zum stoffwechselaktiven Thiamindiphosphat (Gröber 2007). Auch die durch Ifosfamid induzierten **neurotoxischen Symptome** (z. B. Bewusstseinstrübungen, Halluzinationen) werden neben der iatrogenen Störung des L-Carnitinhaushalts auch mit einer Beeinträchtigung im Vitamin-B_1-Stoffwechsel in Verbindung gebracht (Busea et al. 2003; Gröber 2007).

Vitamin C. Eine Mangel an Vitamin C findet sich v. a. bei Patienten mit fortgeschrittenen Krebserkrankungen, der bis zum **manifesten Skorbut** reichen kann (Fain et al. 1998; s. Kap. 9, S. 94 ff.). Vitamin-C-Mangel kann zudem durch die tumordestruktive Therapie (z. B. IL-2) verstärkt werden (Marcus et al. 1991). In Studien an hospitalisierten Patienten konnte in bis zu 30 % der Fälle ein Vitamin-C-Mangel nachgewiesen werden. Dabei waren eine geringe diätetische Zufuhr, Hypoalbuminämie, erhöhte Thrombozytenanzahl und CRP-Spiegel sowie eine kürzere Überlebenszeit signifikant mit einem ausgeprägten Vitamin-C-Mangel im Plasma (< 11 µmol/l) assoziiert (Mayland et al. 2005).

Vitamin D. Ein Mangel an Vitamin D findet sich gehäuft bei neu diagnostizierten Tumorpatienten. In Studien wurde bei bis zu 70% der Krebspatienten ein Unterversorgung mit Vitamin D diagnostiziert, wenn der Vitamin-D-Mangel anhand der 25-Hydroxy-Vitamin-D_3-Serumspiegel (Calcidiol < 75 nmol/l) festgelegt wurde (Plant u. Tisman 2006). Eine Metaanalyse zur Entwicklung von Sekundärkarzinomen nach der Diagnose eines Nicht-Melanom-Hautkrebses gibt Hinweise darauf, dass UVB-Licht durch die Bildung von Vitamin D einen wichtigen Faktor für eine **Risikoreduktion der Krebsinzidenz** und **-mortalität** darstellt.

Eine Vielzahl von Forschungsergebnissen der vergangenen Jahre hat gezeigt, dass Vitamin D_3 nicht nur ein Regulator der Kalzium- und Phosphathomöostase ist, sondern zahlreiche extraskelettäre Wirkungen aufweist. Darunter sind von besonderer Bedeutung der Einfluss von Vitamin-D-Hormon (Calcitriol: 1,25-$[OH]_2D_3$) auf das Immunsystem sowie auf die Zelldifferenzierung und das Zellwachstum (Gröber 2009 c).

Vitamin D kann die Entwicklung und Proliferation von Prostatazellen verringern. Über die Wechselwirkung mit Vitamin-D-Rezeptoren wirkt Calcitriol antiproliferativ, stimuliert die Apoptose und kann die Expression der Telomerase sowie die Invasion von Tumorzellen hemmen. In einer Pilotstudie führte die Supplementierung von 50 µg/d (2000 IE/d) Cholecalciferol über einen Zeitraum von 25 Monaten bei asymptomatischen Patienten mit **Prostatakarzinom** zu einer statistisch signifikanten Reduktion der Anstiegsrate prostataspezifischer Antigene nach 21 Monaten ($p = 0{,}005$). Die mittlere Verdopplungszeit dieser Antigene wurde von 14,3 auf 25 Monate nach Beginn der Vitamin-D-Supplementierung verlängert (Woo et al. 2005).

In einer kanadischen Studie wiesen Frauen mit niedrigem Vitamin-D-Status (Calcidiol < 50 nmol/l) häufiger aggressivere und höhergradige Formen von **Brustkrebs** auf ($p = 0{,}03$). Nach 10 Jahren waren noch 83% der Frauen mit adäquatem Vitamin-D-Status (Calcidiol > 72 nmol/l) frei von Metastasen und 85% lebten noch. Im Vergleich dazu lebten in der Gruppe mit schlechtem Vitamin-D-Status nur noch 74% und nur 69% waren frei von Metastasen (Goodwin et al. 2008).

Hinweis *Die adjuvante Therapie mit Bisphosphonaten (z. B. Ibandronsäure) und/oder Aromatasehemmern (z. B. Anastrozol, Letrozol) kann durch eine adäquate Supplementierung von Vitamin D (z. B. 1000 – 2000 IE) und Kalzium im Hinblick auf den Knochenstoffwechsel und die Nebenwirkungsrate optimiert werden (Lester et al. 2008; Wang-Gillam et al. 2008).*

Vitaminoide

L-Carnitin. Eine unzureichende Verfügbarkeit von Vitamin C und Eisen sowie iatrogene Störungen im mitochondrialen Stoffwechsel und L-Carnitinhaushalt (z. B. erhöhte renale Acylcarnitinexkretion) sind der Grund dafür, dass Krebspatienten neben einem Mangel an Vitamin C häufig auch eine Carnitininsuffizienz (Mangel: freies Carnitin < 30 µmol/l) aufweisen (s. Kap. 6, S. 63 ff.).

Hinweis *Studien haben gezeigt, dass eine Supplementierung von L-Carnitin (2 g/d, p. o.) bei Krebspatienten einen positiven Einfluss auf die immunologische Stabilität, die Tumoranämie (Fatigue-Score) und den Karnofsky-Index hat (Cruciani et al. 2009).*

Mengen- und Spurenelemente

Eisen. Eine unzureichende Versorgung mit Eisen, L-Carnitin, Folsäure und Vitamin B_{12} ist häufig bei Tumorpatienten mit **Tumoranämie** und **Fatigue-Syndrom** nachweisbar. Die labordiagnostisch kontrollierte Korrektur des bestehenden Eisendefizits (z. B. Transferrinsättigung, Ferritin) ist v. a. bei einer therapeutischen Intervention mit rekombinantem Erythropoetin bei Patienten mit Tumoranämie empfehlenswert (Büntzel et al. 2004; Weinberg 1999).

Kupfer und Zink. Erniedrigte Zinkspiegel im Blut und gleichzeitig erhöhte Kupferspiegel finden sich häufig bei Tumorpatienten. Dieses Phänomen kann zum einen mit entzündlichen Prozessen und zum anderen mit der bei Zinkmangel verringerten Produktion von Metallothionein, welches Einfluss auf die Resorption von Zink und die Regulierung des Kupferspiegels hat, im Zusammenhang stehen. Ein erhöhter Kupferspiegel findet sich ebenfalls bei akuten und chronischen Infekten, bei Störungen des Eisenhaushalts, bei verschiedenen Tumoren (z. B. Bronchial-, Mamma-, Leberzell- und Prostatakarzinom) sowie v. a. bei Leberschäden mit Störungen des Gallenabflusses und bei exokriner Pankreasinsuffizienz. In Untersuchungen an Patienten mit Zinkmangel wurde auch eine Beeinträchtigung der zellulären Immunität – nachweisbar anhand einer reduzierten lytischen Aktivität der natürlichen Killerzellen (NK-Zellen) – beobachtet.

Für die Bewertung des Kupfer- und Zinkstatus wird häufig der **Kupfer-Zink-Quotient** als Verlaufsparameter herangezogen, der bei Krebspatienten im Vergleich zu Gesunden häufig erhöht ist (Poo et al. 1997). Ein Abfall des Quotienten auf < 1,5 soll für einige Tumorentitäten von prognostischer Bedeutung sein (Büntzel et al. 2004). In einer Untersuchung an Patienten mit **nichtkleinzelligem Bronchialkarzinom** (NSCLC) lag die durchschnittliche Überlebensrate bei einem Kupfer-Zink-Quotient > 2 bei 25 Wochen, bei niedrigem Kupfer-Zink-Verhältnis hingegen bei > 40 Wochen (Oyama et al. 1994, 2003).

Magnesium. Bei Patienten mit Tumoren im Hals- und Kopfbereich findet sich vermehrt ein Magnesiummangel. Schwere Hypomagnesiämien werden v. a.

unter cisplatinbasierten Chemotherapien beobachtet, die nicht selten mit dem Auftreten von Magnesiummangeltetanien verbunden sind (Büntzel et al. 2004; Kohli et al. 1989; Lajer et al. 2005).

Hinweis *Bei cisplatinbasierten Chemotherapien sollte in jedem Fall eine prophylaktische Supplementierung mit Magnesium erfolgen.*

Selen. Auch ein veränderter Mineralstoffstatus, der den Redoxhaushalt der betroffenen Patienten nachteilig beeinflusst, kann bei verschiedenen Tumorentitäten beobachtet werden. In prospektiven Studien an Patienten mit **Kopf-Hals-Karzinomen** hatten bis zu 66% der Patienten erniedrigte Selenserumspiegel sowie eine verminderte Aktivität der selenabhängigen Glutathionperoxidase (Büntzel et al. 2003; s. Kap. 8, S. 82 ff.).

Die Supplementierung von Selen (z. B. Natriumselenit) kann die Nebenwirkungsrate tumordestruktiver Maßnahmen verringern (z. B. Nephrotoxizität von Cisplatin [Hu et al. 1997], strahlentherapieinduzierte Mukositis [Büntzel et al. 2004]) und deren Effektivität durch eine bessere Compliance, weniger Therapieabbrüche und höhere Dosierung steigern (z. B. anthrazyklinbasierte Chemotherapie bei aggressivem Non-Hodgkin-Lymphom [Last et al. 2004]).

Hinweis *Die Selenspiegel Serum und Vollblut stellen einen validen Indikator für den individuellen Selenstatus bei Krebspatienten dar. Ein Selenserumspiegel von etwa 120 µg/l (entspricht etwa 140 µg/l im Vollblut) ist notwendig für die optimale Aktivität selenabhängiger Enzyme (z. B. L-Glutathionperoxidase, Selenoprotein P, Thioredoxinreduktase) und reflektiert einen guten Selenstatus (Lyons et al. 2004; Expertenworkshop 2008).*

Erhöhter Mikronährstoffbedarf durch Standardtherapien

Der Bedarf an Vitaminen, Mengen- und Spurenelementen ist bei Tumorpatienten therapie- und krankheitsbedingt erhöht und kann auch durch eine gesunde, vollwertige Kost kaum noch gesichert werden. Eine ausgewogene Ernährung ist v. a. in der Phase der Chemo- und/oder Strahlentherapie aufgrund der häufigen Nebenwirkungen wie Übelkeit und Erbrechen nur schwer möglich. Anorexie und Erbrechen sind häufig mit Störungen des Elektrolyt- (z. B. Hypokaliämie, Hyperkalzämie) und Säure-Basen-Haushalts verbunden. Chemo- und bestrahlungsinduzierte Schleimhautschäden (z. B. Strahlenkolitis, Diarrhöen) beeinträchtigen zusätzlich die Nährstoffresorption und verursachen ausgeprägte Nährstoffverluste.

Nebenwirkungen der Chemo- und Strahlentherapie

Spezifische Interaktionen zwischen Zytostatika und Mikronährstoffen sollten bereits in die Planungsphase der tumordestruktiven Therapie miteinbezogen werden (**Tab. 5.2**).

Tab. 5.2 Spezifische Wechselwirkungen zwischen Zytostatika und Mikronährstoffen (Auswahl).

Zytostatikum	Mikronährstoff	Mechanismus	mögliche Folgen
Cisplatin	Magnesium (Gröber 2007; Lajer et al. 2005)	erhöhte renale Magnesiumausscheidung, verringerte intestinale Magnesiumabsorption	Hypomagnesiämie, Hypokaliämie, Stoffwechselstörungen (z. B. Fettstoffwechselstörungen)
	Carnitin (Heuberger et al. 1998)	erhöhte renale Carnitinausscheidung	Unterversorgung mit Carnitin, erhöhtes Risiko für Fatigue-Syndrom und Fettstoffwechselstörungen
Pemetrexed	Folsäure (Niyikiza 2002; Ohe et al. 2008)	Folsäureantagonist	Diarrhöe, Mukositis, Thrombozytopenie, Neutropenie, Homocysteinämie
5-FU	Thiamin (Kondo et al. 1996)	inhibierte Phosphorylierung von Thiamin	erhöhtes Risiko von Nervenschäden, Herzinsuffizienz, Laktatazidose, Wernicke-Enzephalopathie
Ifosfamid	Carnitin (Marthaler et al. 1999)	erhöhte renale Carnitinausscheidung	erhöhtes Risiko für Carnitindefizite nach mehreren Chemotherapiezyklen, Fatigue-Syndrom und Fettstoffwechselstörungen

Die onkologischen Basistherapien (Chemo- und/oder Strahlentherapie) sind zwar sehr effektiv, aber auch entsprechend aggressiv. Aufgrund ihrer fehlenden Selektivität wird außer Tumorzellen auch Normalgewebe geschädigt, insbesondere das **hämatopoetische System** (z. B. Granulozytopenie) sowie die rasch proliferierenden **Zellsysteme der Schleimhäute** (Schleimhauttoxizität), des Immunsystems (Immundefekte, z. B. schwere bakterielle und virale Infekte) und des Knochenmarks (Störungen der Knochenmarkregeneration).

Die Schleimhäute im Bronchial- und im Magen-Darm-Trakt reagieren besonders empfindlich auf eine Chemo- oder Strahlentherapie. Schädigungen der Darmschleimhaut sind mit Abdominalschmerzen, Zerstörung der intestinalen Flora, erhöhten Nährstoffverlusten (z. B. durch Übelkeit, Erbrechen) sowie einer gestörten Nährstoffresorption (v. a. durch Diarrhöe) und -utilisation verbunden (**Tab. 5.3**). In der Phase der Chemo- und/oder Strahlentherapie nehmen die

Tab. 5.3 Nebenwirkungen der Chemotherapie, die mit einem erhöhten Bedarf oder Mangel an Mikronährstoffen assoziiert sind.

Nebenwirkung	Zytostatikum
Übelkeit und Erbrechen	hoch emetogen: Cisplatin, Dacarbazin, Lomustin emetogen: Carboplatin, Carmustin, Cyclophosphamid, Daunorubicin, Doxorubicin, Epirubicin, Etoposid, Ifosfamid, Mitomycin C
Diarrhöe	Cisplatin, 5-FU, Idarubicin, Irinotecan, Methotrexat
Schädigung der Mukosa (Mukositis) und Ulzerationen im Gastrointenstinaltrakt	Daunorubicin, Doxorubicin, Epirubicin, Etoposid, 5-FU, Mitomycin C, Methotrexat, Vinca-Alkaloide (z. B. Vincristin)
anorektisches Syndrom	praktisch alle Zytostatika

Betroffenen dadurch zum Teil wochenlang weniger als die Hälfte ihres eigentlichen Bedarfs an essenziellen Mikronährstoffen auf.

Darüber hinaus wird eine der wichtigsten **Immunbarrieren des Körpers** im Darm (GALT: gut associated lymphatic tissue) und Bronchialtrakt (BALT: bronchus associated lymphatic tissue) geschädigt, sodass infektiöse Mikroorganismen leichter über die Schleimhäute in den durch die Krankheit und Therapie geschwächten Körper eindringen können. Erhöhte Komplikationsraten, die sich in Form von Sekundärinfektionen und Sepsis äußern können, sind die Folge. Das Darmschleimhautsystem ist das größte körpereigene immunkompetente System und leistet im gesunden Organismus essenzielle lokale und systemische Abwehr- und Kontrollfunktionen (s. auch Kap. 13, S. 129 ff.).

Nebenwirkungen der Strahlentherapie, die mit einem erhöhten Bedarf oder Mangel an Mikronährstoffen assoziiert sind:
- verminderter Appetit
- Übelkeit und Erbrechen
- Geschmacks- und Geruchsstörungen, Schluckschwierigkeiten
- trockener Mund
- Diarrhöe
- Mukositis
- Ulzerationen im Gastrointenstinaltrakt
- Fistelbildung (z. B. im Ösophagus)
- akute und chronische Strahlenenteritis

Operative Eingriffe im Bereich des Magen-Darm-Trakts

Neben der Chemo- und Strahlentherapie können auch operative Eingriffe im Bereich des Magen-Darm-Trakts ausgeprägte Resorptions- und Utilisationsstörungen von Mikronährstoffen auslösen (**Tab. 5.4**).

Nebenwirkungen adjuvant eingesetzter Medikamente

Bedacht werden sollten auch die Nebenwirkungen der in der **Tumorschmerztherapie** eingesetzten opioidhaltigen Analgetika und anderer adjuvanter Arzneimittel (z. B. Glukokortikoide, Antidepressiva, Antikonvulsiva, Neuroleptika).

Eine der wichtigsten Nebenwirkungen von Opioidanalgetika ist die Obstipation (**Tab. 17.2**, S. 183), die meist eine Gabe von **Laxanzien** erforderlich macht. Durch die beschleunigte Dünndarmpassage werden komplexe Nahrungsinhaltsstoffe nur noch unzureichend aufgespalten. Darüber hinaus sinkt der Resorptionsumfang, da die Kontaktzeit mit dem absorbierenden Epithel verkürzt wird. Dies führt zu erheblichen Störungen der Mikronährstoffdigestion und -utilisation.

Freie Radikale und oxidativer Stress

Freie Radikale spielen nicht nur bei allen Stadien der Krebsentwicklung (Initiation, Promotion) eine pathogenetische Rolle, sondern auch bei der Tumor-

Tab. 5.4	**Operationen im Gastrointestinaltrakt – Folgen, die einen Mangel bzw. erhöhten Bedarf an Mikronährstoffen hervorrufen.**
Magen (z. B. Gastrektomie)	
Vitamine	Folsäure (pH-Gradient), Karotinoide (z. B. Lycopin), Vitamin A, B_{12} (Intrinsic-Factor-Mangel), C, D, E und K
Mengenelemente	Kalzium (Laktoseintoleranz, Anazidität), Magnesium
Spurenelemente	Eisen (Anazidität), Selen, Zink
Dünndarm (z. B. Dünndarmresektion)	
Vitamine	Karotinoide (Steatorrhöe), Vitamin A, B_{12} (bakterielle Fehlbesiedlung/Dysbiose), D, E und K
Bauchspeicheldrüse (z. B. Pankreatektomie)	
Vitamine	Karotinoide (Steatorrhöe), Vitamin A, B_{12}, D, E und K
Vitaminoide	Koenzym Q_{10}
Fettsäuren	ω-3-Fettsäuren (Steatorrhöe)

progression. Als freie Radikale werden chemisch instabile, kurzlebige und hochreaktive Moleküle bezeichnet, die ein oder mehrere ungepaarte Elektronen besitzen. Um ihren instabilen Zustand auszugleichen, entreißen freie Radikale anderen Molekülen ein Elektron. Über Kettenreaktionen können dabei permanent weitere zelltoxische Radikale und reaktive Folgeprodukte entstehen (Radikalkettenreaktion).

Freie Radikale und reaktive Sauerstoffspezies (ROS) besitzen aufgrund verschiedener Mechanismen **kanzerogene Eigenschaften** (Gröber 2007):

- oxidative DNA- und Membranschäden (z. B. Basenschäden, Strangbrüche)
- Lipidperoxidation: Lipidperoxidationsprodukte (Malondialdehyd, Hydroxynonenal) wirken zytotoxisch und können die DNA modifizieren.
- prämutagene DNA-Basenprodukte (z. B. 8-Hydroxycytosin, 8-Hydroxyadenin)
- Aktivierung des redoxsensitiven nukleären Transkriptionsfaktors NF-κB und Genaktivierung proinflammatorischer Zytokine (z. B. IL-1, TNF-α)
- Aktivierung der Protoonkogene c-fos und c-jun
- Störungen der zellulären Signaltransduktion
- Störungen der Zell-Zell-Kommunikation (Gap Junctions, Connexin)

Die an mehrfach ungesättigten Fettsäuren (PUFA: polyunsaturated fatty acid) reichen Phospholipide der Zellmembranen sind durch einen Angriff aggressiver Radikale besonders gefährdet. Lipidperoxidation und Quervernetzung von Membranlipiden verursachen ausgeprägte **Membranschäden**, wodurch zelluläre Kommunikations- und Transportsysteme (z. B. die Zell-Zell-Kommunikation über Connexin) gestört werden. Steigerungen der Membranpermeabilität für Kalziumionen sowie Veränderungen der Bindungskapazität zellulärer Rezeptoren und Enzymaktivitäten können einen frühzeitigen Zelltod auslösen.

Produkte der Lipidperoxidation wie 4-Hydroxynonenal (4-HNE) oder Malondialdehyd (MDA) wirken stark zytotoxisch und modifizieren die DNA.

Der endogene Redoxstatus beeinflusst auch die **Aktivierung von Protoonkogenen** wie c-fos des Tumorsuppressorgens p53 und des Transkriptionsfaktors NF-κB. So aktivieren reaktive Sauerstoffspezies wie Wasserstoffperoxid, den redoxsensitiven Transkriptionsfaktor NF-κB (**Abb. 12.3**, S. 123). Bemerkenswert ist, dass Selenmangel im Tierversuch signifikant die Bindung von Zellkernproteinen an die Regulatorsequenz des NF-κB-Gens steigert. Die Aktivierung des NF-κB und Bildung von TNF-α wird neben Selen auch von Vitamin C, Retinoiden, γ-Tokopherol, ω-3-Fettsäuren und α-Liponsäure herunterreguliert und somit möglichen Mediatoren der Tumorkachexie entgegengewirkt (s. Kap. 4.1, S. 27).

Die chemotherapieinduzierte Bildung von freien Radikalen wird auch als Ursache der **Prämutagenität** und **Organtoxizität** einiger Zytostatika wie z. B. die Kardiotoxizität der Anthrazykline diskutiert (**Tab. 5.5**). Zytostatika wie Cyclophosphamid, Dactinomycin, Idarubicin und Procarbazin wirken im Tierversuch kanzerogen. Bei Mäusen und Ratten sind unter der Gabe von Daunorubicin Fibrosarkome und Mammakarzinome aufgetreten.

Tab. 5.5	Radikalinduzierte Organschäden durch Zytostatika.
Organtoxizität	**Zytostatika**
Kardiotoxizität	Anthrazykline (z. B. Doxorubicin, Epirubicin)
Lungentoxizität	Bleomycin, Busulfan
Nephrotoxizität	Cisplatin, Cyclophosphamid, Ifosfamid, Methotrexat
Hepatotoxizität	Carmustin, Idarubicin, Methotrexat

5.1.1 Einsatzbereiche

Die adjuvante Einnahme diätetischer Antioxidanzien **während** der tumordestruktiven Maßnahmen wird immer noch kontrovers diskutiert, da die Wirkungsweise von Chemo- und Strahlentherapie zum Teil auf der Bildung von freien Radikalen beruht (D'Andrea 2005). Allerdings wirkt der überwiegende Anteil der gegenwärtig in der Therapie eingesetzten Zytostatika (z. B. Antimetabolite, Stickstoff-Lost-Derivate wie z. B. Cyclophosphamid, Platinkomplexe wie z. B. Cisplatin, Vinca-Alkaloide, Paclitaxel oder Anthrazykline wie z. B. Epirubicin) nicht primär über oxidativen Stress. Wenn Antioxidanzien zu einer deutlichen Beeinflussung der tumordestruktiven Effektivität der Standardtherapien führen würden, dann dürften auch die antioxidativen und phytaminreichen Obst- und Gemüsesorten sowie grüner Tee (z. B. reich an Epigallokatechin) nicht während der Therapiephase konsumiert werden. Eine diesbezügliche Empfehlung existiert allerdings nicht (Moss 2006). Die häufige pauschale und unkritische Ablehnung einer Supplementierung von antioxidativ wirksamen und immunmodulierenden Mikronährstoffen während der Phase der Chemotherapie ist demnach nicht gerechtfertigt (Gröber 2009 a).

Antioxidanzien wie Vitamin C und E, Retinoide oder Selen fungieren nicht nur als Radikalfänger, sondern üben neben ihrer antioxidativen Zellschutzfunktion eine Vielzahl von essenziellen Stoffwechselaufgaben aus. Dabei stehen v. a. immunmodulierende, apoptoseinduzierende sowie die Zellproliferation und -differenzierung regulierende Eigenschaften im Vordergrund. Human-, Tier- und In-vitro-Studien haben gezeigt, dass Antioxidanzien über vielfältige Mechanismen das Wachstum von Krebszellen verringern können. Zu diesen zählen u. a. eine Steigerung der Zelldifferenzierung und Apoptose sowie eine Hemmung der Proteinkinase-C- und Adenylatzyklaseaktivität in neoplastischen Zellen (Drisko et al. 2003).

Isolierte Studien an Zellkulturen zeigen, dass Antioxidanzien wie Vitamin C, Tokopherole oder Karotinoide in der Lage sind, die zytostatische Wirkung der konventionellen tumordestruktiven Therapie (z. B. 5-FU, Doxorubicin, Vincristin) selektiv auf bestimmte Tumorzellen zu steigern (Kumar et al. 2002; Prasad et al. 1999). Eine Reihe experimenteller und klinischer Studien lassen vermuten, dass die orale Supplementierung definierter Antioxidanzien **vor, während** und **nach** der tumordestruktiven Therapie die Effektivität einer Chemo- oder Strahlentherapie durch eine verbesserte Verträglichkeit und erhöhte Sensibilität der Tumoren zu steigern vermag sowie die toxischen Effekte auf gesunde Zellsysteme abschwächt (Block et al. 2007; Pace et al. 2003; Prasad et al. 1999).

5.2 Klinische Studien

In einer Anwendungsbeobachtung erhielten 18 nicht randomisierte Patienten mit **kleinzelligem Bronchialkarzinom** (SCLC: small cell lung cancer) zusätzlich zur Chemo- und/oder Strahlentherapie eine Kombination definierter Antioxidanzien (Vitamine, Spurenelemente, Fettsäuren, p. o.). Die mittlere Überlebenszeit war signifikant verlängert und die Patienten tolerierten die Chemo- und Strahlentherapie besser unter der begleitenden Antioxidanzientherapie. 14 Patienten (77 %) überlebten länger als 12 Monate und 6 Patienten (33 %) mehr als 2 Jahre (Jaakkola et al. 1992).

In einer randomisierten Studie erhielten Patienten mit **fortgeschrittenem NSCLC** bereits 48 Stunden vor der Chemotherapie (Cisplatin und Paclitaxel) die in **Tab. 5.6** genannte Antioxidanzienkombination (Pathak et al. 2002). Die antioxidativ wirkende Mikronährstoffkombination wurde täglich oral verabreicht und während des gesamten Behandlungszyklus bis 1 Monat nach Beendigung der Therapie gegeben. Danach wurde sie auf die Hälfte der Dosis reduziert und weitergeführt. Die Ansprechrate der Tumoren war in der Gruppe, die zusätzlich

Tab. 5.6 Antioxidanzienkombination: Zusammensetzung und Tagesdosierung.

Antioxidans	Tagesdosis (p. o.)
Vitamin C	6100 mg
D-α-Tokopherol	1050 mg
β-Karotin	60 mg
Kupfersulfat	6 mg
Mangansulfat	9 mg
Zinksulfat	45 mg
Selen	900 µg

zur Chemotherapie die Antioxidanzienkombination erhielt, besser als in der Gruppe, die nur mit Chemotherapie behandelt wurde (Gröber 2009 a).

Ein **systematischer Review** kontrollierter, randomisierter Studien zum Einfluss von Antioxidanzien auf die Chemotherapie kommt zu dem Schluss, dass sich die Supplementierung von Antioxidanzien nicht nachteilig auf die Chemotherapie auswirkt, sondern eher einen günstigen Einfluss auf die Nebenwirkungsrate und die Tumor-Response hat (Block et al. 2007). In keiner der hierbei untersuchten Studien war eine signifikante Beeinträchtigung der Chemotherapie nachweisbar. Jedoch zeigten viele Studien, dass die Supplementierung von Antioxidanzien entweder die Überlebenszeit, die Tumor-Response oder beides erhöhte sowie die Rate an Nebenwirkungen gegenüber den Vergleichsgruppen verringerte. Diese Daten werden durch die Ergebnisse einer weiteren Publikation der gleichen Arbeitsgruppe unterstützt (Block et al. 2008).

In einer Studie an **postmenopausalen Patientinnen mit Mammakarzinom** reduzierte die adjuvante orale Einnahme von Vitamin C (500 mg/d) und Vitamin E (400 IE/d) gegenüber der Kontrollgruppe signifikant die durch Tamoxifen induzierte Hypertriglyzeridämie (Babu et al. 2000). Zusätzlich führte die Koadministration der beiden Antioxidanzien zu einem Anstieg des HDL- und Reduktion des Gesamt- sowie des LDL-Cholesterins. Die Autoren gehen davon aus, dass die Effektivität der Tamoxifentherapie durch eine definierte orale Gabe von Antioxidanzien optimiert werden kann.

Die Supplementierung von Koenzym Q_{10} (100 mg/d) in Kombination mit Riboflavin (10 mg/d) und Niacin (50 mg/d) zeigte in einer neueren Studie einen günstigen Einfluss auf die Tumormarker karzinoembryonales Antigen (CEA) und Krebsantigen 15-3 (CA 15-3) bei Patientinnen mit Brustkrebs unter einer Therapie mit Tamoxifen (Premkumar et al. 2007). Die Ergebnisse dieser Studie lassen vermuten, dass die Supplementierung von mitochondrialen Substraten wie Koenzym Q_{10} zusammen mit Tamoxifen bei Frauen mit Brustkrebs das Risiko der Rezidiv- und Metastasenbildung verringern kann.

Hinweis *Generell sollte die Supplementierung von Antioxidanzien in der komplementären und supportiven Onkologie auf das jeweilige Therapieschema abgestimmt werden. Eine labordiagnostische Objektivierung des Mikronährstoffstatus (z. B. Selen im Vollblut) und entsprechende Verlaufskontrollen sind in jedem Fall sinnvoll.*

5.3 Praktische Anwendung

Eine frühzeitige individuelle Mikronährstofftherapie kann die Ausgangssituation der betroffenen Patienten zur tumordestruktiven Therapie verbessern und die Nebenwirkungen toxischer Therapien verringern. Die Vielzahl der in der Therapie maligner Tumoren eingesetzten Zytostatika und ihre multiplen Wirkmechanismen sind mit zahlreichen und zum Teil sehr spezifischen Interaktionen mit dem Haushalt essenzieller Mikronährstoffe assoziiert. Hierdurch kann einerseits der Mikronährstoffbedarf unter einer antineoplastischen Therapie ansteigen, andererseits bietet die medikationsorientierte Supplementierung von Mikronährstoffen (z. B. Acetyl-L-Carnitin bei cisplatininduzierter Neuropathie) zahlreiche therapeutische Ansatzpunkte für die Supportivtherapie und das onkologische Nebenwirkungsmanagement (Gröber 2007).

5.3.1 Therapiemaßnahmen

Zu den Mikronährstoffen, die sich v. a. für ein gezieltes **Nebenwirkungsmanagement** eignen, zählen insbesondere das Spurenelement Selen in Form des Natriumselenits, die mitochondrialen Substrate L-Carnitin und Koenzym Q_{10}, das Tripeptid L-Glutathion sowie Vitamin C. Dabei kommt der (parenteralen) Prämedikation im Hinblick auf die effektive Prävention chemotherapiebedingter Nebenwirkungen mit einigen Mikronährstoffen wie L-Carnitin und Natriumselenit eine wesentliche Bedeutung zu, da bestimmte Zytostatika in der Lage sind, die zellulären Transportsysteme von Substanzen wie L-Carnitin (OCTN2: organic cation transporter 2) zu blockieren.

Medikamentenassoziierte Nephrotoxizität

Cisplatin: Selen

Das Platinderivat Cisplatin weist eine ausgeprägte Nephrotoxizität auf. Cisplatin beeinträchtigt die glomeruläre Filtration und kann zu akutem Nierenversagen führen. Die renale Toxizität manifestiert sich durch eine Abnahme der Kreatinin-Clearance bzw. durch eine Erhöhung des Serumkreatinins und der Serumharnsäure. Die durch Cisplatin induzierte Toxizität wird überwiegend durch oxidative Organschäden verursacht, bedingt durch die Bildung von freien Radikalen und reaktiven Thiolen. Die Prämedikation mit Selen (Natriumselenit) vor einer Chemotherapie mit Cisplatin kann die mit Cisplatin assoziierte Nephrotoxizität verringern (**Tab. 5.7**).

In einer randomisierten Studie an Krebspatienten, die mit Cisplatin therapiert wurden, führte die adjuvante Gabe von Selen (4000 µg/d, Zeitraum: 4 Tage vor bis 4 Tage nach der Chemotherapie mit Cisplatin 60 – 80 mg/m²) gegenüber Kontrollen ohne Selen zu einem signifikanten Anstieg der Selenserumspiegel (70,4 ± 22,86 auf 157,04 ± 60,23 µg/l), geringerer Myelosuppression (Abfall der Leukozyten) und verringertem Bedarf an granulozytenkoloniestimulierendem Faktor (GCSF; 110,1 ± 82,2 gegenüber 723,7 ± 192,6 IE) sowie notwendiger Bluttransfusionen. Die Nephrotoxizität von Cisplatin gemessen anhand verschiedener Enzyme im Urin (z. B. alkalische Phosphatase, γ-Gluta-

Tab. 5.7	Nebenwirkungsmanagement mit Mikronährstoffen (Beispiele).		
Zytostatikum	**Mechanismus**	**Organ**	**therapeutische Intervention/Prämedikation**
Anthrazykline (z. B. Doxorubicin)	Bildung von Anthrazyklin-Eisen-Komplexen, Reduktion zum Anthrazyklin-Semichinon-Radikal, Wechselwirkung mit Cardiolipin	Herz (durch Anthrazyklin induzierte Kardiotoxizität)	a) **intravenöse Applikation** von L-Carnitin **vor** der anthrazyklinhaltigen Chemotherapie: 2 g L-Carnitin in 250 ml 0,9 %iger NaCl-Lösung, i. v., 1 h vor Chemotherapie b) **perorale Prämedikation** mit: L-Carnitin (3 g/d), Koenzym Q_{10} (z. B. 240 mg/d) und Selen (500 µg/d)
Cisplatin	Radikalinduktion	Nieren (kumulative Nephrotoxizität)	intravenöse Applikation von Natriumselenit **vor** Cisplatintherapie: 1000 µg Natriumselenit in 100 ml 0,9 %iger NaCl-Lösung, i. v., 1 h vor Chemotherapie

myl-Transpeptidase, Acetyl-β-D-Glukosaminidase) wurde durch Selengabe gegenüber der Kontrollgruppe signifikant verringert (Hu et al. 1997).

■ *Medikamentenassoziierte Neurotoxizität*

■ *Cisplatin: L-Glutathion*

Bei auf Cisplatin basierten Chemotherapien muss mit der Entwicklung toxischer Nebenwirkungen auf das periphere Nervensystem gerechnet werden. Die Ergebnisse klinischer Studien legen den Schluss nahe, dass Glutathion zum Schutz vor cisplatininduzierter Neurotoxizität eingesetzt werden kann (s. Kap. 7, S. 76 ff.).

■ *Cisplatin, Paclitaxel: L-Carnitin und α-Liponsäure*

Antineuropathisch und analgetisch wirksame Mikronährstoffe sind die Vitaminoide α-Liponsäure und L-Carnitin (Acetyl-L-Carnitin). In verschiedenen Studien konnte die intravenöse Applikation von Acetyl-L-Carnitin (z. B.

1 – 2 g/Infusion, langsam) die Häufigkeit einer zytostatikainduzierten peripheren Neuropathie (z. B. Cisplatin, Paclitaxel) verringern (Pisano et al. 2003). Es wird vermutet, dass die positiven Effekte des Acetyl-L-Carnitins u. a. mit einem Anstieg des Nervenwachstumsfaktors (NGF) und der Wechselwirkung mit NF-κB in Verbindung stehen.

Ifosfamid: Thiamin (Benfotiamin)

Die ifosfamidinduzierten neurotoxischen Symptome ähneln zum Teil denen einer Wernicke-Enzephalopathie (z. B. Sehstörungen, Halluzinationen) die durch einen Vitamin-B_1-Mangel verursacht wird (s. S. 43 f). Die intravenöse Applikation von Thiamin (100 mg, i. v., über 4 h) konnte bei Patienten mit ifosfamidinduzierter Enzephalopathie die zentralnervösen Störungen deutlich bessern. Das lipidlösliche und hochbioverfügbare Vitamin-B_1-Prodrug Benfotiamin ist in seiner antineuropathischen und analgetischen Wirkung den wasserlöslichen Thiaminsalzen überlegen (Gröber 2007).

Hinweis *Für Prophylaxe und Therapie der durch Ifosfamid induzierten Neuropathien ist Benfotiamin aufgrund der peroralen Applikation (z. B. 2 × 150 – 300 mg/d, p. o.) besser geeignet.*

Oxaliplatin: Magnesium und Kalzium

Oxaliplatin wird v. a. in der adjuvanten und palliativen Therapie des kolorektalen Karzinoms eingesetzt. Dosislimitierend ist eine **akute sensorische Neuropathie**, die sich v. a. durch Parästhesien und Dysästhesien in den Extremitäten und im Mundbereich äußern, die in Verbindung mit Kälte erheblich verstärkt werden.

Platinderivate können **ausgeprägte Elektrolytstörungen** (z. B. Hyponatriämie, Hypokalzämie, Hypomagnesiämie) hervorrufen. Oxaliplatin kann zudem intrazellulär Kalziumionen komplexieren und dadurch die elektrophysiologischen Eigenschaften der Nervenzelle (Hyperpolarisation) beeinträchtigen. Die intravenöse Applikation von Kalzium und Magnesium kann die Hyperpolarisation der Nervenzellen steigern und den neurotoxischen Wirkungen von Oxaliplatin entgegenwirken.

In einer retrospektiven Studie an 161 Patienten, die aufgrund eines **fortgeschrittenen kolorektalen Karzinoms** mit Oxaliplatin und 5-FU therapiert wurden, erhielten 69 Patienten vor und nach der Oxaliplatintherapie eine Infusion mit Magnesium und Kalzium. 65 Patienten dienten als Kontrollgruppe. Während in der Kontrollgruppe bei 26 % der Patienten eine Grad-3-Neurotoxizität auftrat, war diese nur bei 7 % der Kalzium-Magnesium-Gruppe nachweisbar. Zusätzlich erholten sich die Patienten in der Kalzium-Magnesium-Gruppe schneller von einer Grad-2- und Grad-3-Neuropathie als diejenigen der Kontrollgruppe (Gamelin 2004).

Medikamentenassoziierte Kardiotoxizität

Anthrazykline: L-Carnitin

Die klinisch eingesetzten Anthrazykline (z. B. Doxorubicin) sind redoxzyklierende Anthrachinone, die durch das Flavokoenzym NADPH-Zytochrom-P450-Reduktase zum Anthrazyklin-Semichinon-Radikal unter Bildung von Superoxidanionradikalen (O_2^-) und Wasserstoffperoxid (H_2O_2) metabolisiert werden. Ein weiterer Weg der Radikalgenese erfolgt über die Bildung von Anthrazyklin-Eisen-Komplexen, die starke Oxidanzien mit der Fähigkeit der direkten Lipidperoxidation an der Mitochondrienmembran der Kardiozyten sind (Interaktion mit Cardiolipin). Dies kann zur Myokardfibrose führen und damit zur Kardiomyopathie.

Die Bedeutung des Eisens, insbesondere des chelatisierten Eisens, für die Kardiotoxizität wird dadurch unterstrichen, dass **Eisenchelatoren** (z. B. Dexrazoxan) die kardiotoxischen Wirkungen signifikant verringern können. Bei bis zu 40% aller mit Anthrazyklinen behandelten Patienten treten während oder unmittelbar nach der Anthrazyklininfusion kardiale Rhythmusprobleme auf.

Hinweis *Die parenterale Prämedikation mit L-Carnitin (z. B. 2 g, 1 – 2 h vor Chemotherapie) kann die kardiotoxische Wirkung der Anthrazykline ohne Beeinträchtigung ihrer zytotoxischen Wirksamkeit senken (**Tab. 5.7**).*

In einer Studie an Patienten mit **Brust- oder Bronchialkarzinomen** wurde der Einfluss von Doxorubicin allein bzw. kombiniert mit L-Carnitin auf die zirkumferenzielle Faserverkürzungsgeschwindigkeit (VCF_{max}: maximal velocity of circumferential fibre shortening at maximum left ventricular wall tension) mittels Echokardiografie als Parameter zur Bestimmung der kardialen Kontraktilität erfasst. Bei den Patienten, die nur mit Doxorubicin behandelt wurden, kam es zu einem signifikanten Abfall der systolischen VCF. Dagegen unterschieden sich selbst nach 6 therapeutischen Zyklen die systolischen VCF von Patienten, die mit Doxorubicin und L-Carnitin (3 × 1 g/d, p. o., und 1 g, i. v., vor Doxorubicin) therapiert wurden, nicht von denen, die weder Doxorubicin noch L-Carnitin erhalten hatten. Auch eine Zunahme der Kreatinkinaseaktivität nach Doxorubicingabe, die zur Einschätzung der akuten Toxizität bestimmt wird, konnte in Studien durch die adjuvante Gabe von L-Carnitin verhindert werden (Gröber 2007).

Anthrazykline: Koenzym Q_{10}

Koenzym Q_{10} (Ubichinol/-on) übernimmt im Organismus als essenzieller Bestandteil der mitochondrialen Atmungskette eine zentrale Aufgabe bei der zellulären Energie-(ATP-)Produktion. Dabei fungiert das Vitaminoid als Elektronentransporter im Rahmen der oxidativen Phosphorylierung. Koenzym Q_{10} stabilisiert die Zellmembranen und greift regulierend in die Funktion von

Ionenkanälen (z. B. von Kalzium) durch Beeinflussung der Membranfluidität und damit indirekt in die Zell-Zell-Kommunikation ein. Darüber hinaus schützt das lipophile Antioxidans zusammen mit Vitamin E die Phospholipide der Zellmembranen vor radikalinduzierten Schäden und wirkt der Lipidperoxidation (z. B. LDL-Cholesterin) entgegen. Organe und Gewebe mit hohem Energieumsatz wie das Myokard sind besonders reich an Koenzym Q_{10}.

Einige Tierversuche und Humanstudien zeigen eine protektive Wirkung von Koenzym Q_{10} auf die kardiotoxische Wirkung der Anthrazykline (Combs et al. 1997; Judy et al. 1984). In einer kontrollierten Studie an Kindern mit akuter **lymphoblastischer Leukämie** oder **Non-Hodgkin-Lymphom** führte die adjuvante Gabe von Koenzym Q_{10} zu einer signifikanten Reduktion der anthrazyklininduzierten Kardiotoxizität. Die Verlaufskontrolle der linksventrikulären Ejektionsfraktion (LVEF) mittels Echokardiografie zeigte bei den Kindern der Koenzym-Q_{10}-Gruppe (LVEF in %: $40{,}36 \pm 4{,}60$ zu $35{,}82 \pm 5{,}02$; $p < 0{,}05$) eine stabilere kontraktile Funktion des linken Ventrikels als in der Gruppe ohne Koenzym-Q_{10}-Supplementierung (LVEF in %: $39{,}89 \pm 4{,}37$ zu $33{,}43 \pm 3{,}46$; $p < 0{,}002$; Iarussi et al. 1994).

Anthrazykline: Selen

Eine Studie an Patienten mit aggressivem **B-Zell-Non-Hodgkin-Lymphom**, die eine auf Anthrazyklin basierende Chemotherapie, eine Radiotherapie oder beides bekamen, zeigt, dass der initiale Selenserumspiegel einen wichtigen prognostischen Faktor darstellt. Die Selenserumspiegel lagen zwischen 0,33 und 1,51 µmol/l bzw. 26 und 119 µg/l. Höhere Selenspiegel korrelierten signifikant mit einer höheren Dosisfreisetzung (AUC: Fläche unter der Blutspiegel-Zeit-Kurve), Responder-Rate, Remissionsdauer und einem höheren Gesamtüberleben beim aggressiven Non-Hodgkin-Lymphom. Die Supplementierung von Selen wird von den Autoren der Studie als mögliche neue Therapiestrategie angesehen (Last et al. 2004).

Literatur

Babu JR, Sundravel S, Arumugam G et al. Salubrious effect of vitamin C and vitamin E on tamoxifen-treated women in breast cancer with reference to plasma lipid and lipoprotein levels. Cancer Lett 2000; 151: 1 – 5

Block KI, Koch AC, Mead MN et al. Impact of antioxidant supplementation on chemotherapeutic efficacy: a systematic review of the evidence from randomized controlled trials. Cancer Treat Rev 2007; 33: 407 – 418

Block KI, Koch AC, Mead MN et al. Impact of antioxidant supplementation on chemotherapeutic toxicity: a systematic review of the evidence from randomized controlled trials. Int J Cancer 2008; 123: 1227 – 1239

Brooks JD, Metter EJ, Chan DW et al. Plasma selenium level before diagnosis and the risk of prostate cancer development. J Urol 2001; 166: 2034 – 2038

Brunton L, Parker K, Lazo J, Buxton I, Blumenthal D. Goodman & Gilman's the pharmacological basis of therapeutics. 10th ed. New York: McGraw-Hill; 2001

Büntzel J, Glatzel M, Micke O et al. Status of essential trace elements in untreated carcinomas of the head and neck. Laryngorhinootologie 2003; 82: 573 – 577

Büntzel J, Kisters K, Micke O, Mücke R, Hrsg. Zytoprotektion, Spurenelemente und Elektrolyte in der Tumortherapie. München: Dustri-Verlag Dr. Karl Feistle; 2004

Burney PG, Comstock GW, Morris JS. Serologic precursors of cancer: serum micronutrients and the subsequent risk of pancreatic cancer. Am J Clin Nutr 1989; 49: 895 – 900

Busea JM, García-Teijido P, Losa R et al. Treatment of ifosfamide encephalopathy with intravenous thiamin. Clin Cancer Res 2003; 9: 4636 – 4637

Cascinu S, Cordella L, Del Ferro E et al. Neuroprotective effect of reduced glutathione on cisplatin-based chemotherapy in advanced gastric cancer: a randomized double-blind placebo-controlled trial. J Clin Oncol 1995; 13: 26 – 32

Combs AB, Choe JY, Truong DH et al. Reduction by coenzyme Q10 of the acute toxicity of adriamycin in mice. Res Commun Chem Pathol Pharmacol 1997; 18: 565 – 568

Cruciani RA, Dvorkin E, Homel P et al. L-Carnitine supplementation in patients with advanced cancer and carnitine deficiency: a double blind, placebo-controlled study. J Pain Symptom Manage 2009; 37: 622 – 631

Cvitkovic E. Cumulative toxicities from cisplatin therapy and current cytoprotective measures. Cancer Treat Rev 1998; 24: 265 – 268

D'Andrea G. Use of antioxidants during chemotherapy and radiotherapy should be avoided. CA Cancer J Clin 2005; 55: 319 – 321

Drisko JA, Chapman J, Hunter VJ. The use of antioxidants with first-line chemotherapy in two cases of ovarian cancer. J Am Coll Nutr 2003; 22: 118 – 123

Expertenworkshop: Selen in Prävention und Therapie. Ärzte Zeitung 2008; 27: 1 – 5

Fain O, Mathieu E, Thomas M. Scurvy in patients with cancer. BMJ 1998; 316: 1661 – 1662

Gamelin L. Prevention of oxaliplatin-related neurotoxicity by calcium and magnesium infusions: a retrospective study of 161 patients receiving oxaliplatin combined with 5-fluorouracil and leucovorin for advanced colorectal cancer. Clin Cancer Res 2004; 10: 4055 – 4061

Goodwin J, Ennis M, Pritchard KI et al. Frequency of vitamin D (Vit D) deficiency at breast cancer (BC) diagnosis and association with risk of distant recurrence and death in prospective cohort study of T1 – 3, N0-1, M0 BC. J Clin Oncol 2008; 26 (Suppl.): 9 – 10

Grant WB. A meta-analysis of second cancers after diagnosis of nonmelanoma skin cancer: additional evidence that solar ultraviolet-B irradiance reduces the risk of internal cancers. J Steroid Biochem Mol Biol 2007; 103: 668 – 674

Gröber U. Mikronährstoffe: Beratungsempfehlungen für die Praxis. Stuttgart: Wissenschaftliche Verlagsgesellschaft; 2006

Gröber U. Arzneimittel und Mikronährstoffe. Medikationsorientierte Supplementierung. Stuttgart: Wissenschaftliche Verlagsgesellschaft; 2007

Gröber U. Micronutrients in complementary oncology. Med Monatsschr Pharm 2008; 31: 217 – 223

Gröber U. Antioxidants and other micronutrients in complementary oncology. Breast Care 2009 a; 4: 13 – 20

Gröber U. Micronutrients. Metabolic Tuning – Prevention – Therapy. Stuttgart: Medpharm; 2009 b

Gröber U. Mit Vitamin D_3 chronischen Erkrankungen vorbeugen. Dtsch Apoth Ztg 2009 c; 25: 62 – 69

Heuberger W, Berardi S, Jacky E et al. Increased urinary excretion of carnitine in patients treated with cisplatin. Eur J Clin Pharmacol 1998; 54: 503 – 508

Hu YJ, Chen Y, Zhang YQ et al. The protective role of selenium on the toxicity of cisplatin-contained chemotherapy regimen in cancer patients. Biol Trace Elem Res 1997; 56: 331 – 341

Iarussi D, Auricchio U, Agretto A et al. Protective effect of coenzyme Q 10 on anthracyclines cardiotoxicity: control study in children with acute lymphoblastic leukemia and non-Hodgkin lymphoma. Mol Aspects Med 1994; 15 (Suppl.): S 207 – S 212

Jaakkola K, Lähteenmäki P, Laakso J et al. Treatment with antioxidant and other nutrients in combination with chemotherapy and irridation in patients with small-cell lung cancer. Anticancer Res 1992; 12: 599 – 606

Judy WV, Hall JH, Dugan W et al. Coenzyme Q 10 Reduction of Adriamycin Cardiotoxicity. In: Folkers K, Yamamura Y, eds. Biomedical and Clinical Aspects of Coenzyme Q 10. Vol. 4. Amsterdam: Elsevier; 1984: 231 – 241

Kohli GS, Bhargava A, Goel H et al. Serum magnesium levels in patients with head and neck cancer. Magnesium 1989; 8: 77 – 86

Kondo K, Fujiwara M, Murase M et al. Severe acute metabolic acidosis and Wernicke's encephalopathy following chemotherapy with 5-fluorouracil and cisplatin: case report and review of the literature. Jpn J Clin Oncol 1996; 26: 234 – 236

Kumar B, Jha MN, Cole CW et al. D-α tocopheryl succinate (vitamin E) enhances radiation-induced chromosomal damage levels in human cancer cells but reduced it in normal cells. J Am Coll Nutr 2002; 21: 339 – 343

Kuo SH, Debnam JM, Fuller GN et al. Wernicke's encephalopathy: an underrecognized and reversible cause of confusional state in cancer patients. Oncology 2008; 76: 10 – 18

Lajer H, Kristensen M, Hansen HH et al. Magnesium and potassium homeostasis during cisplatin treatment. Cancer Chemother Pharmacol 2005; 55: 231 – 236

Last KW, Cornelius V, Delves T et al. Presentation serum selenium predicts for overall survival, dose delivery, and first treatment response in aggressive non-Hodgkin's lymphoma. J Clin Oncol 2004; 22: 3429

Lester JE, Dodwell D, Purohit OP et al. Prevention of anastrozole-induced bone loss with monthly oral ibandronate during adjuvant aromatase inhibitor therapy for breast cancer. Clin Cancer Res 2008; 14: 6336 – 6342

Lyons GH, Judson GJ, Stangoulis JC et al. Trends in selenium status of South Australians. Med J Aust 2004; 180: 383 – 386

Marcus SL, Petrylak DP, Dutcher JP et al. Hypovitaminosis C in patients treated with high-dose interleukin 2 and lymphokin-activated killer cells. Am J Clin Nutr 1991; 54 (6 Suppl.): S 1292 –S 1297

Marthaler NP, Visarius T, Küpfer A et al. Increased urinary losses of carnitine during ifosfamide chemotherapy. Cancer Chemother Pharmacol 1999; 44: 170 – 172

Mayland CR, Allen KR, Degg TJ et al. Micronutrient concentrations in patients with malignant disease: effect of the inflammatory response. Ann Clin Biochem 2004; 41: 138 – 141

Mayland CR, Bennett MI, Allan K. Vitamin C deficiency in cancer patients. Palliat Med. 2005; 19: 17 – 20

Moss RW. Should patients undergoing chemotherapy and radiotherapy be prescribed antioxidants? Integr Cancer Ther 2006; 5: 63 – 82

Nitenberg G, Raynard B. Nutritional support of the cancer patient: issues and dilemmas. Crit Rev Oncol Hematol 2000; 34(3): 137 – 168

Niyikiza C, Baker SD, Seitz DE et al. Homocysteine and methylmalonic acid: markers to predict and avoid toxicity from pemetrexed therapy. Mol Cancer Ther 2002; 1: 545 – 552

Ohe Y, Ichinose Y, Nakagawa K et al. Efficacy and safety of two doses of pemetrexed supplemented with folic acid and vitamin B12 in previously treated patients with non-small cell lung cancer. Clin Cancer Res 2008; 14: 4206 – 4212

Oyama T, Matsuno K, Kawamoto T et al. Efficiency of serum copper/zinc ratio for differential diagnosis of patients with and without lung cancer. Biol Trace Elem Res 1994; 42: 115 – 127

Oyama T, Kawamoto T, Matsuno K et al. A case-case study comparing the usefulness of serum trace elements (Cu, Zn and Se) and tumor markers (CEA, SCC and SLX) in non-small cell lung cancer patients. Anticancer Res 2003; 23: 605 – 612

Pace A, Savarese A, Picardo M et al. Neuroprotective effect of vitamin E supplementation in patients treated with cisplatin chemotherapy. J Clin Oncol 2003; 21: 927 – 931

Pathak AK, Singh N, Khanna N et al. Potentiation of the effect of paclitaxel and carboplatin by antioxidant mixture on human lung cancer h520 cells. J Am Coll Nutr 2002; 21: 416 – 421

Pisano C, Pratesi G, Laccabue D et al. Paclitaxel and cisplatin-induced neurotoxocity: a protective role of acetyl-L-carnitine. Clin Cancer Res 2003; 9: 5756 – 5767

Plant AS, Tisman G. Frequency of combined deficiencies of vitamin D and holotranscobalamin in cancer patients. Nutr Cancer 2006; 56: 143 – 148

Poo JL, Romero RR, Robles JA et al. Diagnostic value of the copper/zinc ratio in digestive cancer: a case control study. Arch Med Res 1997; 28: 259 – 263

Prasad KN, Kumar A, Kochupillai V et al. High doses of multiple antioxidant vitamins: essential ingredients in improving the efficacy of standard therapy. J Am Coll Nutr 1999; 18: 13 – 25

Premkumar VG, Yuvaraj S, Vijayasarathy K et al. Serum cytokine levels of interleukin-1β, -6, -8, tumour necrosis factor-α and vascular endothelial growth factor in breast cancer patients treated with tamoxifen and supplemented with co-enzyme Q(10), riboflavin and niacin. Basic Clin Pharmacol Toxicol 2007; 100: 387 – 391

Vogt TM, Ziegler RG, Graubard BI et al. Serum selenium and risk of prostate cancer in U.S. blacks and whites. Int J Cancer 2003; 103: 644 – 670

Wang-Gillam A, Miles DA, Hutchins LF. Evaluation of vitamin D deficiency in breast cancer patients on bisphosphonates. Oncologist 2008; 13: 821 – 827

Weinberg ED. Iron therapy and cancer. Kidney Int 1999; 55: 133 – 134

Woo TC, Choo R, Jamieson M et al. Pilot study: potential role of vitamin D (Cholecalciferol) in patients with PSA relapse after definitive therapy. Nutr Cancer 2005; 51: 32 – 36

Wright ME, Weinstein SJ, Lawson KA et al. Supplemental and dietary vitamin E intakes and risk of prostate cancer in a large prospective study. Cancer Epidemiol Biomarkers Prev 2007; 16: 1128 – 1135

6 L-Carnitin

Alfred Lohninger, Uwe Gröber und Peter Holzhauer

L-Carnitin ist eine körpereigene Substanz, die neben der verbreiteten Anwendung im leistungsorientierten Breitensport auch in der komplementären Onkologie von zahlreichen Therapeuten eingesetzt wird. Die internationale Literatur zum Thema L-Carnitin und Krebs ist kaum überschaubar. Es wurden zahlreiche präklinische und kleinere, meist nicht GCP-konforme, klinische Studien publiziert (GCP: good clinical practice).

Im Mittelpunkt stehen dabei – neben grundsätzlichen Fragen der Physiologie/Pathophysiologie, Bioverfügbarkeit und Toxizität – meist supportive Fragestellungen wie die Minderung der Neuro- (z. B. Paclitaxel) und Kardiotoxizität (z. B. Anthrazykline) und Minderung von Fatigue im Kontext antineoplastischer medikamentöser Therapien (z. B. Cisplatin, Ifosfamid).

6.1 Grundlagen

Unter ernährungsmedizinischen Aspekten wird L-Carnitin den vitaminähnlichen Substanzen, den sog. Vitaminoiden, zugeordnet. Bei Eukaryonten ist L-Carnitin von den Hefen bis zum Menschen ein integraler und essenzieller Faktor im Intermediärstoffwechsel. Trotz dieser ubiquitären Verbreitung wurde L-Carnitin erst im Jahre 1905 im Fleischextrakt entdeckt, woher auch sein Name rührt (lat. carnis: Fleisch).

Synthese und Bedarf

L-Carnitin ist eine körpereigene quartäre Ammoniumverbindung, die v. a. in der Leber und den Nieren aus den essenziellen Aminosäuren L-Lysin und L-Methionin (S-Adenosylmethionin) gebildet wird. Die genaue chemische Bezeichnung lautet R(–)-γ-Trimethylamino-β-hydroxybutyrat.

Für die endogene Synthese ist der menschliche Organismus auf eine adäquate Verfügbarkeit der Kofaktoren Eisen, Vitamin C, Pyridoxin und Niacin angewiesen. Die Skelettmuskulatur dient hauptsächlich als Speicherkompartiment, während die Syntheseleistung im Zytosol und der Mitochondrienmatrix von Leber- und Nierenzellen stattfindet.

Der tägliche **L-Carnitinbedarf** eines Erwachsenen wird auf 0,23 mg L-Carnitin/kg KG (50 – 300 mg/d) geschätzt. Davon werden nur etwa 10 % über die Eigensynthese gedeckt, der Rest muss exogen über die Nahrung zugeführt werden. Besonders reich an L-Carnitin ist Schaf-, Ziegen- und Lammfleisch. Pflanzliche Nahrungsmittel enthalten dagegen nur sehr geringe Mengen des Vitaminoids. Neu- und Frühgeborene, Schwangere und Stillende haben aufgrund ihres Stoffwechsels einen erhöhten Bedarf. Ein Erwachsener mit einem Körpergewicht von 70 kg verfügt über einen Gesamt-Carnitin-Pool von 15 – 20 g, wovon etwa 95 % in der Herz- und Skelettmuskulatur, 2 – 3 % in Leber und Nieren und nur 0,1 – 1 % in extrazellulären Flüssigkeiten lokalisiert sind.

Beim Menschen beträgt die tägliche **Carnitinaufnahme** etwa 0,16 – 2,4 mg/kg KG. Vegetarier nehmen in der Regel < 0,16 mg/kg KG mit der Nahrung auf. Bei einer Ernährung, die überwiegend aus Milchprodukten, etwas Hühnerfleisch und Fisch als Carnitinquellen besteht, werden täglich etwa 0,16 – 1,3 mg/kg KG aufgenommen, bei regelmäßigem Verzehr von rotem Fleisch hingegen etwa 1 – 2,4 mg Carnitin/kg KG.

Hinweis *Die L-Carnitinspiegel in den Geweben sind bis zu 200-fach höher als im Plasma. Da L-Carnitin seine essenziellen Funktionen im zellulären Stoffwechsel ausübt und die zellulären L-Carnitinkonzentrationen von der Funktion der Carrier-Proteine, in erster Linie von jener des OCTN2 abhängt, sind Rückschlüsse über die Carnitinverfügbarkeit aufgrund der Carnitinspiegel im Plasma häufig falsch.*

Mangel und erhöhter Bedarf

Besonders während der Schwangerschaft und bei katabolen Stoffwechsellagen, die bei zahlreichen chronischen, systemischen Erkrankungen auftreten, können durch vermehrte Ausscheidung von schlecht verwertbaren, sauren Stoffwechselzwischenprodukten sowie durch die vermehrte Mobilisierung und den Abbau von Muskelprotein die endogenen Carnitinspeicher entleert werden. Es ist auch belegt, dass mit zunehmendem Alter die Carnitinspiegel im Gewebe abnehmen, während jene im Blut unverändert bzw. häufig sogar höher sind. Das dürfte auch mit der verminderten Expression des wichtigsten Carnitintransportproteins OCTN2 im Alter zusammenhängen, die zu einem niedrigeren Gewebsspiegel bei höherem Plasmaspiegel führt.

Mangelerscheinungen sekundärer Art sind bei malignen Erkrankungen, Niereninsuffizienz, Morbus Alzheimer, Diabetes mellitus, kardiovaskulären Erkrankungen (z. B. Herzinsuffizienz) und bei längerer parenteraler Ernährung ohne entsprechende Supplementierung von L-Carnitin bekannt.

6.1.1 Wirkmechanismen

Evolutionsmäßig betrachtet zählen die carnitinabhängigen Stoffwechselwege neben der Glykolyse zu den ältesten. Im menschlichen Organismus übernimmt L-Carnitin eine zentrale Rolle im Rahmen der mitochondrialen Energiegewinnung aus dem oxidativen Abbau langkettiger Fettsäuren.

Die wichtigsten **physiologische Funktionen** von L-Carnitin sind:

- carnitinabhängiger Transport von Fettsäuren
- mitochondriale Entgiftung

- Regulierung der CoA-Verfügbarkeit (CoA: Koenzym A)
- Stimulierung der Expression von Schlüsselenzymen des Fettstoffwechsels auf der Transkriptionsebene

Carnitinabhängiger Transport von Fettsäuren durch die Mitochondrienmembran

Die innere Mitochondrienmembran ist für Stoffwechselzwischenprodukte nicht permeabel, so auch für aktivierte langkettige Fettsäuren (LC-Acyl-CoA). Die wesentliche Funktion von L-Carnitin ist die eines Carriers von langkettigen Fettsäuren durch die innere Mitochondrienmembran, die dort in der Matrix der energiegewinnenden β-Oxidation zugeführt werden (**Abb. 6.1**). An diesem Fettsäuretransport sind drei Enzyme beteiligt. Zunächst werden aktivierte Fettsäuren (Acyl-CoA) unter katalytischer Mitwirkung der Carnitin-Palmitoyl-Transferase 1 in Acylcarnitinverbindungen umgeestert, die dann mithilfe der Carnitin-Acylcarnitin-Translokase die innere Mitochondrienmembran passieren können. An der Innenseite der inneren Mitochondrienmembran erfolgt die durch Carnitin-Palmitoyl-Transferase 2 katalysierte Rückreaktion der verschiedenen Acylcarnitine in die korrespondierenden Acyl-CoA-Ester. Als solche werden die Fettsäuren über β-Oxidation, Citratzyklus und Atmungskette für die Energieproduktion verwendet, die in Form von ATP in den Zellen gespeichert werden kann (oxidative Phosphorylierung). Um einem Glukosemangel vorzubeugen wird bei längerem Fasten oder anderen katabolen Stoffwechsellagen in der Leber ein

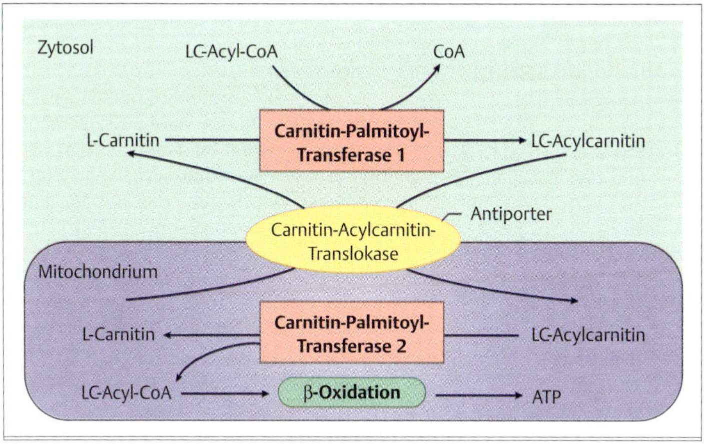

Abb. 6.1 Carnitinabhängiger Transport von langkettigen Fettsäuren (LC) durch die Mitochondrienmembran (Gröber 2006).

Großteil des bei der β-Oxidation entstehenden Acetyl-CoA in die Ketonkörper Acetacetat und β-Hydroxybutyrat metabolisiert. Nach der Adaptierung des Stoffwechsels können Ketonkörper im Gehirn und in peripheren Geweben praktisch als Glukoseersatz für die Energiegewinnung verwendet werden.

Entgiftung und Abpufferung des mitochondrialen CoA-Pools

L-Carnitin und sein kurzkettiger Ester Acetyl-L-Carnitin weisen aufgrund ihrer zentralen Stellung im Intermediärstoffwechsel (s. u.) wichtige protektive Funktionen gegen metabolische Störungen der Zelle auf. Bei einer unzureichenden Versorgung mit L-Carnitin können kurz- und langkettige Fettsäuren als Acyl- bzw. LC-Acyl-CoA-Ester in den Mitochondrien akkumulieren. Dadurch wird die Insulinwirkung, die Aktivität mitochondrialer Enzyme wie z. B. die der Citratsynthase und der Pyruvatdehydrogenase (PDH) gehemmt und der zelluläre Energiestoffwechsel beeinträchtigt.

L-Carnitin wirkt einer Akkumulation toxischer Metaboliten in der Zelle entgegen, indem es die Ausschleusung dieser in Form von kurz-, mittel- und langkettigen Carnitinestern stimuliert. Diese „Entgiftungsfunktion" spielt auch bei der Ausscheidung von einigen Medikamenten wie z. B. Valproinsäure und Pivalinsäure eine Rolle. Neben der antineuropathischen Wirkung besitzt L-Carnitin ausgeprägte endothelprotektive und antioxidative Eigenschaften.

Die Carnitin-Acylcarnitin-Translokase reguliert zusammen mit der Carnitinacetyltransferase die mitochondriale Entgiftung toxischer Acylgruppen sowie die Verfügbarkeit von freiem CoA. L-Carnitin dient somit als Puffersubstanz für CoA. Damit wird freies CoA (für zahlreiche andere Reaktionen) aus überflüssigen, nicht benötigten Acyl-CoA-Estern „regeneriert".

Kohlenhydratstoffwechsel, Zelldifferenzierung, Apoptose und Genregulierung

Acetyl-CoA ist neben NADH der physiologische Inhibitor des PDH-Komplexes, über den Pyruvat in den Citratzyklus eingeschleust wird. In der mitochondrialen Matrix vermindert das carnitinabhängige Enzym Carnitinacetyltransferase die Acetyl-CoA-Spiegel durch Umesterung der Acetatgruppen zu den korrespondierenden Carnitinestern (Acetyl-L-Carnitin). Da die Acetyl-L-Carnitinester keine hemmende Wirkung auf den PDH-Komplex haben, kommt es zu einer Stimulierung des PDH-Komplexes und damit auch der Oxidation zellulärer Glukose (Glukoseutilisation).

Neben der Regulation der mitochondrialen Fettsäureoxidation übt L-Carnitin eine Reihe weiterer essenzieller Funktionen im Zellstoffwechsel aus, die meist weniger beachtet werden. Carnitin und Carnitinacyltransferasen beeinflussen die

- Verfügbarkeit von Fettsäuren und/oder Acyl-CoA-Estern,
- Differenzierung und Apoptose von Zellen,

- Adipogenese,
- Glykolyse und
- Glukoneogenese.

Eine steigende Anzahl von Untersuchungen belegt eine Regulation zahlreicher Gene auf der Transkriptionsebene durch diese Metaboliten.

Immunsystem

L-Carnitin steigert die Lymphozytenproliferation, die Phagozytoseaktivität der Granulozyten und Monozyten sowie die Aktivität der NK-Zellen. Der **Immunstatus** wird durch L-Carnitin, insbesondere bei geschwächtem Immunsystem (z. B. Infektionskrankheiten, Krebs), verbessert.

6.1.2 Diagnostik

Der normale Serumspiegel an freiem Carnitin liegt bei 30 – 75 µmol/l (Referenzbereich).

Neben der labordiagnostischen Erfassung des Carnitinserumspiegels sollte zusätzlich das Verhältnis von Acylcarnitin zu freiem Carnitin bestimmt werden. Eine Carnitinbestimmung im Serum erlaubt jedoch keinen Rückschluss auf den zellulären Carnitinstatus.

Weitere Parameter zur Bestimmung des individuellen L-Carnitinstatus:

- Verhältnis von Acylcarnitin zu freiem Carnitin im Serum
- renale Acylcarnitin-Clearance
- Aktivität und Transkriptionsrate der Carnitinacyltransferasen (z. B. Carnitin-Palmitoyl-Transferase 1, Carnitinacetyltransferase).

6.1.3 Einsatzbereiche

Ein Mangel an L-Carnitin wird bei zahlreichen chronischen Erkrankungen und v. a. auch bei Tumorerkrankungen beschrieben. Studien zufolge weisen bis zu 80 % der Patienten mit fortgeschrittenen Krebserkrankungen einen generellen L-Carnitinmangel auf, der vom Organismus nicht ausgeglichen werden kann, wie das bei chirurgischen Patienten der Fall ist (Cruciani et al. 2004).

Ein Zusammenhang eines in vielen kleineren Studien nachgewiesenen Carnitinmangels mit Symptomen wie Fatigue, Malnutrition und Depression ist wahrscheinlich. In einigen Studien konnte durch die adjuvante Carnitinbehandlung der Gewichtsverlust bei Krebspatienten signifikant verringert werden (Lohninger et al., Publikation in Vorbereitung).

Die Verbesserung der körperlichen und mentalen Verfassung bei Krebspatienten ist u. a. auf die verbesserte zelluläre Energiebilanz im Rahmen der Optimierung der mitochondrialen Fettverbrennung, aber auch durch einen günstigen Einfluss von L-Carnitin auf die Glukoseutilisation und den Zytokinstoffwechsel zurückzuführen.

Die bisher bekannten **Gründe für einen L-Carnitinmangel** bei Krebskranken sind vielfältig:

- nutritiver Mangel bei Mangelernährung (z. B. Mangel an L-Methionin, Eisen)
- Interaktion von Zytostatika (z. B. Anthrazyklinen) mit dem Carnitintransporter OCTN2 (Transport von Carnitin in die Zelle)
- Störung der L-Carnitinbiosynthese durch Anthrazykline
- Steigerung der renalen Carnitinexkretion durch Cisplatin
- Bildung von unphysiologischen Carnitinestern und erhöhte renale Ausscheidung durch Ifosfamid

L-Carnitin zeigt stabilisierende Effekte auf die Biomembranen von Erythrozyten und Zellorganellen (Mitochondrien). Darüber hinaus wurde in einer jüngeren Publikation ein proapoptotischer Effekt auf Tumorzellen beschrieben (Wenzel 2005). Der zugrunde liegende Mechanismus scheint in einer Verbesserung der β-Oxidation innerhalb der Tumorzelle zu bestehen.

Die carnitinabhängige β-Oxidation von Tumorzellen ist im Vergleich zur normalen Zelle deutlich eingeschränkt. Durch die vermehrte Fettverbrennung entsteht eine für die Tumorzelle extreme Exposition mit Sauerstoffradikalen, die zur Apotose führen kann. Ähnliche proapoptotische Effekte sind für weitere Vitaminoide wie z. B. die α-Liponsäure beschrieben.

6.1.4 Mögliche Einschränkungen

Nebenwirkungen

Bei therapeutisch üblichen Dosierungen von 1 – 3 g L-Carnitin (Levocarnitin) können gelegentlich gastrointestinale Unverträglichkeiten (Übelkeit, Durchfall) auftreten. In sehr seltenen Fällen sind nach oraler oder intravenöser Gabe von L-Carnitin Konvulsionen beobachtet worden. Bei Patienten mit vorbestehender Krampfneigung wurde über eine Frequenz- und Intensitätssteigerung berichtet. In sehr seltenen Fällen kann nach längerer Anwendung und hoher Dosis ein fischähnlicher Körpergeruch auftreten.

Cave *Es sollte immer nur die L-Form, nie das Racemat oder die reine D-Form des Carnitins verwendet werden. Bei Hämodialysepatienten führte das Razemat zu myastheniaähnlichen Symptomen. Es wird angenommen, dass die D-Form die zelluläre Aufnahme des natürlichen L-Carnitins hemmt und dadurch zu einem Carnitinmangel in der Herz- und Skelettmuskulatur führt.*

6.2 Praktische Anwendung

Für den Einsatz von L-Carnitin im onkologischen Nebenwirkungsmanagement (z. B. Zytoprotektion) sprechen die gute Verträglichkeit, die immunstabilisierende und potenzielle zytoprotektive Wirkung unter zytostatischer Therapie sowie die fehlende Beeinträchtigung des erwünschten zytotoxischen Effekts der antineoplastischen Therapie.

6.2.1 Allgemeine Richtlinien

Darreichungsformen

Für die orale Supplementierung sollte L-Carnitin oder L-Carnitintartrat eingesetzt werden. Die Gabe als L-Carnitinhydrochlorid kann aufgrund der hohen Hygroskopizität Magen- und Darmprobleme verursachen. Es wird heute praktisch nicht mehr verwendet.

Acetyl-L-Carnitin besitzt die gleichen Eigenschaften wie L-Carnitin, scheint nach der aktuellen Datenlage aber in der Therapie neurologischer Störungen und Neuropathien wirksamer zu sein. Möglicherweise ist bei Acetyl-L-Carnitin durch die Acetylierung die enterale Resorptionsquote höher und die Penetration durch die Blut-Hirn-Schranke effektiver. Acetyl-L-Carnitin wirkt antioxidativ, neuroprotektiv und membranstabilisierend. Der neuronale Energiestoffwechsel wird durch Acetyl-L-Carnitin verbessert. Aufgrund der strukturellen Ähnlichkeit mit Acetylcholin wird auch eine cholinomimetische Wirkung des L-Carnitins (Carnitincarboxylester) diskutiert.

Der kardioprotektive Effekt von **Propionyl-L-Carnitin** ist aufgrund der intrazellulären Umwandlung zu Succinyl-CoA und konsekutiven Stimulierung des Citratzyklus gegenüber L-Carnitin und Acetyl-L-Carnitin stärker ausgeprägt.

Dosierung

Je nach Krankheitsbild und Schwere der Erkrankung wird L-Carnitin in Dosierungen zwischen 1 und 6 g/d angewendet. Die tägliche therapeutische Dosis für Erwachsene und Kinder liegt bei etwa 25 – 100 mg/kg KG.

In **Tab. 6.1** sind die gängigen Dosierungen und Applikationen von L-Carnitin zum onkologischen Nebenwirkungsmanagement anhand verschiedener Indikationen als Übersicht dargestellt.

Hinweis *L-Carnitininfusionen sollten langsam appliziert werden. Die L-Carnitininfusion oder orale Gabe sollte unbedingt* ***vor*** *Anthrazyklinapplikation erfolgen.*

Tab. 6.1 Onkologisches Nebenwirkungsmanagement mit L-Carnitin (Gröber 2009 b).

	Indikation	Dosierung/Applikation
Platinverbindungen	Prävention von durch Cisplatin und anderen Platinverbindungen (z. B. Oxaliplatin) induzierten Störungen des Carnitinhaushalts	oral: 2 – 4 g L-Carnitin/d, p. o., Beginn: 3 – 4 d vor der Chemotherapie intravenös: 1 – 2 g L-Carnitin als Kurzinfusion in 100 – 250 ml 0,9 %iger NaCl-Lösung (1 h vor Platinapplikation)
	Neuropathien durch Platinverbindungen	oral: 2 – 4 g L-Carnitin/d, p. o. intravenös: 2 g L-Carnitin als Kurzinfusion in 250 ml 0,9 %iger NaCl-Lösung (z. B. 2 – 3 ×/Woche)
Ifosfamid	Prävention ifosfamidinduzierter Störungen des Carnitinhaushalts	oral: 2 – 4 g L-Carnitin/d, p. o. intravenös: 1 – 2 g L-Carnitin als Kurzinfusion in 100 – 250 ml 0,9 %iger NaCl-Lösung (1 h vor Ifosfamidapplikation)
Anthrazykline	Verringerung der anthrazyklininduzierten Kardiotoxizität/Kardiomyopathie	oral: 2 – 4 g L-Carnitin/d, p. o., Beginn: 3 – 4 d vor der Chemotherapie intravenös: 2 g L-Carnitin als Kurzinfusion in 250 ml 0,9 % NaCl (1 h vor Anthrazyklinapplikation)
Fatigue, Tumoranämie	adjuvante Therapie des tumorassoziierten Fatigue-Syndroms	oral: 2 – 4 g L-Carnitin/d, p. o. parenteral: 2 g L-Carnitin als Kurzinfusion in 250 ml 0,9 %iger NaCl-Lösung (z. B. 2 – 3 ×/Woche)

6.2.2 Therapiemaßnahmen

Carnitindepletion durch Cisplatin und Ifosfamid

Cisplatin wirkt nephrotoxisch, hemmt die renale Rückresorption von L-Carnitin und kann die Carnitinexkretion mit dem Urin bei Tumorpatienten um den Faktor 10 steigern.

Auch Ifosfamid führt zu erheblichen renalen Carnitinverlusten. Der Stoffwechselmetabolit Chloracetaldehyd des Ifosfamids kann zur entsprechenden Säure oxidiert werden und freies CoA binden. Dadurch wird der CoA-Pool in den Mitochondrien gestört und energieliefernde CoA-abhängige Stoffwechselwege blockiert. L-Carnitin übernimmt die Chloroacetylgruppe vom CoA und transportiert sie aus den Mitochondrien und der Zelle hinaus. Da Chloroacetylcarnitin in den Nieren schlechter rückresorbiert wird als freies Carntin, kommt es zu einer erhöhten Carnitinausscheidung und in weiterer Folge zu einem sekundären Carnitinmangel.

Folgen des cisplatin- und ifosfamidinduzierten Carnitinmangels:

- Carnitindepletion (sekundäres Carnitindefizit im Blut und Gewebe)
- Abfall der Carnitinplasmaspiegel (< 30 µmol/l)
- Beeinträchtigung der Aktivität der Carnitin-Palmitoyl-Transferase 1 und des zellulären Carnitintransporters OCTN2
- Störung der mitochondrialen ATP-Produktion (Energiedefizit)
- erhöhte mitochondriale Toxizität von Cisplatin und Ifosfamid
- erhöhtes Risiko für Fatigue sowie für cisplatin- und ifosfamidinduzierte neuro- und kardiotoxische Nebenwirkungen

Hinweis *Die Supplementierung von L-Carnitin (z. B. 1 g L-Carnitin in 100 ml 0,9% NaCl, i. v.) vor einer Chemotherapie mit Cisplatin oder Ifosfamid wirkt einem sekundären Carnitindefizit entgegen und kann das Ausmaß einer chemotherapieinduzierten peripheren Neuropathie (neben Cisplatin und Oxaliplatin auch Paclitaxel) signifikant reduzieren (Ghirardi et al. 2005; Pisano et al. 2003). Bei der Auslösung des zytoprotektiven Effekts auf die Zellen des peripheren und zentralen Nervensystems wirkt L-Carnitin als Kofaktor des Nervenwachstumsfaktors (NGF; De Grandis 2007).*

Anthrazykline und L-Carnitin

Die **kardioprotektive Wirkung** von L-Carnitin ist schon lange bekannt. Die kardiotoxischen Nebenwirkungen von Anthrazyklinen beruhen u. a. auf einer vermehrten Bildung von Ceramiden durch eine verstärkte Sphingomyelinhydrolyse. Eine L-Carnitinvorbehandlung verhindert den durch Anthrazykline induzierten Anstieg der maximalen enzymatischen Reaktionsgeschwindigkeit (V_{max}) der Sphingomyelinase, ohne deren basale Aktivität zu beeinflussen (Waldner et al. 2006). Die heute in zahlreichen Protokollen in unterschiedlichen Dosierungen eingesetzten Anthrazykline wie Doxorubicin, Epirubicin, Mitoxantron, Daunorubicin und Idarubicin weisen ein in dieser Reihenfolge absteigendes kardiotoxisches Potenzial auf, als dessen pathologisches Korrelat die toxische Kardiomyopathie anzusehen ist. Man unterscheidet eine dosisunabhängige Frühform von einer dosisabhängigen Spätform, die mit einem Risiko von 4 – 8% ab einer kumulativen Schwellendosis von 550 mg/m^2 für Doxorubicin beschrieben wird (De Grandis 2007).

Als weitere Risikofaktoren werden Kombinationsbehandlungen mit 5-FU, Mitomycin C und molekularer Therapie mit dem Antikörper Trastuzumab sowie eine mediastinale Bestrahlung angesehen (De Grandis 2007). Die dosisunabhängige Frühform manifestiert sich klinisch meist durch Herzrhythmusstörungen, ST-Streckensenkungen und subklinischen Veränderungen von Funktionsparametern im Ultraschall (Pisano et al. 2003). Auch die dosisabhängige Spätform zeigt im Vorfeld einer klinisch manifesten toxisch-dilatativen

Herzinsuffizienz häufig subklinische Veränderungen im Sinne einer eingeschränkten Ejektionsfraktion (Ghirardi et al. 2005).

Brady u. Brady zeigten 1987 erstmals, dass durch Adriamycin wesentliche Schlüsselenzyme des Fettsäuremetabolismus in ihrer Funktion eingeschränkt werden. Adriamycin reduzierte die Bildung von Acyl-CoA durch die Inhibition der Acyl-CoA-Synthase um 60%. Darüber hinaus beschrieben die Autoren eine Hemmung der Carnitin-Palmitoyl-Transferase 1. Diese Störung resultiert in einer verminderten Passage von Fettsäuren durch die innere Mitochondrienmembran.

Langkettige Fettsäuren sind das Hauptsubstrat für die aerobe Energieproduktion im adulten Herzen, und die Hemmung der Oxidation steht häufig in Zusammenhang mit Kardiomyopathie und kongestivem Herzversagen.

Auch Abdel-aleem et al. (1997) konnten im Zellkulturversuch zeigen, dass die durch Adriamycin induzierte Inhibition der β-Oxidation durch die Gabe von L-Carnitin reversibel ist. Der Mechanismus der pathologischen Störung wurde mit einer Hemmung des Enzyms Carnitin-Palmitoyl-Transferase 1 beschrieben. Die gleiche Arbeitsgruppe konnte außerdem nachweisen, dass neben der Hemmung von Schlüsselenzymen wie der Carnitin-Palmitoyl-Transferase 1 als weitere wesentliche mitochondriale Störung die Interaktion von Adriamycin mit Cardiolipin, einem Strukturphospholipid der inneren Mitochondrienmembran, verantwortlich ist (Sayed-Ahmed et al. 2001). Die Zugabe von L-Carnitin führte zu einer **Membranprotektion** durch Hemmung dieser Interaktion.

Eine weitere Arbeit von Sayed-Ahmed et al. (1999) belegt, dass durch Adriamycin eine 70%ige Reduktion der Fettsäureoxidation in Kardiozyten verursacht wird. L-Carnitin allein führte zu einer 37%igen **Steigerung der Fettsäureoxidation** und konnte die 70%ige Reduktion durch Adriamyin fast (88%) aufheben. Als wichtige Nebenbeobachtung konnte gezeigt werden, dass die Gabe von L-Carnitin keinen Einfluss auf die antineoplastische Wirkung von Adriamycin auf ein Ehrlich-Karzinom-Tumormodell hatte.

Auch eine aktuellere Publikation von Delaney et al. aus dem Jahr 2007 belegt, dass es zu keiner Einschränkung des zytotoxischen Effekts unter Carnitinsupplementierung und laufender Exposition von Brustkrebszellinien mit Epirubicin kommt.

Brown et al. (2002) demonstrierten simultane Effekte von Anthrazyklinen auf die Genexpression in Herz und Blutzellen, wobei die Häm-Oxygenase 1 am sensitivsten reagierte. Bei einer Reihe von Genen wurde eine „Downregulation“ gefunden, so auch beim OCTN2.

Literatur

Abdel-aleem S, el-Merzabani MM, Sayed-Ahmed M et al. Acute and chronic effects of adriamycin on fatty acid oxidation in isolated cardiac myocytes. J Mol Cell Cardiol 1997; 29: 789 – 797

Arrigoni-Martelli E, Caso V. Carnitine protects mitochondria and removes toxic acyls from xenobiotics. Drug Exp Clin Res 2001; 27: 27 – 49

Battelli D, Bellei M, Arrigoni-Martelli E et al. Interaction of Carnitine with mitochondrial cardiolipin. Biochim Biophys Acta 1992; 1117: 33 – 36

Brady LJ, Brady PS. Hepatic and cardiac palmitoyltransferase activity. Effects of adriamycin and galactosamin. Biochem Pharmacol 1987; 36: 3419 – 3423

Brown HR, Ni H, Benavides G et al. Correlation of simultaneous differential gene expression in the blood and heart with known mechanisms of adriamycin-induced cardiomyopathy in the rat. Toxicol Pathol 2002; 30: 452 – 469

Cruciani RA, Dvorkin E, Homel P et al. L-carnitine supplementation for the treatment of fatigue and depressed mood in cancer patients with carnitine deficiency: a preliminary analysis. Ann N Y Acad Sci 2004; 1033: 168 – 176

De Grandis D. Acetyl-L-carnitine for the treatment of chemotherapy-induced peripheral neuropathy: a short review. CNS Drugs 2007; 21 (Suppl. 1): 39 – 43

Delaney CE, Hopkins SP, Addison CL. Supplementation with L-carnitine does not reduce the efficacy of epirubicin treatment in breast cancer cells. Cancer Lett 2007; 252: 195 – 207

Eibl L, Hrstkova H, Chaloupka V. The late consequences of anthracycline treatment on left ventricular function after treatment for childhood cancer. Eur J Pediatr 2003; 162: 690 – 696

Ghirardi O, Lo Giudice P, Pisano C et al. Acetyl-L-carnitine prevents and reverts experimental chronic neurotoxicity induced by oxaliplatin, without altering its antitumor properties. Anticancer Res 2005; 25: 2681 – 2687

Gröber U. Mikronährstoffe: Beratungsempfehlungen für die Praxis. 2. Aufl. Stuttgart: Wissenschaftliche Verlagsgesellschaft; 2006

Gröber U. Micronutrients. Metabolic Tuning – Prevention – Therapy. Stuttgart: Medpharm; 2009

Gröber U. Zytostatika und L-Carnitin. Dtsch Apoth Ztg 2009 b; 149: 55 – 57

Pisano C, Pratesi G, Laccabue D et al. Paclitaxel and Cisplatin-induced neurotoxicity: a protective role of acetyl-L-carnitine. Clin Cancer Res 2003; 9: 5756 – 5767

Rebouche CJ. Kinetics, pharmacokinetics, and regulation of L-carnitine and acetyl-L-carnitine metabolism. Ann N Y Acad Sci 2004; 1033: 30 – 41

Sayed-Ahmed MM, Shaarawy S, Shouman SA et al. Reversal of doxorubicin-induced cardiac metabolic damage by carnitine. Pharmacol Res 1999; 39: 289 – 295

Sayed-Ahmed MM, Salman TM, Gaballah HE et al. Propionyl-L-carnitine as protector against adriamycin-induced cardiomyopathy. Pharmacol Res 2001; 43: 513 – 520

Waldner R, Laschan C, Lohninger A et al. Effects of doxorubicin-containing chemotherapy and a combination with L-carnitine on oxidative metabolism in patients with non-Hodgkin lymphoma. J Cancer Res Clin Oncol 2006; 132: 121 – 128

Wenzel U. Increased carnitine-dependent fatty acid uptake into mitochondria of human colon cancer cells induces apoptosis. J Nutr 2005; 135: 1510 – 1514

7 L-Glutathion und L-Cystein

Uwe Gröber

Durch ihre antioxidative, immunregulative und detoxifizierende Wirkung sind die Aminosäuren L-Glutathion und L-Cystein (N-Acetylcystein) geeignet zum Nebenwirkungsmanagement kachektischer, proinflammatorischer sowie neurotoxischer Symptome und können therapiebegleitend zur onkologischen Standardtherapie eingesetzt werden.

7.1 Grundlagen

Das Tripeptid **L-Glutathion** (L-γ-Glutamyl-Cystein-Glycin) ist quantitativ das bedeutendste intrazelluläre Thiol. Die endogene L-Glutathionbiosynthese hängt maßgeblich von der Verfügbarkeit der nicht essenziellen Aminosäure L-Cystein ab. Eine mangelnde Verfügbarkeit an **L-Cystein** ist daher immer mit einer Glutathioninsuffizienz assoziiert.

Physiologische Bedeutung

L-Cystein ist eine schwefelhaltige Aminosäure, die im Organismus aus L-Methionin gebildet werden kann. Die Sulfhydrylgruppe (SH-Gruppe) des Cysteins bildet das reaktive Zentrum einiger Enzymsysteme (selenocysteinabhängige Proteine, z. B. L-Glutathionperoxidase). Sein Disulfid Cystin ist für die Ausbildung und Stabilisierung von Tertiärstrukturen der Proteine von Bedeutung. Cystein wird durch Transaminierung zu Pyruvat oder Desulfurierung zu Sulfat abgebaut. Eine proteinreiche Kost mit hohem Cystein- und Methioninanteil führt zu einer Ansäuerung des Urins, da beim Cysteinabbau zu Sulfat Protonen freigesetzt werden.

L-Cystein oxidiert leicht zu Cystin. Therapeutisch wird daher in der Regel die acetylierte und chemisch stabilere Form des L-Cysteins, das **N-Acetylcystein** (NAC), eingesetzt. Nach oraler oder intravenöser Applikation wird das Prodrug NAC deacetyliert und das daraus entstehende L-Cyst(e)in zu Glutathion metabolisiert. L-Cystein und L-Glutathion weisen aufgrund ihrer SH-Gruppe ausgeprägte antioxidative, detoxifizierende und immunologische Eigenschaften auf. Neben L-Cystein steigern auch L-Glutamin, L-Methionin und α-Liponsäure die L-Glutathionbiosynthese.

L-Glutathion und L-Cystein sind für den Organismus von elementarer Bedeutung und an einer Vielzahl biologischer Stoffwechselprozesse beteiligt.

L-Cystein und L-Glutathion – Wichtige Funktionen im Überblick (Gröber 2006)

- ***L-Cystein:*** *geschwindigkeitsbestimmendes Substrat für die L-Glutathionbiosynthese*
- ***L-Glutathion*** *(wichtigstes intrazelluläres Antioxidans): antioxidative, detoxifizierende, zellschützende Wirkung, Prostaglandin-, Leukotrienstoffwechsel, Regulierung von Zellzyklus und Thermotoleranz, endogener Cysteinspeicher, Genexpression*
- ***Immunkompetenz:*** *Regulation des Lymphozytenstoffwechsels, Aktivität der CD 4/T-Helfer- und NK-Zellen, T-Zell-Proliferation*
- ***Körperzellmasse:*** *antikatabole Wirkung, Regulierung der Muskelproteinbilanz (Erhöhung des Glutamin-/L-Glutathionstatus)*
- ***Endothelschutz:*** *Erhöhung der Bioverfügbarkeit von Stickstoffmonoxid*
- ***Leberzellschutz:*** *Detoxifikation freier Radikale, Arzneimittel (z. B. Paracetamol), Aflatoxine, Schwermetalle (z. B. Quecksilber)*
- ***Proteinbiosynthese:*** *Bildung und Aufrecherhaltung von Tertiärstrukturen in Proteinen (Cystin: Dimer des Cysteins)*
- ***Enzymfunktionen*** *(SH-Gruppe des Cysteins im aktiven katalytischen Zentrum): Elektronenübertragungsreaktionen (Eisen-Schwefel-Zentren in Proteinen)*
- ***Fettsäuresynthese***
- ***Taurinbiosynthese***
- ***Wachstum von Haut und Haaren*** *(Cystin)*

7.1.1 Wirkmechanismen

Regulation des antioxidativen und prooxidativen Gleichgewichts

L-Glutathion und die von diesem abhängigen Enzymsysteme (L-Glutathionperoxidase, -tranferase, Glutathiondisulfidreduktase) sind essenziell für die Aufrechterhaltung des intrazellulären Redoxgleichgewichts. **L-Glutathion** schützt Zellen, Lipide, Proteine und Nukleinsäuren vor der oxidativen Schädigung durch reaktive Sauerstoffverbindungen. Beim Abbau freier Sauerstoffradikale geht die reduzierte Thiolform in die oxidierte Form, das **Glutathiondisulfid**, über. Eine gesunde Zelle enthält etwa 500-mal mehr reduziertes L-Glutathion als Glutathiondisulfid. Glutathiondisulfid ist zytotoxisch und muss mithilfe der riboflavinabhängigen Glutathiondisulfidreduktase wieder zu L-Glutathion reduziert werden. Oxidativer Stress, Toxine sowie normale Alterungsprozesse können den Glutathiondisulfidspiegel zum Teil auf toxische Werte ansteigen lassen.

L-Glutathion liegt in den **Erythrozyten** in besonders hoher Konzentration vor. Hier wird das Tripeptid durch zwei ATP-abhängige Reaktionen aus Cystein, Glutamat und Glycin gebildet. L-Glutathion schützt die SH-Gruppen erythrozytärer Enzyme (z. B. Glukose-6-Phosphat-Dehydrogenase [G6PD], Hexokinase) und das Hämoglobin vor der Oxidation durch Peroxide und verhindert dadurch die Entwicklung hämolytischer Anämien. Auch oxidiertes Vitamin C und Vitamin E werden im Rahmen des Redoxrecyclings durch L-Glutathion regeneriert und wieder antioxidativ wirksam.

Darüber hinaus stehen die Synthese und die Reduktion von L-Glutathion in engem Zusammenhang mit dem **Vitamin-C-Status**. Eine unzureichende Versorgung mit Vitamin C führt zu einer Abnahme des Gesamt-L-Glutathion sowie des Verhältnisses von reduziertem zu oxidiertem L-Glutathion. Diese Störung ist durch Supplementierung von Vitamin C reversibel (s. Kap. 9.1, S. 94).

Immunsystem und Cystein-Glutathion-Mangelsyndrom (CG-Mangelsyndrom)

Cystein und Glutathion sind essenziell für die Immunfunktion, die Regulation der Stickstoffbilanz und den Erhalt immunkompetenter Körperzellmasse. In vergleichenden Untersuchungen des Deutschen Krebsforschungszentrums konnten an Patienten mit chronisch-entzündlichen Darmerkrankungen, HIV-Infektion, Lungenkrebs und Sepsis gemeinsame biochemische und immunologische Anomalien im Cystein- und Glutathionstoffwechsel nachgewiesen werden (**Tab. 7.1**).

Der massive Abfall der Cysteinplasmaspiegel mündet in einer biochemischen Fehlregulation: Stickstoff wird im Rahmen des Harnstoffzyklus vermehrt in Harnstoff umgewandelt und über die Nieren ausgeschieden. Die resultierende negative Stickstoffbilanz ist mit einem **Verlust immunkompetenter Muskelzellmasse** (Muskelschwund) verbunden. Die muskuläre L-Glutathiondepletion korreliert mit dem Absinken der intrazellulären Glutamatkonzentration und

Tab. 7.1 CG-Mangelsyndrom (nach Dröge 1998).

	Cyst(e)in	Glutamin	Glutamat	Harnstoffproduktion	NK-Zell-Funktion
HIV-Infektion	↓↓	↓↓	↑	k.A.	↓↓
Trauma, Sepsis	↓↓	↓↓	↑	↑↑	↓↓
Morbus Crohn, Colitis ulcerosa	↓↓	↓↓	(↑)	↑↑	↓↓
Lungenkrebs	↓↓	↓↓	↑	↑↑	↓↓
exzessive körperliche Belastung	k.A.	↓	↑	↑	↓↓
chronisches Fatigue-Syndrom	↓↓	↓↓	k.A.	k.A.	↓↓

↑ = erhöht, ↓ = erniedrigt, k.A. = keine Angabe

dem Anstieg der Glutamatplasmaspiegel. Erhöhte Glutamatplasmaspiegel hemmen kompetitiv die Cysteinaufnahme durch Makrophagen und NK-Zellen.

Regulation der Stickstoffbilanz

Protonengenerierende und -konsumierende Stoffwechselprozesse beeinflussen die Harnstoffsynthese in der Leber (**Abb. 7.1**). Das Enzym Carbamoylphosphatsynthase katalysiert dabei die Reaktion zwischen Ammoniumionen (NH_4^+) und Hydrogencarbonatanionen (HCO_3^-) zu Carbamoylphosphat und damit den geschwindigkeitsbestimmenden Schritt des Harnstoffzyklus. Die beim oxidativen Abbau des Cysteins zu Sulfat gebildeten Protonen steigern den HCO_3^--Verbrauch und verringern damit die übermäßige Stickstoffexkretion in Form von Harnstoff. Ammoniumionen werden nicht zu Harnstoff, sondern durch Transaminierung von Glutamat zur proteinogenen Aminosäure Glutamin umgesetzt. Cystein beugt somit einer Glutamindepletion des Organismus vor. Die Stickstoffbilanz wird verbessert, die Proteinsyntheserate erhöht und die Lymphozytenaktivität gesteigert (Gröber 2001).

Inflammatorische Prozesse

Die mit Krebserkrankungen verbundene oxidative Belastung des Organismus steigert über die Wechselwirkung mit redoxsensitiven Transkriptionsfaktoren

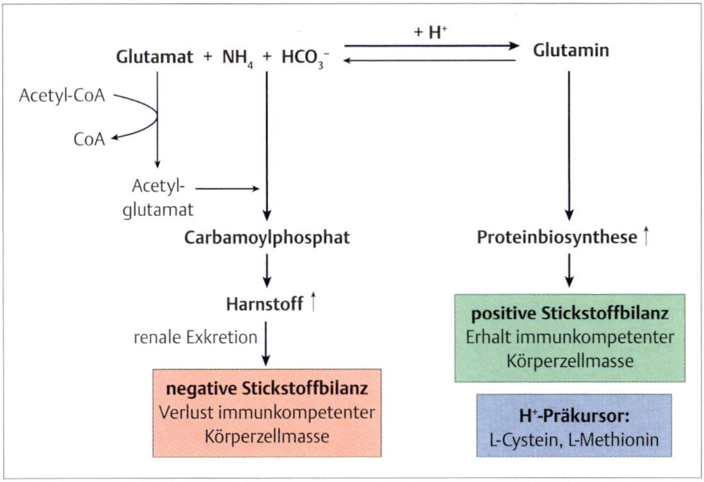

Abb. 7.1 Harnstoffzyklus und Proteinbiosynthese (↑ = gesteigert; Gröber 2008).

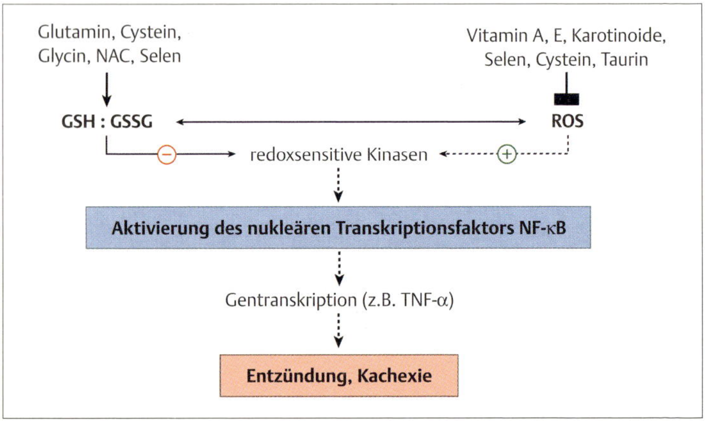

Abb. 7.2 Entzündungsprozesse durch den Einfluss redoxsensitiver Transkriptionsfaktoren (GSH: Glutathion, GSSG: Glutathiondisulfid).

die Ausschüttung proinflammatorisch wirkender Zytokine wie IL-1 und TNF-α (**Abb. 7.2**; s. auch Kap. 12.1, S. 122).

Detoxifikation und Organ-/Zytoprotektion

L-Cystein und L-Glutathion spielen eine zentrale Rolle bei der **Entgiftung toxischer Stoffwechselprodukte** wie Aflatoxine, Xenobiotika und Schwermetalle im Rahmen der hepatozellulären Biotransformation. Die von Aspergillus flavus durch den Befall von Lebensmitteln (z. B. Erdnüssen) gebildeten **Aflatoxine** gehören zu den stärksten Karzinogenen überhaupt. Aflatoxine werden im Rahmen der oxidativen Biotransformation (Phase I: Zytochrom P450) in extrem reaktive Epoxide umgewandelt, die aufgrund ihrer hohen Reaktivität in der Lage sind, im Zellkern mit der Purinbase Guanin Addukte (Aflatoxin-B_1-Addukte) zu bilden. Aflatoxin B_1 verursacht Punktmutationen des Tumorsuppressorgens p53 und unterbricht damit die Kontrolle der natürlichen Zellproliferation (Apoptose). Über Glutathion-S-Konjugate werden karzinogene Epoxide eliminiert.

Vergiftungen mit **Paracetamol** können zu schweren, teilweise tödlichen Leberzellnekrosen führen. Als Antidot werden SH-Donatoren wie NAC oder Methionin gegeben, die die endogene L-Glutathionbiosynthese steigern und die Regeneration der Leberzellen und den Entgiftungsprozess beschleunigen.

7.2 Praktische Anwendung

Eine Abnahme der zellulären Glutathionkonzentrationen hat **negative Auswirkungen** auf verschiedene Zellen des Immunsystems:

- CTL-Aktivität
- T-Zell-Proliferation
- Generation von CD 8+-T-Zell-Blasten
- lymphokinaktivierte Killerzellen und NK-Zellen

Aufgrund einer erhöhten oxidativen Belastung und proinflammatorischer Prozesse findet sich bei Tumorpatienten – v. a. bei Tumorkachexie und Fatigue-Syndrom – häufig eine Störung des endogenen L-Glutathionhaushalts.

7.2.1 Therapiemaßnahmen

Tumorkachexie

Bei Tumorkachexie korrelieren erniedrigte Cyst(e)in- und Glutaminplasma- sowie intrazelluläre Glutathionspiegel signifikant mit dem körperlichen Verfall. Die erhöhte oxidative Belastung des Organismus steigert zusätzlich die Ausschüttung proinflammatorisch und kachektisch wirkender Zytokine wie IL-1 und TNF-α.

Da bei Tumorkachexie der körperliche Verfall direkt mit der Überlebensrate in Zusammenhang steht, ist der Erhalt immunkompetenter Körperzellmasse und die Normalisierung physiologischer Cyst(e)in- und Glutaminplasmakonzentrationen von zentraler therapeutischer Bedeutung. Die orale Supplementierung von NAC oder die parenterale Applikation von L-Glutathion kann der Tumorkachexie entgegenwirken, die **Lebensqualität** der Krebspatienten verbessern und die **Überlebenszeit** erhöhen (Hack et al. 1998). In-vitro-Untersuchungen geben zudem Hinweise darauf, dass NAC und L-Glutathion auch die Zytotoxizität von Chemotherapeutika wie Carboplatin, Cisplatin, Melphalan und Bleomycin reduziert und damit möglicherweise einen günstigen Einfluss auf die Nebenwirkungsrate und Verträglichkeit einer Chemotherapie ausübt (Muldoon 2001; Zunino et al. 1989). Die Gabe von NAC hat in In-vitro-Studien die zytotoxische Aktivität von Cisplatin verringert (Roller u. Weller 1989).

Hinweis *In der adjuvanten Krebstherapie werden unter ärztlicher und labordiagnostischer Kontrolle der Cyst(e)in- und Glutaminplasmaspiegel 600 – 4000 mg NAC/d empfohlen (therapeutisches Fenster).*

Zyto- und Neuroprotektion

Bei cisplatinbasierten Chemotherapien muss mit der Entwicklung toxischer Nebenwirkungen auf das periphere Nervensystem gerechnet werden. Typische Symptome sind Kribbeln oder Parästhesien in den Extremitäten.

Der intrazelluläre Transport von Glutathion erfolgt über das Enzym γ-Glutamyltranspeptidase. Dieses Enzym findet sich in hohen Konzentrationen in den Nieren und im peripheren Nervensystem. Experimentelle Studienergebnisse legen den Schluss nahe, dass L-Glutathion als zytoprotektives Agens zum Schutz vor cisplatininduzierter **Nephro- und Neurotoxizität** eingesetzt werden kann (Nakano u. Gemba 1989; Zunino et al. 1989).

In einer randomisierten plazebokontrollierten Doppelblindstudie an 50 Patienten mit fortgeschrittenem Magenkarzinom führte die intravenöse Applikation von L-Glutathion (1500 mg/m^2 in 100 ml 0,9 %iger NaCl-Lösung, i. v., 15 min vor der Chemotherapie, sowie 600 mg, i. m., am 2. und 5. Tag nach der Chemotherapie) zu einer signifikanten Reduktion der cisplatininduzierten **sensorischen Neuropathie**. Gleichzeitig konnte durch L-Glutathion der Bedarf an Bluttransfusionen verringert werden (Cascinu et al. 1995; Cvitkovic 1998).

Tab. 7.2 Beispiel einer mit Vitamin C und Magnesium kombinierten L-Glutathioninfusion bei Tumorkachexie

Mikronährstoff	Konzentration	Trägerlösung	Handelspräparat
a) Vitamin C	30 g	400 – 500 ml Ringer-Laktat-Lösung	4 Amp.: Pascorbin 7,5 g/50 ml
b) L-Glutathion	600 mg	b) in a) spritzen	1 Amp.: Tationil
c) Magnesium	2000 mg Magnesiumsulfat (entspricht 403,7 mg Magnesium = 16,6 mmol)	c) den Lösungen a) und b) zufügen	Cormagnesin 400
Infusionslösung			
Vitamin C, L-Glutathion, Magnesium	30 g Vitamin C, 600 mg L-Glutathion, 404 mg Magnesium	in 400 – 500 ml Ringer-Laktat-Lösung, Infusionsgeschwindigkeit: 0,5 g Vitamin C/min	
Häufigkeit: 1 – 2 ×/Woche, Zeitraum: 3 – 4 Wochen			

7.2.2 Synergistische Verfahren

Vitamin-C-Infusions-Therapie

Infusionen mit L-Glutathion und Vitamin C werden bei Tumorpatienten v. a. in der Krebsnachsorge zur Stützung der immunologischen Stabilität eingesetzt. Darüber hinaus kann L-Glutathion zusammen mit Vitamin C parenteral appliziert in der adjuvanten Behandlung therapieassoziierter Nebenwirkungen (z. B. Myelosuppression, Nephrotoxizität), bei Tumorkachexie und Fatigue-Syndrom sowie Tumorschmerzen verwendet werden (**Tab. 7.2**).

Literatur

Cascinu S, Cordella L, Del Ferro E et al. Neuroprotective effect of reduced glutathione on cisplatin-based chemotherapy in advanced gastric cancer: a randomized double-blind placebo-controlled trial. J Clin Oncol 1995; 13: 26 – 32

Cvitkovic E. Cumulative toxicities from cisplatin therapy and current cytoprotective measures. Cancer Treat Rev 1998; 24: 265 – 268

Dröge W. Krebsforschung heute – Berichte aus dem deutschen Krebsforschungszentrum 1998. Darmstadt: Steinkopff; 1998: 167 – 172

Dröge W. Cystein and glutathione in catabolic conditions and immunological dysfunction. Curr Opin Clin Nutr Metab Care 1999; 2: 227 – 233

Dröge W, Beitkreutz R. Glutathione and immune function. Proc Nutr Soc 2000; 59: 595 – 600

Gröber U. N-Acetylcystein – nur ein Mukolytikum!? Z Orthomol Med 2001; 9: 109 – 125

Gröber U. Metabolic Tuning statt Doping. Mikronährstoffe im Sport. Stuttgart: Hirzel; 2008

Gröber U. Mikronährstoffe: Beratungsempfehlungen für die Praxis. 2. Aufl. Stuttgart: Wissenschaftliche Verlagsgesellschaft; 2006

Hack V, Breitkreutz R, Kinscherf R et al. The redox state as a correlate of senescence and wasting and as a target for therapeutic intervention. Blood 1998; 92: 59 – 67

Muldoon LL, Walker-Rosenfeld SL, Hale C et al. Rescue from enhanced alkylator-induced cell death with low molecular weight sulfur-containing chemoprotectants. J Pharmacol Exp Ther 2001; 296: 797 – 805

Nakano S, Gemba M. Potentiation of cisplatin-induced lipid peroxidation in kidney cortical slices by glutathione depletion. Jpn J Pharmacol 1989; 50: 87 – 92

Roller A, Weller M. Antioxidants specifically inhibit cisplatin cytotoxicity of human malignant glioma cells. Anticancer Res 1998; 18: 4493 – 4497

Zunino F, Pratesi G, Micheloni A et al. Protective effect of reduced glutathione against cisplatin-induced renal and systemic toxicity and its influence on the therapeutic acitivity of the antitumor drug. Chem Biol Interact 1989; 70: 89 – 101

8 Selen

Jens Büntzel, Klaus Kisters, Uwe Gröber und Peter Holzhauer

Im Jahr 1817 beschrieb der schwedische Chemiker Jöns Jakob Freiherr von Berzelius (1779 – 1848) erstmals das Element Selen, das nach der griechischen Mondgöttin Selene benannt wurde. Die Essenzialität dieses Stoffes für Mensch und Tier wurde 1957 von Schwarz u. Foltz postuliert. Heute ist das Wissen um die antioxidativen, antientzündlichen und antikanzerogenen Wirkungen des Selens allgemein anerkannt. Dies führte zu einer raschen Verbreitung von organischen und anorganischen Selenverbindungen als Nahrungsergänzungsmittel und als Arzneimittel in verschiedenen Bereichen der Therapie von Erkrankungen. Im Rahmen der Selbstbehandlung von Krebspatienten nimmt Selen deshalb auch eine besondere Rolle ein. Nach einer kürzlich publizierten Studie konsumieren 10% aller Patienten während und nach einer Bestrahlung Selen in verschiedenen Darreichungsformen (Bruns et al. 2006).

Die medizinische Bewertung dieses Elements unterlag in den letzten Jahrzehnten einem erheblichen Paradigmenwechsel. Während Selen Mitte des 20. Jahrhunderts noch als Kanzerogen angesehen wurde, konzentriert sich die klinische Forschung in der Onkologie heute einerseits auf die Nutzung der antikanzerogenen Wirkung sowie andererseits auf die Etablierung von Selen im Kanon der Supportivtherapie.

8.1 Grundlagen

Selen ist ein zwei-, vier- oder sechswertiges Halbmetall mit der Ordnungszahl 34 und der Atommasse 78,96 u. Es steht in der VI. Hauptgruppe des Periodensystems, den Chalkogenen, direkt unter dem Schwefel, mit dem es einige chemische Eigenschaften teilt. Elementar kommt es in verschiedenen Modifikationen vor, darüber hinaus existieren eine Vielzahl anorganischer und organischer Selenverbindungen, die sich erheblich hinsichtlich ihrer Wirkung und Wirksamkeit voneinander unterscheiden.

8.1.1 Wirkmechanismen

Im Zellstoffwechsel entfaltet Selen seine Wirkungen in Form von **Selenoenzymen**, katalytisch wirksamen Proteinen mit der 21. proteinogenen Aminosäure Selenocystein im aktiven Zentrum. Die besondere Rolle des Elements Selen wurde bereits 1973 belegt, als Flohé et al. das Enzym Glutathionperoxidase als Selenenzym beschrieben. Beim Menschen sind derzeit 25 für Selenoproteine codierende Gene nachgewiesen, die über posttranslationale Modifikationen letztlich die Biosynthese von mehr als 100 verschiedenen Isoenzymen steuern. Die Mitglieder dieser verschiedenen Enzymfamilien sind teilweise ubiquitär verbreitet, teilweise gewebespezifisch lokalisiert. Subzellulär liegen sie entweder nur in einzelnen Organellen sowie als Transmembranproteine vor, oder sie werden in den extrazellulären Raum sezerniert. Als selenabhängige Enzyme sind gegenwärtig vornehmlich die Selenophosphatsynthase, die Glutathionperoxidasen, die Deiodasen sowie die Thioredoxinreduktasen bekannt und genauer charakterisiert (Letavayova et al. 2006).

Aus der Klinik ist von Tumorpatienten ein charakteristischer **Selenmangel** im Serum und Vollblut bekannt, der mit einer nachweisbaren Senkung der Aktivität der Glutathionperoxidaseisoenzyme einhergeht (Büntzel et al. 2003). Mehrere Autoren haben eine erhöhte Konzentration freier Radikale als Folge nachweisen können. Durch den Ausgleich der erniedrigten Selenkonzentrationen lässt sich eine signifikante Aktivitätssteigerung der Glutathionperoxidasen erreichen. Inwiefern diese zu therapierelevanten Korrekturen des Spiegels freier Radikale führt, ist Gegenstand aktueller klinischer Forschung (Büntzel et al. 2006).

Anorganische Selenverbindungen werden bevorzugt in der Therapie eingesetzt, da sie eine höhere Bioverfügbarkeit aufweisen, spezifisch in Selenoenzyme eingebaut werden und sich nicht im Körper anreichern (**Abb. 8.1**).

8.1.2 Diagnostik

Es gibt derzeit noch keinen valide bestimmten, international gültigen **optimalen Selenblutspiegelbereich** aufgrund naturwissenschaftlich-medizinischer Daten. Aus einer Vielzahl von Publikationen geht hervor, dass sich die Blutspiegel in verschiedenen Ländern teilweise erheblich unterscheiden; somit sind die Normbereiche national entsprechend unterschiedlich.

Hinweis *In Deutschland liegt der Normbereich bei 100 – 140 µg/l im Vollblut bzw. 80 – 120 µg im Serum; < 100 µg im Vollblut ergeben einen nachgewiesenen Selenmangel. Eine Reihe von Präventionsstudien legt nahe, dass mindestens 130 µg/l erreicht werden sollten. Bei einem deutlichen Selenmangel kann durch Zellschädigung im Serum ein falsch-hoher Wert gemessen werden, wenn eigentlich intrazelluläres Selen austritt.*

Nach Möglichkeit sollte die Bestimmung von Selen (Ashton et al. 2008) immer aus dem Vollblut erfolgen, um auch die zellulären Pools zu berücksichtigen. Die Messung erfolgt mittels Atomabsorptionsspektrometrie in Graphitrohrtechnik, auch bestimmte massenspektroskopische Analyseverfahren sind geeignet. Fluoreszenzspektroskopische Techniken besitzen nicht die gleiche Validität.

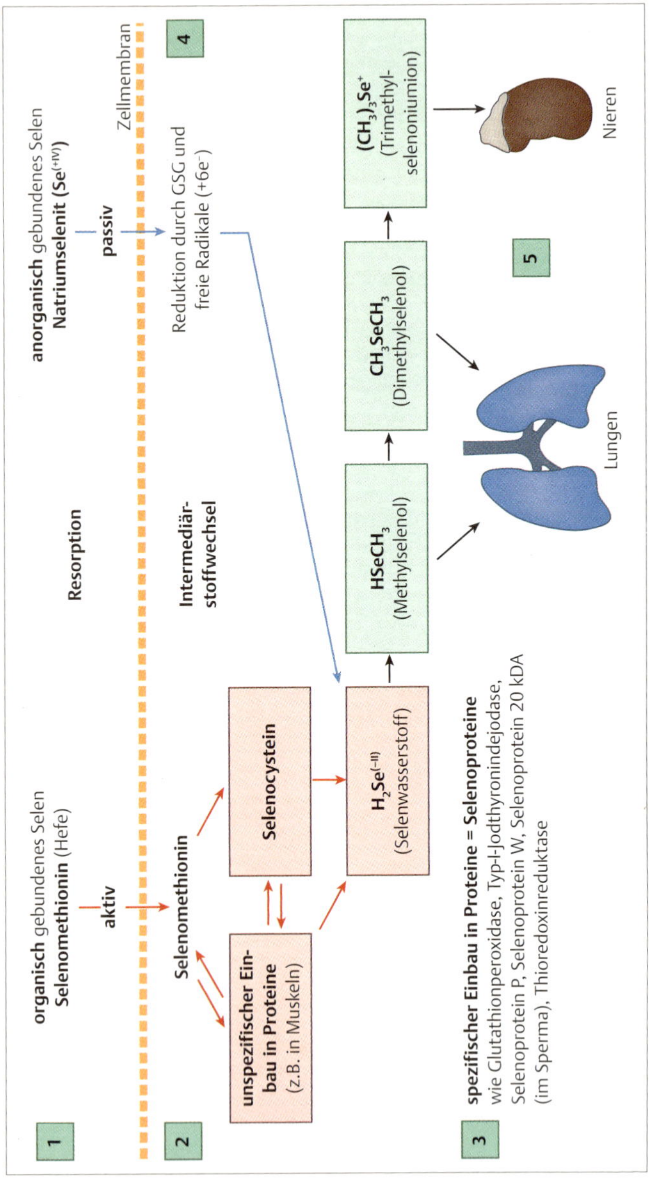
1
organisch gebundenes Selen
Selenomethionin (Hefe)
aktiv
Resorption
anorganisch gebundenes Selen
Natriumselenit (Se$^{(+IV)}$)
passiv
Zellmembran
2
Selenomethionin
Intermediär-stoffwechsel
Reduktion durch GSG und freie Radikale (+6e^{-})
4
unspezifischer Einbau in Proteine (z.B. in Muskeln)
Selenocystein
$H_2Se^{(-II)}$ (Selenwasserstoff)
$HSeCH_3$ (Methylselenol)
CH_3SeCH_3 (Dimethylselenol)
$(CH_3)_3Se^+$ (Trimethyl-selenoniumion)
5
Lungen
Nieren
3
spezifischer Einbau in Proteine = Selenoproteine
wie Glutathionperoxidase, Typ-I-Jodthyronindejodase, Selenoprotein P, Selenoprotein W, Selenoprotein 20 kDA (im Sperma), Thioredoxinreduktase

◀ **Abb. 8.1** Anorganische Selenverbindungen unterscheiden sich erheblich in ihren biomedizinischen Eigenschaften von organisch gebundenem Selen wie etwa Selenomethionin aus Selenhefen oder anderen Quellen. Selenomethionin muss über aktiven Transport, also unter Energieverbrauch in die Zelle aufgenommen werden (1). In der Zelle wird es dann mit dem analogen normalen Schwefelmethionin verwechselt und so irrtümlich im Schwefel-Pool der Zelle unspezifisch eingebaut (2). Erst nach langer Zeit wird es dann im Rahmen des normalen Turnover wieder verstoffwechselt und dann endlich in Selenoproteine eingebaut (3). Anorganisches Natriumselenit diffundiert dagegen passiv (ohne Energieverbrauch) durch Ionenkanäle in die Zelle (4) und wird im Zellmilieu sofort in die enzymgebundene Zwischenstufe Selenwasserstoff umgewandelt, die spezifisch in die Synthese von Selenoenzymen eingespeist wird. Ein weiterer großer Vorteil liegt darin, dass keine Anreicherung bis zu toxischen Konzentrationen stattfinden kann, weil bei zu hohen Selenkonzentrationen Natriumselenit über niedrigmolekulare organische Substanzen ausgeschieden werden kann (5). Vor allem das Dimethylselenid erzeugt dabei einen knoblauchartigen Geruch, der als Frühwarnzeichen dienen kann. In der Praxis werden solche Fälle aufgrund des hohen Selenbedarfs allerdings äußerst selten sein.

Zur Messung des **selenabhängigen Enzymsystems der Glutathionperoxidasen** muss das Probenmaterial innerhalb von 60 min bei – 25 °C eingefroren werden. Die eigentliche Messung wird mit kommerziellen Kits ebenfalls fotometrisch vorgenommen.

Hinweis *Die Glutathionperoxidasen reduzieren aggressive Hydroperoxide und Lipidperoxide zu Wasser bzw. deren korrespondierenden Alkoholen.*

8.1.3 Einsatzbereiche

In ungewöhnlich großen epidemiologischen Studien ist das Potenzial von Selen in der Krebsprävention untersucht worden. In der plazebokontrollierten Qidong-Studie mit 20 847 Patienten konnte die Inzidenz von **Leberzellkarzinomen** durch Selenit (in Form von angereichertem Speisesalz) signifikant vermindert werden (Li et al. 2000).

In den Linxian-Studien wurde nachgewiesen, dass mit einer täglichen Supplementierung von 50 µg Selenhefe bereits eine deutliche Reduktion der Erkrankungshäufigkeit an **Magen- und Ösophaguskarzinomen** erreichbar ist (Taylor et al. 1994). Im Rahmen einer zehnjährigen Follow-up-Studie zeigte sich, dass diese Schutzfunktion sogar ohne weitere Intervention noch immer nachweisbar war und eine statistisch signifikante Risikoreduktion belegt werden konnte, allerdings vorwiegend unter den jungen Probanden (Qiao et al. 2009).

Etwas schwieriger gestaltet sich die Datenlage in der Sekundärprävention zur Vermeidung eines Zweitmalignoms. In einer doppelblinden, randomisierten Untersuchung (NPC-Studie: Nutrional Prevention of Cancer Study) konnte die tägliche Einnahme von 200 µg Selen als Selenhefe das Risiko der Probanden auf ein zweites **Hautmalignom** nicht mindern. Eingeschlossen waren 1312 Patienten mit nichtmelanomatösen Malignomen der Haut. Allerdings zeigte eine Sekundäranalyse der Daten, dass die mit Selen supplementierten Patienten ein signifikant erniedrigtes Risiko hatten, an einem Prostata- bzw. Kolonkarzinom zu erkranken, was jedoch nicht primäres Ziel der Interventionsstudie gewesen war (Clark et al. 1998).

Im Rahmen der sog. SELECT-Studie (Selenium and Vitamin E Cancer Prevention Trial) sollte die Frage geklärt werden, ob Selen, Vitamin E oder eine Kombination beider Substanzen in der Lage sind, **Prostatakarzinomen** vorzubeugen. Die Studie umfasste insgesamt 35 543 Probanden mit folgenden vier Untersuchungsarmen (Lippman et al. 2005):

1. 200 µg Selen als Selenomethionin
2. 400 IE Vitamin E als Razemat
3. Selen und Vitamin E
4. Plazebo

Ein Auszug der Ergebnisse der SELECT-Studie (Lippman et al. 2009) ist in **Tab. 8.1** dargestellt und verdeutlicht das teilweise ungeeignete Studiendesign.

Anorganisches Natriumselenit gilt außerdem als etablierte Therapiemethode in der multifaktoriellen Behandlung des **interstitiellen Lymphödems**. Bei Patientinnen mit Mammakarzinomen wird es zusammen mit der manuellen Lymphdrainage eingesetzt. Für Patienten mit einem interstitiellen Lymphödem nach Bestrahlung im Kopf-Hals-Bereich liegen ebenfalls positive Ergebnisse vor (Micke et al. 2003).

Gegenstand laufender klinischer Untersuchungen ist vorwiegend die **Minderung akuter Toxizitäten**, die durch eine Bestrahlung oder Chemotherapie hervorgerufen werden. Die Linderung von Diarrhöen im Rahmen von Beckenbestrahlungen sowie die Verminderung der Mukositis bei Bestrahlungen des Kopf-Hals-Bereichs sind dabei im Fokus der Radioprotektion. Gegenstand chemoprotektiver Untersuchungsprotokolle sind die anthrazyklinbasierte Kardiomyopathie sowie die Nephrotoxizität, die durch Cisplatin hervorgerufen wird (Hu et al. 1997; s. Kap. 5.3.1, S. 55 f.).

Alle wichtigen präklinischen und klinischen Untersuchungen haben bisher keinen Hinweis darauf erbracht, dass die Supplementierung von Selen während der Bestrahlung oder Chemotherapie einen negativen Einfluss auf das Remissions- und Überlebensverhalten der Patienten hat (Micke et al. 2003).

Tab. 8.1 Studienergebnisse der SELECT-Studie bezogen auf Selen: eine kritische Analyse (nach Stoll 2009).

Studienergebnis	Bewertung	methodischer Fehler
keine präventive Wirkung bei Prostatakarzinom durch Selen	Die Probanden hatten kein Selendefizit.	Im Rahmen der Studie wurde Selen nicht in Anpassung an den Selenblutspiegel gegeben. Die Ausgangswerte (Serum) lagen bereits vor Supplementierung bei 135 µg/l und bei Studienabbruch zum Teil bei 275 µg/l! Zum Vergleich: In Deutschland liegt der Selenspiegel durchschnittlich bei 60 – 80 µg/l.
kein Wirksamkeitsnachweis für Selen	Im Rahmen der SELECT-Studie wurde Selenomethionin anstelle von Natriumselenit eingesetzt.	Selenomethionin wird im Körper wie normales Schwefelmethionin verstoffwechselt, kann sich bis zur Toxizität anreichern und steht den Selenoenzymen nicht sofort zur Verfügung. Natriumselenit wird schnell und spezifisch in Selenoenzyme eingebaut und reichert sich nicht im Organismus an.
erhöhte Diabetesinzidenz durch Selen	Ergebnis ist klein und statistisch nicht signifikant. Der vermeintliche Anstieg spiegelt nur den allgemeinen Anstieg der Diabetesinzidenz in den USA wider.	Der Anstieg der Diabetesinzidenz bei alleiniger Selengabe betrug 10 %, bei Plazebogabe 9,3 %. Der Unterschied war somit nicht signifikant ($p = 0{,}16$). Insgesamt waren die Zahlen nicht auf den allgemeinen Anstieg an Diabetes in den USA korrigiert (zwischen 2001 und 2007 um 16 %).

8.1.4 Mögliche Einschränkungen

Nebenwirkungen

Von der kurzfristigen Einnahme von Selen sind sowohl bei Natriumselenit als auch Selenhefe keine Nebenwirkungen bekannt. Vereinzelt kann es bei der Einnahme der optimal bioverfügbaren Trinklösungen mit Natriumselenit aufgrund des als Trägersubstanz zugegebenen Natriumchlorids (Kochsalz) auf nüchternen Magen zu leichter Übelkeit kommen; dies umgeht man durch Verdünnung der Lösung in einem normalen Glas Wasser (keine Fruchtsäfte aufgrund des Vitamin-C-Gehalts, s. u.).

Hinweis *Organisch gebundenes Selen sollte nie in höheren Dosierungen als 50 µg/d und lediglich präventiv eingenommen werden. Ansonsten gelten Dosierungen von bis zu 300 µg Selen/d über längere Zeit hinweg gemäß den Richtlinien der Europäischen Union (Scientific Committee on Food, 28. November 2000) auch für Schwangere und Stillende als unbedenkliche Obergrenze (tolerable upper level).*

Zeichen einer **chronischen Toxizität** sind (Mücke et al. 2009 a):

- Haarausfall
- Hautschwellungen
- Nagelveränderungen
- Inappetenz
- Leberfunktionsstörungen
- periphere Neuropathien

Im Rahmen einer Sialose kann es neben gastrointestinalen Beschwerden zu kardiovaskulären und hämatopoetischen Störungen kommen (Raisbeck 2000).

Uncharakteristische Symptomatik der **akuten Vergiftung** (Barceloux 1999):

- Foetor ex ore (Knoblauch)
- gastrointestinale Beschwerden
- Müdigkeit und Erschöpfung
- Kopfschmerzen
- Selenrhinitis
- Heiserkeit
- Hautekzem
- Haarausfall
- Erweichung der Nägel
- Gewichtsabnahme

Interaktionen

Von Natriumselenit ist bekannt, dass die gleichzeitige Einnahme von **Vitamin C** als einem extrem starken Reduktionsmittel zu einer Ausfällung von elementarem Selen führen kann. Dieses elementare Selen ist nicht mehr bioverfügbar.

Hinweis *Der empfohlene Mindestabstand zwischen Einnahme von Natriumselenit und Vitamin C beträgt 1 h.*

Es sind Synergismen hinsichtlich des Schutzes der Lipide vor Oxidation durch Selen und **Vitamin E** bekannt.

In **Jodmangelgebieten** ist durch eine isolierte Selenzufuhr eine Aktivierung der Deiodasen denkbar, durch die vermehrt Thyroxin zu Trijodthyronin umgesetzt würde. In der Folge kann über die Hemmung der TSH-Freisetzung eine Hypothyreose verursacht werden.

Kontraindikationen

Seitens der Hersteller wird lediglich die **Selenintoxikation** als Gegenanzeige aufgeführt (s. o.). Auf die Bestimmung des Vollblutspiegels vor Beginn einer Selensupplementierung ist bereits verwiesen worden.

8.2 Klinische Studien

Die folgende subjektive Auswahl konzentriert sich auf die Situation der akuten Tumorerkrankung, da die epidemiologischen Untersuchungen bereits diskutiert wurden. Weitere interessante klinische Erfahrungen mit Natriumselenit liegen in den Bereichen der Endokrinologie und Intensivmedizin vor.

Das Ziel einer ersten randomisierten Untersuchung (Mücke et al. 2010) mit Natriumselenit in der onkologischen Supportivtherapie zu einer Bestrahlung war zunächst der Ausgleich eines zuvor nachgewiesenen Selenmangels bei Patientinnen mit **gynäkologischen Tumoren**. Parallel wurde die Prävention der bestrahlungsinduzierten Diarrhöe durch die Selensubstitution geprüft. Nach erfolgreicher Tumorresektion waren alle Patientinnen einer adjuvanten Radiotherapie unterzogen worden und hatten in der Verumgruppe 500 µg Selen als anorganisches Natriumselenit (selenase) an jedem Bestrahlungstag erhalten. Der Vollblutspiegel von Selen wurde zu Beginn, bei der Hälfte und am Ende der Radiotherapie bestimmt. Zu Studienbeginn unterschieden sich die Selenspiegel nicht signifikant, waren aber deutlich im Defizit (Selengruppe 65,2 ± 13,6 µg/l, Kontrollgruppe 63,2 ± 12,7 µg/l). Bis zum Ende der Bestrahlung war ein deutlicher Anstieg des Selengehalts in der Selen- gegenüber der Kontrollgruppe feststellbar (90,9 ± 19,9 vs. 61,4 ± 15,5 µg/l; $p < 0{,}001$). Bis 6 Wochen nach Abschluss der Radiotherapie und Absetzen der Selensupplementierung fiel der Selenspiegel wieder ab (Selengruppe 73,2 ± 18,6 µg/l, Kontrollgruppe 69,0 ± 16,3 µg/l; $p = 0{,}32$). Durch die Bestrahlung verursachte Durchfälle sind eine bekannte Nebenwirkung. Diarrhöen (mindestens CTC Grad 2; CTC: common toxicity criteria) waren in der Selengruppe mit 20,5 % deutlich seltener als in der Kontrollgruppe mit 44,5 % ($p = 0{,}04$). Andere Blutparameter, ECOG-Status (ECOG: Eastern Cooperative Oncology Group) und Lebensqualität zeigten keine signifikanten Unterschiede. Die Anwendung von Selen während der Bestrahlung verbessert somit effektiv den Blutselenspiegel, reduziert Nebenwirkungen und beeinflusst die Wirksamkeit der tumorreduktiven Behandlung nicht negativ.

Bereits 2000 berichteten Kasseroller u. Schrauzer über die erfolgreiche Nutzung von Selen in der Behandlung des **sekundären Lymphödems** nach Operation und Bestrahlung eines Mammakarzinoms in Kombination mit manueller Lymphdrainage. Die genutzte Dosis betrug 3 × 200 µg peroral.

Ziel einer explorativen Untersuchung von Micke et al. (2003) war die Evaluierung des Einflusses von Selen auf die Behandlung eines sekundären Lymphödems nach Strahlentherapie. Zwischen 1996 und 2001 waren 12 Patienten mit einem Ödem des Armes und 36 Patienten mit einem Ödem in der Kopf-Hals-Region in die Studie aufgenommen worden. Von den 36 HNO-Patienten wiesen 20 ein interstitielles endolaryngeales Ödem auf, das mit Stridor und Dyspnoe verbunden war. Therapeutisch erhielten alle Patienten 3 × 200 µg Natriumselenit über einen Zeitraum von 4 – 6 Wochen. Auf einer visuellen Analogskala von 0 – 10 (n = 48) zeigte sich eine Reduktion der Werte um 4,8 Punkte ($p < 0,05$). Von den 20 Patienten mit endolaryngealem Ödem brauchten 13 nicht tracheostomiert werden, 5 erhielten ein temporäres Tracheostoma und nur 2 Patienten mussten definitiv tracheostomiert werden. 10 von 12 Patienten mit einem Armödem zeigten eine Umfangsreduktion und eine Verbesserung des Hautfaltenindex um 23,3 Punkte. Der Földi-Score wurde in 22 von 28 Fällen verbessert, der Miller-Score in 24 von 28 Fällen. Insgesamt erwies sich in dieser Untersuchung die Applikation von Natriumselenit als effektiv und gut tolerierbar. Außerdem konnte eine einschneidende Maßnahme (Tracheostomie) für einen wesentlichen Teil der Patienten vermieden werden.

8.3 Praktische Anwendung

8.3.1 Allgemeine Richtlinien

Bei einem langfristigen, präventiven Einsatz von Selen ist die **bedarfsadaptierte Gabe** sehr wichtig, am besten über eine Kontrolle des Vollblutselenspiegels durch Atomabsorptionsspektroskopie oder geeignete Formen der Massenspektroskopie.

Hinweis *Die Bestimmung des Selenspiegels dient vorwiegend der Kontrolle der Dosishöhe, dabei ist ein Selenvollblutspiegel von > 130 µg/l anzustreben (Zielwert 140 µg/l). Eine teilweise engmaschige Verlaufskontrolle der Selensupplementierung während der standardtherapeutischen Behandlung ist sinnvoll.*

Darreichungsformen

In Deutschland gibt es Selenpräparate sowohl als Nahrungsergänzungsmittel – meist in organisch gebundener Form als Selenomethionin oder Selenhefen – wie auch als Arzneimittel in Form von anorganischem Natriumselenit. Eine

Zulassung als Medikament existiert lediglich für die Substitution eines nachgewiesenen Selenmangels. Dabei sind Präparate mit einer Tagesdosis von > 50 µg Selen verschreibungspflichtig.

Zur Rolle des Selens in der onkologischen Therapie ist zu betonen, dass hier vorwiegend **anorganisches Natriumselenit** zur Anwendung kommen sollte; die in der Prävention oft (und nicht immer sinnvoll) eingesetzten organischen Selenpräparate sind hier obsolet. Sie werden zwar relativ gut resorbiert, aber im Zellstoffwechsel wie analoge Schwefelverbindungen verstoffwechselt und unspezifisch gebunden (**Abb. 8.1**, S. 84). Natriumselenit dagegen wird schnell und spezifisch in die Selenoenzyme eingebaut.

Dabei ist zu beachten, dass die Selenfreisetzung aus **gelösten Darreichungsformen** (Trinkampullen, Injektions- oder Infusionsformen) praktisch vollständig erfolgt; d. h. 100 µg aus einer Trinkampulle entsprechen auch mehr oder weniger 100 µg Selen im Patienten. Bei **Tabletten und anderen festen Formen** ist die Bioverfügbarkeit geringer (nur etwa zwei Drittel), d. h., die Gabe 1 Tabl. mit 300 µg entspricht nur einer Menge von etwa 200 µg im Patienten. Durch die schlechtere Bioverfügbarkeit (bei geringerem Preis) werden Tabletten daher meist in längerfristigen Anwendungen bevorzugt, während in der Zeit der tumorreduktiven Therapie mit ihren hohen Belastungen und der unmittelbar anschließenden Primärregeneration die qualitativ höherwertigen gelösten Arzneiformen eingesetzt werden sollten (**Tab. 8.2**).

Dosierungen

In der Therapie können deutlich höhere Dosierungen eingesetzt werden, da meist ein ausgeprägtes Selendefizit vorliegt, das durch die notwendige tumorreduktive Behandlung oft noch verstärkt wird. In einer Untersuchung zu den Selenspiegeln einer deutschen Probandengruppe mit Prostatakarzinom, benigner Prostatahyperplasie bzw. gesunden Personen wiesen alle drei Gruppen ein Selendefizit auf (Mücke et al. 2009):

- Krebspatienten: 60,1 µg/l im Vollblut
- Patienten mit benigner Prostatahyperplasie: 64,1 µg/l
- Kontrollgruppe: 74,1 µg/l im Vollblut (entsprechend 59,3 µg im Serum)

Hinweis *Bewährt hat sich eine tägliche Dosis von 1000 µg Selen (als Natriumselenit) am Tag der Operation, Bestrahlung oder Chemotherapie; in Abhängigkeit vom erzielten Blutspiegel kann durchaus auch mehr notwendig werden. An therapiefreien Tagen kann man 500 µg geben, im Rahmen der Tumornachsorge dann täglich 200 bzw. 300 µg – je nach Blutspiegel.*

Diese Dosierungen mögen bei einem früher einmal als sehr toxisch angesehenen Spurenelement sehr hoch erscheinen. Es muss aber betont werden, dass aus allen bislang publizierten klinischen Studien (nicht nur im Bereich der Onkologie, sondern z. B. auch der Intensivmedizin oder der Endokrinologie)

Tab. 8.2 Einsatzmöglichkeiten für Selen (vorwiegend als Natriumselenit) in der Onkologie. Soweit keine Dosierungen angegeben sind, gilt: Dosierung nach Selenvollblutspiegel (Zielwert 140 µg/l). Auch die hier angegebenen Dosierungen basieren auf bisherigen klinischen Erfahrungen und können daher ggf. noch zu niedrig liegen.

Therapiephase	Dosierung (µg Selen/d)	Rationale
Diagnose bis Therapiebeginn	500	schnelles Auffüllen des Selen-Pools im Körper
während tumorreduktiver Therapie	1000	höhere Dosierungen zum Abfangen der Belastungen
therapiefreie Tage	500	
Tumornachsorge	200 (gelöst) bzw. 300 (Tabl.)*	Dauersupplementation

* je nach Darreichungsform, s. o.

klar hervorgeht, dass solche Dosierungen keineswegs toxisch sind, sondern ganz im Gegenteil völlig problemlos vertragen werden (Dosierungen bis zu 4000 µg wurden bereits ausgetestet [Hu et al. 1997]; s. Kap. 5.3.1, S. 55 f.). Außerdem gibt es keinen validen Nachweis zur Beeinträchtigung der Wirksamkeit von etablierten Standardtherapien durch Selen.

In **Tab. 8.2** sind die Einordnung und empfohlenen Dosen entsprechend der Krankheitssituation zusammengefasst.

Literatur

Ashton K, Hooper L, Harvey LJ et al. Methods of assessment of selenium status in humans: a systematic review. Am J Clin Nutr 2009; 89: 1 – 15

Barceloux DG. Selenium. Clin Toxicol 1999; 37: 145 – 172

Bjelakovic G, Nikolova D, Simonetti RG et al. Antioxidant supplements for prevention of gastrointestinal cancers: a systematic review and meta-analysis. Lancet 2004; 364: 1219 – 1228

Bruns F, Glatzel M, Schönekaes K et al. Complementary and alternative medicine experience in radiation oncology patients: first results of a multi-center approach. Trace Elem Elec 2006; 23: 318 – 325

Büntzel J, Glatzel M, Micke O et al. Status essentieller Spurenelemente bei unbehandelten Kopf-Hals-Karzinomen. Laryngorhinootologie 2003; 82: 573 – 577

Büntzel J, Micke O, Mücke R et al. Amifostine and selenium during simultaneous radiochemotherapy in head and neck cancer – redox status data. Trace Elem Elec 2005; 22: 211 – 215

Büntzel J, Glatzel M, Kisters K et al. Selenium as radioprotector in head and neck cancer patients – first clinical results. Trace Elem Elec 2006, 23: 178 – 180

Clark LC, Dalkin B, Krongrad A et al. Decreased incidence of prostate cancer with selenium supplementation: results of a double-blind cancer prevention trial. Br J Urol 1998; 81: 730 – 734

Flohé L, Günzler WA, Schock HH. Glutathione peroxidase: a selenoenzyme. FEBS Lett 1973; 32: 132 – 134

Hu YJ, Chen Y, Zhang YQ et al. The protective role of selenium on the toxicity of cisplatin-contained chemotherapy regimen in cancer patients. Biol Trace Elem Res 1997; 56: 331 – 341

Kasseroller RG, Schrauzer GN. Treatment of secondary lymphedema of the arm with physical decongestive therapy and sodium selenite: a review. Am J Ther 2000; 7: 273 – 279

Letavayova L, Vilckova V, Brozmanova J. Selenium: From cancer prevention to DNA damage. Toxicology 2006; 227: 1 – 14

Li W, Zhu Y, Yan X, Zhang Q et al. The prevention of primary liver cancer by selenium in high risk populations. Zhonghua Yu Fang Yi Xue Za Zhi. 2000; 34: 336 – 338

Lippman SM, Goodman PJ, Klein EA et al. Designing the Selenium and Vitamin E Cancer Prevention Trial (SELECT). J Natl Cancer Inst 2005; 97: 94 – 102

Lippman SM, Klein EA, Goodman PJ et al. Effect of selenium and vitamin E on risk of prostate cancer and other cancers. The Selenium and Vitamin E Cancer Prevention Trial (SELECT). JAMA 2009; 301: 39 – 51

Micke O, Bruns F, Mücke R et al. Selenium in the treatment of radiation-associated secondary lymphedema. Int J Radiat Oncol Biol Phys 2003; 56: 40 – 49

Mücke R, Klotz T, Giedl J et al. Whole blood selenium levels (WBSL) in patients with prostate cancer (PC), benign prostatic hyperplasia (BPH) and healthy male inhabitants (HMI) and prostatic tissue selenium levels (PTSL) in patients with PC and BPH. Acta Oncol 2009; 48: 453 – 456

Mücke R, Schomburg L, Glatzel M et al. Multicenter, phase III trial comparing selenium supplementation with observation in gynecologic radiation oncology. Int J Radiat Oncol Biol Phys 2010; 76. Onlinevorabveröffentlichung am 03. 02. 2010

Qiao YL, Dawsey SM, Kamangar F et al. Total and cancer mortality after supplementation with vitamins and minerals: follow-up of the Linxian general population nutrition intervention trial. J Natl Cancer Inst 2009; 101: 507 – 518

Raisbeck MF. Selenosis. Vet Clin North Am Food Anim Pract 2000; 16: 465 – 480

Schrauzer GN. Selen: neue Entwicklungen aus Biologie, Biochemie und Medizin. 3. Aufl. Heidelberg: Ambrosius Barth; 1998

Schwarz K, Foltz CM: Selenium as an integral part of factor 3 against dietary necrotic liver degeneration. J Am Chem Soc 1957, 79: 3292 – 3293

Stoll G. Selen, Prävention von Prostatakrebs und Diabetes – Fakten zur SELECT-Studie. Dtsch Z Onkol 2009; 41: 115 – 118

Taylor PR, Li B, Dawsey SM et al. Prevention of esophageal cancer: the nutrition intervention trials in Linxian, China. Linxian Nutrition Intervention Trials Study Group. Cancer Res 1994; 54 (7 Suppl.): 2029 s – 2031 s

9 Vitamin C

Uwe Gröber

Vitamin C ist neben Selen eines der am häufigsten eingesetzten Antioxidanzien in der Komplementäronkologie und eignet sich besonders durch seine immunstabilisierenden Eigenschaften zur adjuvanten Gabe vor und nach onkologischen Standardverfahren.

9.1 Grundlagen

Ascorbinsäure (reduzierte Form) und Dehydroascorbinsäure (oxidierte Form) bilden ein bedeutsames Redoxsystem mit Semidehydroascorbinsäure als reaktionsfähige Zwischenstufe.

Vitamin C – Wichtige Funktionen im Überblick (Gröber 2008 a)

- ***wasserlösliches Antioxidanz:*** *Schutz von Lipiden (Lipidperoxidation), Proteinen, Nukleinsäuren und Zellmembranen vor oxidativen Schäden*
- ***Vitamin-E-Spareffekt:*** *Regeneration des Tokopherylradikals (Vitamin-E-Radikal) in das reduzierte, antioxidativ aktive Tokopherol (Vitamin E)*
- *zentraler Baustein der* ***Redoxkette*** *aus Vitamin C, Vitamin E, Koenzym Q_{10} und α-Liponsäure und/oder Glutathion; Regeneration von Glutathiondisulfid zu Glutathion*
- ***Immunkompetenz:*** *Stimulierung des zellulären und humoralen Immunsystems, Schutz der Phagozytenmembran vor oxidativer Selbstzerstörung (verlängerte Funktionsdauer der Immunzellen), Aktivierung des Komplementsystems und der Chemotaxis*
- ***antikanzerogene Eigenschaften:*** *Hemmung der Bildung kanzerogener Nitrosamine aus Nitrit und sekundären Aminen, Schutz der DNA vor oxidativen Schäden*
- ***Endothelzellschutz:*** *Erhöhung der Bioverfügbarkeit von Stickstoffmonoxid, antithrombotische und blutdrucksenkende Wirkung*
- ***Biosynthese von Neurotransmittern:*** *Umwandlung von Tryptophan in 5-Hydroxytryptophan (Vorstufe von Serotonin), Hydroxylierung von Dopamin zu Noradrenalin, Biosynthese von L-3,4-Dihydroxyphenylalanin (L-Dopa)*
- ***Kollagenbiosynthese:*** *Hydroxylierung von Lysin und Prolin, Stimulierung der Genexpression in Fibroblasten, Entwicklung und Reifung des Knorpels*
- ***Biosynthese*** *von Glukokortikoiden in der Nebenniere (Stressantwort), Vitamin-D-Hormon (Calcitriolsynthese)*
- ***Gallensäuresynthese:*** *Abbau von Cholesterin (Gallensäuresynthese, Cholesterol-7-Hydroxylase, HMG-CoA-Reduktase; HMG: 3-Hydroxy-3-methylglutaryl) und Tyrosin*
- ***Folsäurestoffwechsel:*** *Aktivierung von Folsäure zu Tetrahydrofolsäure*
- ***Carnitinbiosynthese****, mithilfe von Eisen, Vitamin B_6, Lysin und Methionin*
- ***Histaminabbau, Mastzellstabilisierung***
- ***Proteinglykosilierung:*** *Hemmung der Proteinglykosilierung und Bildung von Advanced-Glycation-Endprodukten (z. B. Glykohämoglobin [HbA_{1C}])*
- ***Eisenstoffwechsel:*** *Erhöhung der Eisenresorption, Eisenübertragung von Transferrin (Transportprotein) auf Ferritin (Speicherprotein)*

- ***Entgiftungsreaktionen:*** *Detoxifikation von Xenobiotika (Synthese/antioxidativer Schutz der Cytochrom-P450-Enzyme)*
- ***Amidierung neuroendokriner Hormone:*** *Gastrin, CRH (corticotropin-releasing hormon), TRH (thyreotropin-releasing hormon)*

Vitamin-C-Hochdosis-Therapie

Die ersten Hinweise zum Nutzen von Vitamin C in der Krebstherapie zeigten Arbeiten von Cameron und Campbell (1974). Cameron u. Pauling (1976) führten in der Folge die erste Studie an terminalen Krebspatienten mit Vitamin C durch (Dosierung: 10 g/d, i. v., für 10 Tage, gefolgt von wenigstens 10 g/d, p. o., dauerhaft). Dabei handelte es sich um eine kontrollierte Beobachtungsstudie mit 100 behandelten und 1000 nicht behandelten Patienten. Die Lebensqualität und die Überlebenszeit der mit Vitamin C behandelten Patienten konnte durch die hoch dosierte Supplementierung deutlich verbessert bzw. verlängert werden. Die durchschnittliche Überlebenszeit in der Vitamin-C-Gruppe (≥ 210 Tage) war 4,2-mal so hoch wie in der Kontrollgruppe (50 Tage). Allerdings konnten zwei randomisierte, plazebokontrollierte Studien der Mayo Clinic an terminalen Krebspatienten, die täglich 10 g Vitamin C oral erhielten, diese Ergebnisse nicht bestätigen.

Vor allem im Hinblick auf die aktuellen Erkenntnisse zur Pharmakokinetik von Vitamin C (s. u.) liegt den Studien ein entscheidender methodischer Unterschied zugrunde: Obwohl dieselbe Vitamin-C-Dosis eingesetzt wurde, erfolgte in der Studie von Pauling eine Kombination von parenteral und oral appliziertem Vitamin C, in den Studien der Mayo Clinic hingegen nur eine orale Applikation (Gröber 2009; Moertel et al. 1985).

Vitamin-C-Resorption und Pharmakokinetik

Der **aktive Vitamin-C-Transport** ist natriumabhängig und folgt einer Sättigungskinetik. Vitamin C wird in niedrigen Dosen im menschlichen Duodenum und im proximalen Jejunum aktiv mithilfe der Transportproteine SCVT 1 und SCVT 2 (SVCT: sodium-dependent vitamin C transporter) resorbiert. Bei Einnahme hoher Dosen erfolgt zusätzlich eine **passive Aufnahme durch Diffusion**. Die oxidierte Form Dehydroascorbinsäure, die im Stoffwechsel durch Glutathion reversibel reduzierbar ist, wird passiv resorbiert. Insgesamt sinkt die Resorptionsquote von Vitamin C mit steigender Einzeldosis, da in Gegenwart hoher Vitamin-C-Konzentrationen die Expression des Vitamin-C-Rezeptors durch die Dünndarmzellen reduziert wird (**Tab. 9.1**).

Der nicht resorbierte Anteil wird von der Dickdarmflora teilweise zu organischen Säuren und Kohlendioxid abgebaut. Die renale Vitamin-C-Exkretion steigt, wenn der Gesamt-Körper-Pool 1500 mg bzw. die Plasmaspiegel die Rückresorptionskapazität der Nieren, die bei etwa 1 mg/dl liegt (Nierenschwelle), wesentlich überschreiten. Unterhalb dieser Konzentration wird Vitamin C im proximalen Tubus vollständig rückresorbiert.

Tab. 9.1 **Resorptionsquote von Vitamin C in Abhängigkeit von der Dosierung (Gröber 2008 b).**

Vitamin-C-Dosis (mg)	Resorptionsquote (%)
180	80 – 90
200	90 – 100*
1000	65 – 75
12 000	16

* bei intaktem Gastrointestinaltrakt

9.1.1 Wirkmechanismen

Aktuelle pharmakokinetische Untersuchungen belegen, dass selbst bei Einnahme extrem hoher oraler Vitamin-C-Dosierungen (z. B. 18 g/d, p. o.) die Vitamin-C-Höchstwerte im Plasma nur ein Maximum von etwa 220 – 230 µmol/l erreichen. Demgegenüber wird bei intravenöser Applikation von 10 g Vitamin C ein Plasmahöchstwert von ca. 5500 µmol/l und bei 50 g von ca. 13 500 µmol/l erreicht. In vitro wirken Vitamin-C-Plasmaspiegel von > 1000 µmol/l selektiv zytotoxisch auf Tumorzellen (Chen et al. 2005; **Abb. 9.1**).

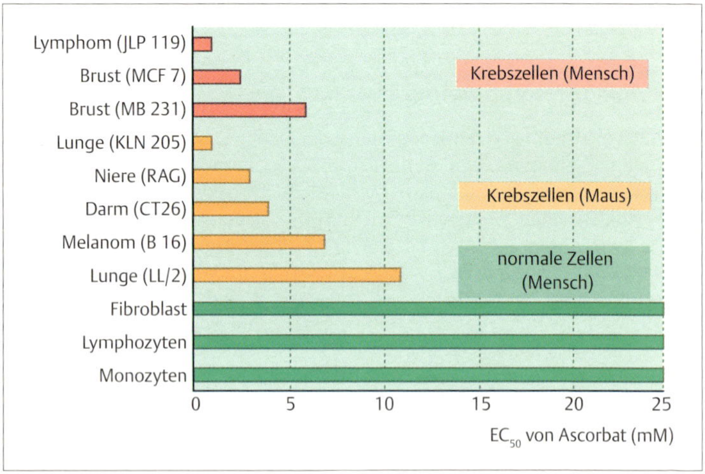

Abb. 9.1 Selektiv toxische Wirkung von Ascorbat auf Tumorzellen in pharmakologischer Dosierung.

Dabei wirkt das Ascorbat als Prooxidans und Prodrug von Wasserstoffperoxid. Solange das Ascorbatmolekül im Blut zirkuliert, wird anscheinend nur wenig Wasserstoffperoxid produziert, das durch die Glutathionperoxidase in den Erythrozyten und im Serum effizient entgiftet wird. Erst wenn das Ascorbatmolekül aus der Blutbahn in den interstitiellen Raum übertritt, kommt es zu einer intensiven Bildung von Wasserstoffperoxid, das als zytotoxisches Agens selektiv Krebszellen abtöten kann, ohne gesunde Zellen zu schädigen (**Abb. 9.2**; Gröber 2008 a). Entsprechende Belege liegen bereits aus In-vitro-Versuchen mit verschiedenen Tumorzelllinien und gesunden Zellen vor.

In einer aktuellen Studie wurde die Wirkung von hoch dosiertem, parenteral appliziertem Ascorbat auf drei aggressive Tumorarten untersucht. Dabei erhielten Mäuse mit schnellwachsenden Pankreaskarzinomen, Ovarialtumoren oder Glioblastomen täglich bis zu 4 g Vitamin C/kg KG i. v. oder i. p. Im Vergleich zu den Tieren, die kein Vitamin C erhalten hatten, reduzierte die Vitamin-C-Hochdosis-Infusion das Tumorgewicht und -wachstum um 41 – 53 %. Bei den glioblastomtragenden Mäusen konnte darüber hinaus die Metastasenbildung verhindert werden. Die Autoren vermuten, dass eine hoch dosierte Vitamin-C-Infusions-Therapie v. a. bei Krebsarten mit schlechter Prognose und begrenzten therapeutischen Möglichkeiten von Nutzen sein kann (Chen et al. 2008).

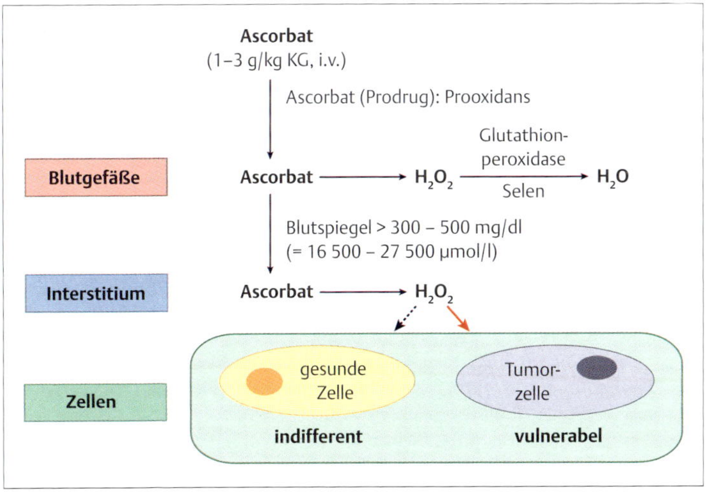

Abb. 9.2 Zytotoxische Wirkung von Vitamin C (Modell; Gröber 2009).

9.2 Klinische Studien

In einer Anwendungsbeobachtung der University of Kansas an Frauen mit einem **fortgeschrittenen epithelialen Ovarialkarzinom** (Stadium III c) supplementierten die Patientinnen nach einer Primäroperation adjuvant zur First-Line-Chemotherapie bzw. Konsolidierungstherapie mit Carboplatin und Paclitaxel regelmäßig oral hoch dosierte dietätische Antioxidanzien (Koenzym Q_{10}, Karotinoide, Vitamin A, C und E). Zusätzlich erfolgte nach Ausschluss eines G6PD-Mangels 1 – 2 × wöchentlich eine intravenöse Applikation von Vitamin C (Dosierung: 60 g/Infusion, 2 ×/Woche, Zeitraum: 40 Monate), die sich an Wirkspiegeln von > 200 mg/dl für Vitamin C im Plasma orientierte. Dabei zeigte die Komedikation mit Antioxidanzien einen überaus günstigen Effekt auf die tumordestruktive Effektivität und Nebenwirkungsrate der Chemotherapie (z. B. Paclitaxel: Neurotoxizität, Myelosupression) sowie auf die Remissionsdauer (z. B. Tumormarker CA 125) und die Lebensqualität. Die positiven Resultate sollen nun im Rahmen einer größeren randomisierten und kontrollierten Studie an der University of Kansas Medical Center bestätigt werden (Drisko et al. 2003).

In drei aktuellen Fallberichten (**Nieren-, Harnblasenkarzinom** bzw. **Lymphom**), die den Best Case Series Guidelines des Nationale Cancer Institutes in den USA entsprechen, führte die hoch dosierte parenterale Applikation von Vitamin C (z. B. 2 × 65 g/Woche) zur kompletten **Remission des Primärtumors** (Padayatty et al. 2006).

In einer multizentrischen Studie konnte nachgewiesen werden, dass die adjuvante Vitamin-C-Infusions-Therapie (Dosierung: 7,5 g/Woche, Dauer: im Median 6,8 Monate) auf den postoperativen Verlauf von **Brustkrebspatientinnen** im Hinblick auf die therapieassoziierten Nebenwirkungen (z. B. Müdigkeit, Erschöpfung, Gesamt-Score nach Wei-Lachin, Leistungsindex nach Karnofsky) einen günstigen Effekt hatte (Braschoß 2006).

Dies wurde in einem Fallbeispiel einer 47-jährigen Patientin mit **multizentrischem Mammakarzinom** bestätigt. Die Patientin erhielt bereits vor Operation und Chemotherapie (3 ×FEC [5-FU, Epirubicin, Cyclophosphamid], gefolgt von 3 ×Docetaxel) nach labordiagnostischem Ausschluss eines G6PD-Mangels eine regelmäßige (2 ×/Woche) Vitamin-C-Hochdosis-Infusions-Therapie (1 × 150 g und 1 × 100 g/Woche; **Tab. 9.2**), die sich an Vitamin-C-Plasmaspiegeln von > 300 mg/dl orientierte. Für derartige Plasmaspiegel wird eine Wirkungsverstärkung antineoplastischer Substanzen durch Vitamin C beschrieben (Riodan et al. 1995). Daneben wurden regelmäßig multiple hoch dosierte dietätische Antioxidanzien wie Koenzym Q_{10} (600 mg/d, p. o.) und Natriumselenit (300 – 500 µg/d, p. o.) verabreicht.

Die Patientin beschrieb ihr Befinden und ihre Lebensqualität als sehr gut und war in der gesamten Therapiephase arbeitsfähig. Zusätzlich führte sie ihr regelmäßiges Ausdauer- und Konditionstraining nahezu auf normalem Leistungs-

Tab. 9.2 Vitamin-C-Titrationsschema GL (bei normalem G6PD-Status; Gröber 2007).

1. Infusion	15 g Vitamin C in 200 ml Ringer-Laktat-Lösung über 30 min
2. und 3. Infusion	30 g Vitamin C in 400 ml Ringer-Laktat-Lösung über 60 min
zur Vorbeugung vaskulärer Spasmen	• Ergänzung der Infusion mit 200 mg Magnesiumchlorid oder -sulfat • zusätzlich: 500 – 1000 mg Kalzium, p. o., 30 min vor Infusion
4. und 5. Infusion	60 g Vitamin C in 800 ml Ringer-Laktat-Lösung
zur Vorbeugung vaskulärer Spasmen	• Ergänzung der Infusion mit 400 mg Magnesiumchlorid oder -sulfat • zusätzlich: 500 – 1000 mg Kalzium, p. o., 30 min vor Infusion
6. Infusion	75 g Vitamin C in 1000 ml Ringer-Laktat-Lösung
zur Vorbeugung vaskulärer Spasmen	• Ergänzung der Infusion mit 400 mg Magnesiumchlorid oder -sulfat • zusätzlich: 500 – 1000 mg Kalzium, p. o., 30 min vor Infusion
Labor	• Labor: regelmäßiges Monitoring der Vitamin-C-Plasmaspiegel • Zielwert > 300 – 500 mg/dl (Messung am Tag der Infusion) • Falls unter der Dosierung von 75 g Vitamin C die angestrebten Plasmaspiegel nicht erreicht werden, kann die Dosierung auf 100 – 150 g Vitamin C/Infusion gesteigert werden.
weitere Infusionen	60 – 150 g Vitamin C in Ringer-Laktat-Lösung, 1 – 2 ×/Woche plus 500 – 1000 mg Kalzium (p. o.) und 200 – 400 mg Magnesium (i. v.)

niveau fort. Insgesamt konnte durch die Komedikation von hoch dosiertem Vitamin C eine Stabilisierung des Immunsystems (Immunstatus, intrazelluläres L-Glutathion und NK-Zell-Funktion) und Reduktion der Therapienebenwirkungen (z. B. Mukositis, Neurotoxizität) erreicht werden (Gröber 2007).

9.3 Praktische Anwendung

9.3.1 Allgemeine Richtlinien

Vorbereitung

Vor der Vitamin-C-Hochdosis-Infusions-Therapie abzuklären:

- **Labor:** labordiagnostischer Ausschluss eines G6PD-Mangels (Gefahr der Hämolyse unter Vitamin-C-Infusionen)
- **Nierenfunktion:** regelmäßige Kontrolle der Nierenfunktion

Durchführung

- **Anzahl der Infusionen:** 1 – 4 Infusionen/Monat, auch in der Phase der Chemotherapie
- **Dosierung/Infusion:** 1 – 3 g Vitamin C/kg KG (z. B. 60 g Vitamin C)
- **Infusionsgeschwindigkeit:** 0,5(– 1) g Vitamin C/min
- **Vitamin-C-Plasmaspiegel:** Nach Ausschluss des G6PD-Mangels wird die Vitamin-C-Dosis sukzessive in den folgenden 2 – 4 Wochen erhöht bis zum Erreichen von Vitamin-C-Plasmaspiegeln von > 300 – 500 mg/dl (> 500 mg/dl gemessen nach Vitamin-C-Infusion von 150 g).
- **Wichtig:** Auf eine ausreichende Flüssigkeitszufuhr (z. B. Früchtetee) ist zu achten, da durch die hohe Natriumzufuhr (Ringer-Laktat-Lösung: 1000 ml enthalten 8,6 g NaCl) und Ascorbat ein starkes Durstgefühl auftritt. Zur Vorbeugung vaskulärer Spasmen empfiehlt sich zusätzlich die orale Supplementierung von Kalzium (z. B. 1000 mg in 1 l Wasser) und die parenterale Applikation von Magnesium (200 – 400 mg).

Hinweis *Es ist empfehlenswert, solange weitere klinische Daten fehlen, die adjuvante Vitamin-C-Hochdosis-Infusions-Therapie zeitversetzt (mindestens 24 h) zur Chemo- und/oder Strahlentherapie durchzuführen, auch wenn In-vitro-Studien gezeigt haben, dass Vitamin C in der Lage ist, die zytotoxische Wirkung von Zytostatika wie Doxorubicin, Cisplatin und Paclitaxel zu verstärken (Kurbacher et al. 1996).*

Literatur

Braschoß A. Hochdosis-Infusionstherapie mit Vitamin C in der adjuvanten Therapie des Mammakarzinoms. Onkologe 2006; 12

Cameron E, Campbell A. The orthomolecular treatment of cancer. II. Clinical trial of high-dose ascorbic acid supplements in advanced human cancer. Chem Biol Interact 1974; 9: 285 – 315

Cameron E, Pauling L. Supplemental ascorbate in the supportive treatment of cancer: prolongation of survival times in terminal human cancer. Proc Natl Acad Sci U S A 1976; 73: 3685 – 3689

Chen Q, Espey MG, Krishna MC et al. Pharmacologic ascorbic acid concentrations selectively kill cancer cells: action as prodrug to deliver hydrogen peroxide to tissues. Proc Natl Acad Sci U S A 2005; 102: 13 604 – 13 609

Chen Q, Espey MG, Sun AY et al. Pharmacologic doses of ascorbate act as prooxidant and decrease growth of aggressive tumor xenografts in mice. Proc Natl Acad Sci U S A 2008; 105: 11 037 – 11 038

Drisko JA, Chapman J, Hunter VJ. The use of antioxidants with first-line chemotherapy in two cases of ovarian cancer. J Am Coll Nutr 2003; 22: 118 – 123

Gröber U. Vitamin-C-Hochdosisinfusionstherapie bei Mammakarzinom. Dtsch Z Onkol 2007; 39: 80 – 81

Gröber U. Mikronährstoffe: Vitamin C – Aktuell und kompakt. Dtsch Apoth Ztg 2008 a; 148: 104 – 107

Gröber U. Orthomolekulare Medizin. 3. Aufl. Stuttgart: Wissenschaftliche Verlagsgesellschaft; 2008 b

Gröber U. Vitamin C in complementary oncology – update 2009. Med Monatsschr Pharm 2009; 32: 263 – 267

Kurbacher CM, Wagner U, Kolster B et al. Ascorbic acid improves the antineoplastic activity of doxorubicin, cisplatin, and paclitaxel in human breast carcinoma cells in vitro. Cancer Lett 1996; 103: 183 – 189

Moertel CG, Fleming TR, Creagan ET et al. High-dose vitamin C versus placebo in the treatment of patients with advanced cancer who have had no prior chemotherapy: a randomized double-blind comparison. N Engl J Med 1985; 312: 137 – 141

Padayatty SJ, Sun H, Wang Y et al. Vitamin C pharmacokinetics: implications for oral and intravenous use. Ann Intern Med 2004; 140: 533 – 537

Padayatty SJ, Riordan HD, Hewitt SM et al. Intravenously administered vitamin C as cancer therapy: three cases. CMAJ 2006; 174: 937 – 942

Riodan NH, Riordan HD, Meng X et al. Intravenous ascorbate as a tumor cytotoxic chemotherapeutic agent. Med Hypotheses 1995; 44: 207 – 213

10 Enzyme

Josef Beuth

Bromelain, der Rohextrakt aus der Ananas (Ananas comosum), und Papain, der Rohextrakt aus der Papaya (Carica papaya), sind pflanzliche proteolytische Enzyme, sog. Cysteinproteasen. Ihre naturheilkundliche Bedeutung ist seit Jahrtausenden bekannt. In Südamerika gehören pflanzliche Enzyme zur „traditionellen Medizin" und werden insbesondere zur Förderung von Wundheilung und Durchblutung therapeutisch verabreicht.

Obgleich die wirksamkeitbestimmenden Bestandteile und Basismechanismen bislang nur teilweise erforscht wurden, sind entzündungshemmende, antiödematöse sowie antithrombotische bzw. fibrinolytische Aktivitäten experimentell und klinisch belegt. Pflanzliche proteolytische Enzyme werden als Monopräparate (insbesondere Bromelain; vereinzelt auch Papain) oder als Kombinationspräparate (zum Teil in Kombination mit Enzymen tierischen Ursprungs wie Trypsin, Chymotrypsin, Pankreatin) als „systemische Enzymtherapie" in der Komplementäronkologie verabreicht.

10.1 Grundlagen

Die **„systemische Enzymtherapie"** wurde vor etwa 40 Jahren von Max Wolf in die Onkologie eingeführt. Grundlage war die Beobachtung, dass das Serum von Krebspatienten Tumorzellen nicht adäquat abtöten konnte. Da mit zunehmendem Lebensalter Krebserkrankungen häufiger werden und gleichzeitig die Produktion proteolytischer Enzyme nachlässt (z. B. durch die Bauchspeicheldrüse), ergab sich die Frage, ob mithilfe von proteolytischen Enzymen die tumorizide Aktivität des Serums wiederhergestellt werden kann (Wolf u. Ransberger 1970).

Fertigpräparate

Proteolytische Enzymmonopräparate (z. B. Bromelain) oder standardisierte Gemische proteolytischer Enzyme (z. B. Papain, Trypsin, Chymotrypsin) oder Enzymmischpräparate (z. B. Bromelain, Papain, Natriumselenit, Lektin der Linse [Lens culinaris] oder Bromelain, Trypsin, Rutosid) werden insbesondere komplementäronkologisch verabreicht. Dabei sind die in den jeweiligen Präparatbeschreibungen angegebenen Indikationen nicht ausschließlich im komplementäronkologischen Bereich angesiedelt (**Tab. 10.1**).

Tab. 10.1 Proteolytische Enzympräparate mit maximal drei Wirkkomponenten und deren empfohlene Indikationsbereiche.

Präparat	Komponenten	Indikation	FIP-Einheiten*/ Tabl.
Equizym MCA (MK-Pharma)	Bromelain, Papain, Selen, Lens-culinaris-Lektin	komplementärmedizinische Maßnahme während Chemo-/ Strahlentherapien	1000
Phlogenzym (Mucos Pharma)	Bromelain, Trypsin, Rutosid	Entzündungen; akute Schwellungszustände, z. B. nach Operationen und Verletzungen; rheumatische/arthrotische Gelenkbeschwerden	1215
Wobe-Mucos NEM (Mucos Pharma)	Papain, Trypsin, Chymotrypsin	komplementärmedizinische Maßnahme während Chemo-/ Strahlentherapien	1740
Bromelain-POS (Ursapharm)	Bromelain	Entzündungen; akute Schwellungszustände, z. B. nach Operationen und Verletzungen; rheumatische/arthrotische Gelenkbeschwerden	500
Phlogenzym mono (Mucos Pharma)	Bromelain	s. o.	800
Proteozym (Wiedemann)	Bromelain	s. o.	225
Traumanase (Klosterfrau)	Bromelain	s. o.	100

* FIP: Federation International Proteolytic; FIP-Einheiten dokumentieren die proteolytische Aktivität von Enzymen.

Therapiekosten

Die Kosten belaufen sich bei Einnahme der empfohlenen Dosierung (ca. 4000 – 6000 FIP-Einheiten/d; s. u.) auf ca. 1,50 – 8,00 Euro/d. Der Preisunterschied beruht auf den zum Teil erheblich unterschiedlichen Enzymaktivitäten (FIP-Einheiten) in den Präparaten.

10.1.1 Wirkmechanismen

Experimentelle Untersuchungen im Labor zeigten, dass eine „systemische Enzymtherapie" Tumoren in Wachstum und Metastasierung hemmen konnte und dass sich die tumorizide Aktivität des Serums normalisierte (Wolf u. Ransberger 1970). Zwischenzeitlich wurde die Rolle der proteolytischen Enzyme insbesondere hinsichtlich der Blutgerinnung belegt. Die Ansiedlung von Metastasen erklärte man sich zunächst über die „(Fibrin-)Klebrigkeit" der Tumorzellen, die auf diese Weise befähigt werden, sich in anderen Organen anzusiedeln und der Überwachung des Immunsystems zu entgehen (Wrba 1995). In den vergangenen Jahren hat das Wissen bezüglich der Relevanz von Adhäsionsmolekülen, immunologischer, molekularbiologischer und genetischer Mechanismen sowie von Lebensstilfaktoren für Induktion, Progression und Metastasierung bösartiger Tumoren zwar signifikant zugenommen (Beuth 2002; Beuth u. Moss 2005; Gebauer et al. 1997; Lauer et al. 2001), ohne dass daraus allerdings ein validiertes Diagnostik- bzw. Therapiekonzept entstanden wäre.

Für definierte proteolytische Enzyme (z. B. Bromelain) bzw. Enzymgemische (bestehend aus Bromelain und/oder Papain und/oder Trypsin und/oder Chymotrypsin) wurden wissenschaftlich fundierte experimentelle Wirkungen und präklinische Wirksamkeiten nachgewiesen, u. a. **immunmodulierende**, **antitumorale**, **antimetastatische** sowie **antiinfektiöse Aktivitäten** (Beuth u. Braun 2005; Desser et al. 1997; Gebauer et al. 1997; Lauer et al. 2001; Vanhoof u. Cooreman 1997).

10.1.2 Einsatzbereiche

Vor allem die Reduktion unerwünschter Arzneimittelwirkungen der onkologischen Chemo- und Strahlentherapie ist für Mamma-, Kolorektalkarzinom und Plasmozytom belegt (s. u.). Unter wissenschaftlicher Würdigung der vorliegenden Daten ist die komplementäre Therapie mit standardisiertem proteolytischem Enzymgemisch aus Papain, Trypsin, Chymotrypsin indikationsabhängig evidenzbasiert (Auerbach u. Beuth 2006; Beuth 2008).

Erfahrungsheilkundlich **empfohlene Indikationen** umfassen insbesondere (Beuth 2006):
- posttherapeutische Gelenkbeschwerden/Arthrosen
- Ödeme
- Gewebsschwellungen
- Wundheilungsstörungen

10.1.3 Mögliche Einschränkungen

Nebenwirkungen

Nebenwirkungen der komplementären Therapie mit proteolytischen Enzymen können umfassen:

- Blähungen
- Durchfall
- Bauchschmerzen
- Übelkeit

Nebenwirkungen der Enzymtherapie bedürfen keiner speziellen Therapie. In schweren Fällen sollte die Einnahme abgebrochen werden.

Hinweis *Ananasunverträglichkeiten und -allergien sind dokumentiert und den Patienten in der Regel bekannt. Schwere allergische Reaktionen auf Ananas-Rohextrakt-Komponenten, inklusive Bromelain, sind in der Literatur nicht belegt.*

10.2 Klinische Studien

Die komplementärmedizinische Gabe von **standardisierten Enzymgemischen** aus Papain, Trypsin und Chymotrypsin zeigte in GEP-konforme Kohortenstudien (GEP: good epidemiological practice) der EBM-Evidenzgrade 2 (**Tab. 1.1**, S. 4) mit **Mammakarzinom-**, **Kolorektalkarzinom-** und **Plasmozytompatienten** u. a. eine signifikant verbesserte Lebensqualität unter Chemo- und Strahlenstandardtherapie durch Reduktion von Nebenwirkungen, z. B. Schleimhautulzerationen mit einhergehenden Ernährungsproblemen, Übelkeit, Erbrechen, Durchfall, Gewichtsverlust sowie Hautreaktionen (Beuth et al. 2001; Popiela et al. 2001; Sakalova et al. 2001). GEP-konforme Kohortenstudien werden von der Europäischen Union und von deren Zulassungsbehörde EMEA als Wirksamkeitsnachweis anerkannt (European Commission 1999).

Da wissenschaftlich gesicherte Unbedenklichkeits- und Wirksamkeitsnachweise tumorart- und tumorstadiumabhängig zu führen sind, stehen entsprechende Untersuchungen für andere Tumorarten aus.

Ferner liegen gut dokumentierte Anwendungsbeobachtungen (entsprechend EBM-Evidenzgrad 3) für standardisierte proteolytische Enzymgemische aus Papain, Trypsin, Chymotrypsin bzw. Bromelain, Trypsin sowie Bromelain, Papain, Selen und Lens-culinaris-Lektin vor, die einen Einfluss der Therapie auf die **Immunitätslage** und **Lebensqualität** – u. a. Reduktion von Nebenwirkungen tumordestruktiver Chemo- und Strahlentherapien – belegen (Becker 2007; Beuth 2009; Dale et al. 2001).

Zur Therapie mit **proteolytischen Monoenzympäparaten** (z. B. Bromelain) bzw. mit standardisierten proteolytischen Enzymgemischen anderer Zusammensetzung (z. B. Bromelain, Trypsin, Rutosid; Bromelain, Papain, Selen, Lens culinaris) als komplementäronkologische Maßnahme liegen bislang keine validen Daten aus relevanten klinischen Studien (der EBM-Evidenzgrade 1 oder 2) vor, die deren Unbedenklichkeit bzw. Wirksamkeit definitiv belegen.

Therapeutische Anwendungen von **proteolytischen Enzympräparaten** (Monopräparate oder Gemische), die in Untersuchungen der EBM-Evidenzgrade 3 – 5 belegt sind, können individuell und indikationsbezogen sinnvoll sein. Sie bedürfen aber weiterer Austestung in Studien der EBM-Evidenzgrade 1 oder 2, ehe sie allgemein indikationsbezogen empfehlenswert sind.

10.3 Praktische Anwendung

10.3.1 Allgemeine Richtlinien

Während einer Chemo- oder Strahlentherapie (evidenzbasiert für Patientinnen bzw. Patienten mit Mammakarzinom, Kolorektalkarzinom und Plasmozytom) hat sich die (Einmal-)Gabe von ca. 4000 – 6000 FIP-Einheiten bewährt (Becker 2007; Beuth 2002, 2009; Beuth u. Moss 2005).

Hinweis *Die Herstellerangaben weichen zum Teil erheblich ab bzw. unterscheiden sich gravierend, ohne dass bislang adäquate Dosisfindungsstudien vorliegen.*

Für die onkologische Nachsorge liegen unterschiedliche Dosierungsvorschläge der Hersteller vor, die jedoch nicht durch Studien belegt und somit nicht evidenzbasiert sind. Sie beruhen in der Regel auf erfahrungsheilkundlichen Beobachtungen, die zu verifizieren wären.

Hinweis *Jeweils 30 – 45 min vor bzw. 1,5 h nach der Einnahme von proteolytischen Enzymen sollte die Nahrungsaufnahme unterbleiben. Dabei hat sich die morgendliche Nüchterneinnahme des indizierten Enzympräparats etwa 1 h vor dem Frühstück bewährt.*

Literatur

Auerbach L, Beuth J. Die systemische Enzymtherapie bei Krebserkrankungen. ProMed Komplementär 2006; 3: 6 – 9

Becker J. Enzymtherapie: Ein Naturheilverfahren auf dem Weg in die Evidence-Based Medicine? [Dissertation]. Köln: Universität zu Köln; 2007

Beuth J, Ost B, Pakdaman A et al. Impact of complementary oral enzyme application on the postoperative treatment results of breast cancer patients. Results of an epidemiological multicentre cohort study. Cancer Chemother Pharmacol 2001; 47 (Suppl.): S 45 – S 54

Beuth J. Grundlagen der Komplementäronkologie. Theorie und Praxis. Stuttgart: Hippokrates; 2002

Beuth J, Braun JM. Modulation of murine tumor growth and colonization by bromelaine, an extract of the pineapple plant (Ananas comosum L.). In Vivo 2005; 19: 483 – 489

Beuth J, Moss R. Complementary Oncology. Stuttgart, New York: Thieme; 2005

Beuth J. Gesund bleiben nach Krebs. Stuttgart: Trias; 2006

Beuth J. Proteolytic enzyme therapy in evidence-based complementary oncology. Fact or fiction? Integrative Cancer Therapies 2008; 4: 311 – 316

Beuth J. Evidence-based medicine in breast cancer therapy. Breast Care 2009; 4: 8 – 12

Dale PS, Tamhankar CP, George D et al. Co-medication with hydrolytic enzymes in radiation therapy of uterine cervix. Evidence of the reduction of acute side effects. Cancer Chemother Pharmacol 2001; 47 (Suppl.): S 29 – S 34

Desser L, Sakalova A, Zavadova E et al. Concentrations of solubile tumor necrosis factor receptors, β-e macroglobulin, IL-6 and TNF in serum of multiple myeloma patients after chemotherapy and after combined enzyme-chemotherapy. Int J Immunother 1997; 13: 121 – 127

European Commission. Directive 1999/83/EC of September 8, 1999. EC Official Journal 1999; I 243/9: 0009 – 0011

Gebauer F, Micheel B, Stauder G et al. Proteolytic enzymes modulate adhesion molecule CD-44 on malignant cells in vitro. Int J Immunother 1997; 11: 243 – 248

Lauer D, Mueller R, Cott C et al. Modulation of growth factor binding properties of α-2-macroglobulin by enzyme therapy. Cancer Chemother Pharmacol 2001; 47 (Suppl.): S 4 – S 9

Popiela T, Kulig J, Hanisch J et al. Influence of complementary treatment with oral enzymes on patients with colorectal cancer. An epidemiological retrolective cohort study. Cancer Chemother Pharmacol 2001; 47 (Suppl.): S 55 – S 63

Sakalova A, Bock PR, Dedik L et al. Retrolective cohort study of an additive therapy with an oral enzyme preparation in patients with multiple myeloma. Cancer Chemother Pharmacol 2001; 47 (Suppl.): S 38 – S 44

Vanhoof G, Cooreman W. Bromelain. In: Lauwers A, Scharpe S, eds. Pharmaceutical Enzymes. New York: Marcel Dekker; 1997: 131 – 153

Wolf M, Ransberger K. Enzymtherapie. Wien: Maudrich; 1970

Wrba H. Kombinierte Tumortherapie. Grundlagen, Möglichkeiten und Grenzen der adjuvanten Methoden. Stuttgart: Hippokrates; 1995

11 Hyperthermieverfahren

Hüseyin Sahinbas und Peter Holzhauer

Die moderne Onkologie verfügt über Methoden und Behandlungsformen, die einerseits sehr wirksam sind, andererseits beträchtliche Nebenwirkungen aufweisen und folglich die Lebensqualität der Patienten beträchtlich verschlechtern können. Im Allgemeinen werden die Patienten mit Chemo- und Strahlentherapie bis zur Toxizitätsgrenze behandelt, um eine maximale Tumorzerstörung zu erzielen.

Die Lücke zwischen der toxischen Verträglichkeit und der gewünschten Zerstörung könnte von einer Methode wie der Hyperthermie geschlossen werden. Die Hyperthermie ist eine ideale Kombinationstherapie. Sie weist eine geringe Toxizität und moderate Nebenwirkungen auf und erzielt nachweislich Synergien mit vielen konventionellen Behandlungsmethoden.

11.1 Grundlagen

1910 wurde erstmals die Möglichkeit der Überwärmung zur Erhöhung der Strahlenwirkung bei bösartigen Tumoren beschrieben. Anfang der 1960er-Jahre wurde diese bereits bekannte und angewandte Methode als Ganzkörperhyperthermie wiederentdeckt.

11.1.1 Wirkmechanismen

Neben den auch durch Fieber hervorgerufenen systemischen Wirkungen wie z. B. die Aktivierung des Immunsystems und die Schmerzlinderung bedingt die Hyperthermie eine Reihe weiterer Mechanismen, die jeweils direkt oder indirekt schädigend auf das Tumorgewebe einwirken können (**Tab. 11.1**).

Die kapillaren Gefäße im Tumorgewebe besitzen neben einem insuffizienten Wandaufbau in der Regel keine Muskelschicht und sind somit auch im Gegensatz zu den Mikrogefäßen im angrenzenden gesunden Gewebe nicht in der Lage, sich bei Hitzeeinwirkung auszudehnen. Die stärkere Durchblutung des den Tumor umgebenden gesunden Gewebes führt zu einer **reaktiven Minderdurchblutung des Tumorgewebes** (Steelphänomen). Die durch Hyperthermie erzeugte Wärme verbleibt aufgrund der resultierenden Minderdurchblutung im Wesentlichen im Tumorgewebe und bedingt somit eine selektive Erhöhung der Tumortemperatur.

Eine durch die Hyperthermie gesteigerte Stoffwechselgeschwindigkeit und das entstandene Sauerstoffdefizit (Hypoxie) zwingen die Tumorzelle zu einer

Tab. 11.1 Intensität der Wirkmechanismen der Hyperthermie auf das Tumorgewebe in Abhängigkeit von der Temperatur.

	moderat 38,5 – 40,5 °C	intermediär 40,5 – 41,5 °C	extrem 41,5 – 44,0 °C	ablativ > 45,0 °C
Blutfluss	↑	↑/↓	↓↓	↓↓↓
Vaskularität	↑	↑	↓	↓↓↓
Angiogenese	↓	↓	↓↓	↓↓↓
Glykolyse	(↑)	↑	↓	↓↓↓
Metabolismus	↑↑	↑	↓	↓↓↓
Permeabilität	↑	↑↑	↑↑	↑↑↑
Oxygenierung	↑	↑/↓	↓↓	↓↓↓
Gewebsazidose	(↑)	↑	↑↑	↑↑↑
Zytoskelett	←→	←→	↓	↑↑↑
Makromoleküle	←→	←→ /(↓)	↓	↑↑↑
Radikale	←→	↑	↑↑	↑↑↑
genetische Regulation	↑/↓	↑↑/↓↓	↑↑↑/↓↓↓	–
Reperaturmechanismen	↑	↑↓	↓	↓↓↓
bioenergetischer Effekt (ATP)	←→	←→	↓	↓↓↓
Nekrose/Lyse	–	–	←→	↑↑↑

↑ = erhöht, ↓ = erniedrigt, ←→ = unverändert, – = kein Einfluss

anaeroben Energiegewinnung. Die Tumorzelle gewinnt ihre Energie nun z. B. durch die Umwandlung des Zuckers aus dem intrazellulären Raum. Durch diese Umwandlung entsteht vermehrt ein saures Zellmilieu, was zu einer **Funktionsstörung in der Zelle durch Azidose** führt.

Durch die gesteigerte Stoffwechselgeschwindigkeit und das Fehlen von Sauerstoff und Nährstoffen im Tumorgewebe werden die zellulären **ATP-Speicher** beträchtlich entleert. Dies führt ebenfalls zu einer erhöhten Zellzerstörung.

Durch die Hyperthermie kann ein **Denaturieren der zellulären Proteine** stattfinden und die Teilungsfähigkeit der Zelle wesentlich gestört werden.

Aufgrund des Temperaturanstiegs verändern sich die transmembranen Proteine und somit in Folge auch die Membrankapazität. Durch die Ionenwanderung (Wasser) in den intrazellulären Raum erhöht sich während der Therapie der Wasserdruck im Zytoplasma und verursacht somit einen **thermodynamischen Druck auf die Zellwand**. Dies führt zu einer weiteren Destabilisierung und Zerstörung der Zellmembran.

Bei absoluten Tumortemperaturen von ca. 40 – 42 °C werden die in der Regel hitzeempfindlicheren Tumorzellen auch **direkt letal** geschädigt.

Durch erhöhte Temperaturen kann die **DNA-Replikation** der Tumorzellen verlangsamt oder sogar völlig gestoppt werden.

Nach weiteren Hyperthermiebehandlungen kommt es zu Endothelschwellungen und Mikrothrombosen in den Gefäßen und dadurch zu einer stetig abnehmenden Durchblutung im Tumorgewebe. Dies kann bis zur völligen Zerstörung der Kapillargefäße führen. Diesen Effekt bezeichnet man als **angiogenetischen Block**.

Tumorzellen haben die Fähigkeit, bei höheren Temperaturen u. a. die **Bildung von Hitzeschockproteinen (HSP)** zu induzieren. Die Tumorzelle reagiert damit auf Stress (Wärme, Chemotherapeutika, Strahlen) mit einer Schutzfunktion, die sie jedoch gleichzeitig für Effektorzellen des Immunsystems erkennbar macht. Diese Proteine dienen den körpereigenen Abwehrzellen als Erkennungszeichen. HSP 72 besitzt z. B. eine spezifische Erkennungsstruktur für NK-Zellen.

11.1.2 Einsatzbereiche

Der mögliche Einsatz der Hyperthermie richtet sich nach dem Ort und der Ausbreitung einer Krebserkrankung. Die lokoregionale Elektrohyperthermie ist besonders indiziert bei lokal begrenzten, an der Oberfläche und in der Tiefe gelegenen Tumoren und deren Metastasen wie Hirntumoren, Lungen-, Abdominal-, Beckentumoren und Sarkome. Bei inoperablen Hirntumoren konnten ebenfalls Erfolge erzielt werden.

Weitere **Einsatzgebiete** sind folgende Erkrankungen, z. B.

- lokal fortgeschrittene Tumoren, die schlecht oder gar nicht operabel sind,
- Tumoren, die zwar operabel sind, aber nur bei Inkaufnahme inakzeptabler Nebenwirkungen durchführbar wären,
- Tumoren, die nach vorangegangener (konventioneller) Therapie ein- oder mehrfach wiederaufgetreten sind (Rezidive) und
- Tumorerkrankungen, die besondere Risikofaktoren aufweisen.

Bereits in Studien nachgewiesene **Wirkungen der regionalen (lokoregionalen) Hyperthermie** (Auszug):

- lokal fortgeschrittene Rektumkarzinome T 3/4 Nx im Falle der schlechten Resektabilität präoperativ (im Rahmen einer Radiochemotherapie mit 45 – 50 Gy)

- kapselüberschreitende Prostatakarzinome T 3 – 4 zusammen mit einer hoch dosierten konformalen Radiotherapie (68 – 72 Gy)
- Zervixkarzinom Stadium II a – IV b (van der Zee et al. 2000)
- Mammakarzinomrezidive (vorbestrahlt oder nicht vorbestrahlt; Vernon et al. 2000)
- Rezidive oder Satellitenmetastasen des malignen Melanoms (Overgaard et al. 1996)
- solitäre Lymphknotenmetastasen N2 – 3 von Kopf-Hals-Karzinomen < 7 cm Ausdehnung (Valdagni u. Amichetti 1993)
- Hochrisikoweichteilsarkome im Rahmen einer präoperativen Radiotherapie (45 – 50 Gy), sofern nicht eine präoperative Thermochemotherapie vorgesehen ist (Issels 2008)
- Weitere mögliche Indikationen für die Anwendung der regionalen Hyperthermie sind das Blasen-T 3/4 und Analkarzinom T 3/4 (bzw. deren Rezidive).

Bei den aufgeführten Tumorentitäten ist die Hyperthermie aufgrund der vorliegenden Datenlage ausreichend etabliert, um hier zusammen mit einer konventionellen Radio- und/oder Chemotherapie eingesetzt zu werden.

11.1.3 Mögliche Einschränkungen

Nebenwirkungen

Schwerwiegende Nebenwirkungen treten bei der **Fiebertherapie** nur bei Überdosierung der eingesetzten Pyrogene auf oder wenn relevante, nicht kompensierte Erkrankungen des Herz-Kreislauf-Systems, der Lunge oder des Nervensystems vorliegen. Während der ersten Sitzung kann es selten zu einer Zunahme der Schmerzen kommen, ebenso zu orthostatischen Kreislaufregulationsstörungen (Blutdruckabfall) und Fieberbläschen (Herpes).

Bei der **moderaten Ganzkörperhyperthermie** (< 41 °C), die im Rahmen onkologischer Behandlungen eingesetzt wird, ist die Zytotoxizität und Nebenwirkungsrate sehr gering.

Nebenwirkungen der **lokalen Hyperthermie** können sein:

- systemischer Wärmestress
- Hautrötung
- Fettgewebsnekrosen
- Missempfindungen durch Radiowellen
- Müdigkeit (Asthenie)
- leichte Fieberschübe nach der Behandlung

Kontraindikationen

Kontraindikationen der **Hyperthermie** ergeben sich aus den möglichen schwerwiegenden Nebenwirkungen und deren Auswirkungen auf vorbestehende Komorbiditäten wie Erkrankungen des Herz-Kreislauf-Systems, der Lunge oder des Nervensystems sowie durch folgende Kriterien:

- Karnofsky-Index < 60 %
- Kachexie
- Schwangerschaft
- akute Infektionen, Fieber > 37,5 °C
- Niereninsuffizienz
- ausgeprägte Schädigung der Knochenmarkfunktion
- Gefäßkrankheiten: obere Einflussstauung, frische Thrombosen, schweres Lymphödem

Spezielle Kontraindinkationen der **lokalen Hyperthermie** sind:

- Herzschrittmacher und andere Schrittmacherelektroden
- Endoprothesen im Tumorgebiet
- Tumorausdehnung an Gefäßen und Nerven

Dichte Cluster von Clips im Therapiegebiet sowie Metallimplantate in genügendem Abstand vom eigentlichen Therapiegebiet müssen nicht unbedingt eine regionale Hyperthermie ausschließen, sind jedoch besonders zu kontrollieren.

11.2 Praktische Anwendung

11.2.1 Therapiemaßnahmen

Einen Überblick zu den unterschiedlichen Hyperthermieformen vermittelt **Abb. 11.1**.

Aktive Hyperthermie (aktive Fiebertherapie)

Bei der aktiven Fiebertherapie wird die Erhöhung der Körpertemperatur durch Verabreichung von **fieberauslösenden Substanzen** erzielt. Der Körper produziert das Fieber selbst. Bei den fieberauslösenden Substanzen handelt es sich um Bakterientoxine und/oder Virenlysate. Diese lösen im Wärmeregulationszentrum eine Sollwerterhöhung aus. Daraufhin steigt die Körperkerntemperatur an. Mit der Fieberreaktion gehen eine erfolgreiche Abwehr der Erreger und eine im Anschluss daran verbesserte Immunabwehr einher. Heute liegen

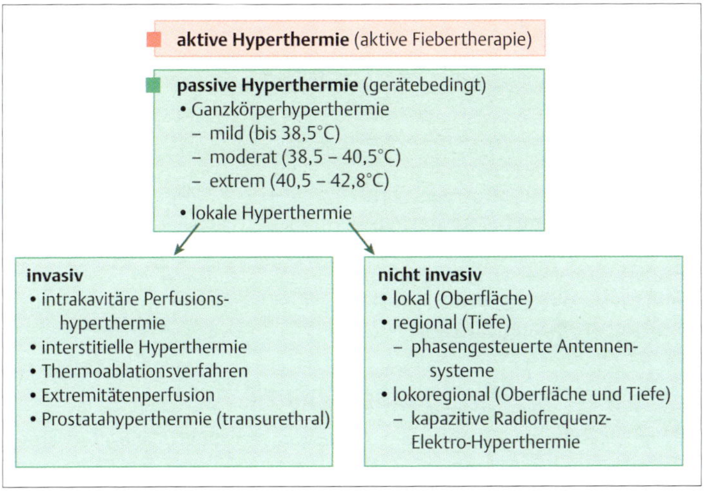

Abb. 11.1 Hyperthermieformen.

gute Evidenzen u. a. für Sarkome, Lymphome, Nierenzellkarzinome und Ovarialkarzinome vor. Für das Mamma- und Kolonkarzinom gibt es ebenfalls Hinweise für ein Ansprechen auf die Fiebertherapie.

Kombiniert man die Bakterien mit Viren, um Tumorzellen zu töten oder zumindest für das Immunsystem zu markieren, dann steigen die Temperaturen leichter in die gewünschte Höhe.

Hinweis *Nach Verabreichung der Pyrogene tritt innerhalb von 15 min bis 2 h Schüttelfrost ein. Diese Phase dauert zumeist zwischen 10 und 45 min. Die Temperatur steigt dann in der Regel auf Werte zwischen 38 und 41 °C und dauert zumeist zwischen 3 – 4 h. Bei überschießender Fieberreaktion (zu hohes oder zu lange anhaltendes Fieber) wird die Behandlung abgebrochen und die Körpertemperatur gesenkt.*

Passive Ganzkörperhyperthermie

Die Anwendung der Ganzkörperhyperthermie erfolgt mithilfe von **Kurzwellen-Infrarotlicht-Strahlen** (Wellenlänge: 0,8 – 1,3 mm). Durch diese Methoden kann im Organismus nach etwa 1 – 5 h eine Kerntemperatur von 37 bis über 42 °C erreicht werden. Während der ganzen Behandlung müssen die Vitalfunktionen der Patienten überwacht werden (Blutdruck, EKG, Sauerstoffsättigung) und ab einer Temperatur von 39,5 – 40 °C (rektal gemessen) der Kopf und der Hals abgekühlt werden.

Hinweis *In der onkologischen Therapie wird zumeist eine moderate Ganzkörperhyperthermie bis maximal 40 °C angewendet (fever-range whole body hyperthermia). Diese dauert zwischen 2 und 6 h und erfolgt unter leichter Sedierung in Kombination mit Chemotherapie und/oder Immuntherapeutika.*

Lokale Hyperthermie

Bei der lokalen Hyperthermie wird eine begrenzte Körperregion oder ein Organ übererwärmt. Die Anwendung der lokal begrenzten Wärmeanwendung wird unterstützend, begleitend oder verstärkend zu konventionellen Therapien eingesetzt. Zu unterscheiden sind invasive und nicht invasive lokale Hyperthermieverfahren (**Abb. 11.1**). Zu Letzteren werden die wichtigsten Aspekte im Folgenden erläutert.

Nicht invasive lokale Hyperthermieverfahren

- **lokal:** bei begrenzten und ausschließlich an der **Oberfläche** des Körpers befindlichen Tumoren sowie bei Tumoren, die in der Haut oder dicht darunter liegen, z. B. Melanomen oder bei Hautmetastasen
- **regional**: bei tiefgelegenen Tumoren

Tab. 11.2 Abgrenzung verschiedener technischer Verfahren der lokalen Hyperthermie (nach Szasz 2001).

	induktive Kopplung	kapazitive Kopplung	Antennen-Array
Fokussierung	durch injizierte magnetische Materialien	durch die dielektrische Selektivität der Gewebe	durch Stärke, Phase und Frequenz der Antennenstrahlung
Frequenz	sehr niedrig, fest eingestellt, konstant ca. < 25 MHz	niedrig, fest eingestellt, konstant 13,56 MHz	hohe Frequenz, variabel, ca. 100 MHz
Überträgermaterial	Luft	Wasserbolus (Wasserkissen)	Wasserbolus (Sigma-Auge)
Wirkungsgrad	0,24 %	22,5 %	3,45 %
elektrisches Feld	niedrig	hoch	mittel
magnetisches Feld	hoch	niedrig	mittel
Gebiet der Wärmeerzeugung	gesamtes Gewebe	nur extrazelluläre Matrix	gesamtes Gewebe

- **lokoregional:** bei lokal begrenzten, an der **Oberfläche und in der Tiefe** gelegenen Tumoren

Kapazitive Kopplung. Das Tumorgewebe wird mittels **Hochfrequenzwellen** (13,56 MHz) etwa 60 min überwärmt. Gleichzeitig wird die Haut des Patienten abgekühlt. Die lokoregionale Elektrohyperthermie kann ebenso wie die Ganzkörperhyperthermie als Kombinationstherapie mit Chemo- oder Strahlentherapie, in Ausnahmefällen auch als Monotherapie eingesetzt werden.

Der bei der kapazitiven Kopplung angewendete Frequenzbereich (8 – 16 MHz) hat den Vorteil, dass das Gerät keiner gesonderten Abschirmung bedarf. Zwischen zwei Platten wird ein hochfrequentes Wechselfeld aufgebaut, das die Moleküle zu Schwingungen anregt. Die Schwingungsenergie wiederum thermalisiert das Gewebe, es wird erwärmt (Prinzip der kapazitiven Ankopplung). Die Elektroden wirken als Kondensator. Der Körper des Patienten wird also praktisch im Kondensator zum Isolierstoff (Dielektrikum). Zwischen den beiden Elektroden entsteht ein elektrisches Feld.

Bei der angewendeten Frequenz von 13,56 MHz ist aufgrund der ungeordneten Bindungsverhältnisse in der extrazellulären Flüssigkeit von malignen Geweben eine hohe dielektrische Konstante zu erwarten. Da die elektrische Leitfähigkeit mit größerer dielektrischer Konstante zunimmt, absorbiert die extrazelluläre Matrix in malignen Geweben mehr Energie als in gesunden Gewebebereichen. Bei einer gut eingestellten Elektrohyperthermie wirkt die **selektive Absorption** wie ein Mechanismus, der sich sein Ziel selbst sucht.

Kopplung über Antennen-Arrays. Bei der Kopplung über ein Antennen-Array wird ein Ring von Antennen um den Körper angeordnet, wobei die eingestrahlten Wellen durch Einstellung von Intensität, Phase und Frequenz fokussiert werden. Dies erfolgt durch phasengesteuerte Viel-Antennen-Systeme, die um den tumortragenden Querschnitt herum angeordnet werden. Für diese Fokussierungsmethode ist eine höhere Frequenz (80 – 160 MHz) notwendig, die eine strenge elektromagnetische Abschirmung erfordert. Mehrere kontrollierte klinische Prüfungen haben die Wirksamkeit von Antennen-Arrays bewiesen.

11.2.2 Synergistische Verfahren

Strahlentherapie

Die Synergie zwischen der Strahlentherapie und Hyperthermie (**Abb. 11.2**) beruht in erster Linie auf dem komplementären Potenzial der beiden Behandlungsformen. Die ionisierende Strahlung ist am wirkungsvollsten in der Mitose- und Postmitosephase (M- und G1-Phase) und in relativ alkalischen, gut mit Sauerstoff versorgten Regionen. Die lokale Hyperthermie hingegen hat die

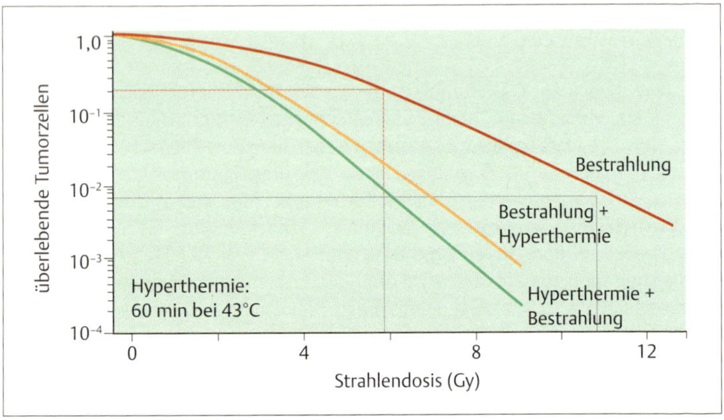

Abb. 11.2 Synergie zwischen Strahlentherapie und Hyperthermie (nach Seegenschmiedt et al. 1995).

stärksten Wirkungen in der Synthesephase (S-Phase) in relativ sauren, hypoxischen Regionen. Die Hyperthermie beschleunigt jedoch den Zellstoffwechsel und verstärkt dadurch die Hypoxie so sehr, dass es zur Apoptose und Nekrose der Tumorzellen kommt.

Außerdem tragen die oben beschriebenen Gefäßveränderungen zur Synergie bei, indem die Durchblutung insgesamt gesteigert wird, sodass eine beträchtliche Sensibilisierung für ionisierende Strahlung erreicht wird.

Chemotherapie

Chemotherapeutika werden über den Blutkreislauf in den Tumor transportiert, daher ist diese Behandlungsform in den Regionen am wirksamsten, die sich in der Nähe der Gefäße befinden und gut mit Sauerstoff versorgt werden.

Die meisten Zytostatika wirken speziell auf Zellen in der M- und der Postsynthesephase (G2-Phase). Die Hyperthermie verringert die durchschnittliche Zeit, in der sich die Zellen in der Ruhephase (G0-Phase) befinden und verbessert daher das Ansprechen der Zellen auf die Chemotherapie (**Abb. 11.3**).

In der Folge kommt es außerdem zur

- erhöhten Aufnahme der Zytostatika in neoplastische Zellen,
- Veränderung der intrazellulären Verteilung der Chemotherapeutika,
- Erhöhung des intrazellulären Metabolismus von Arzneimitteln,
- erhöhten Reaktionsrate der chemotherapeutischen Substanzen und
- Unterdrückung der DNS-Reperatur.

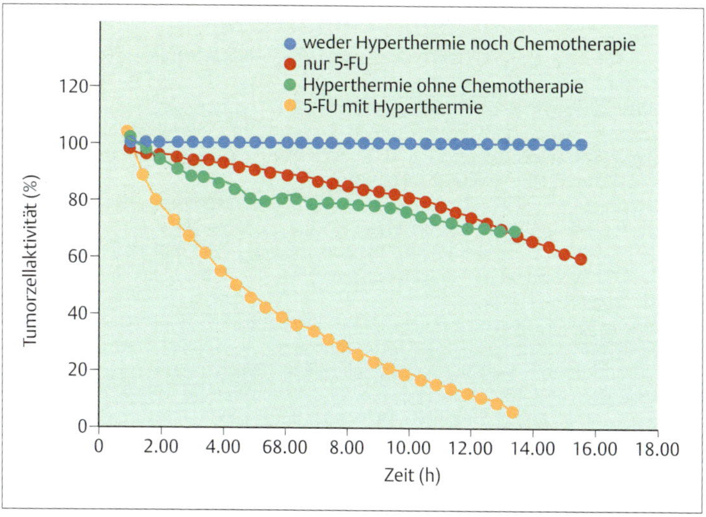

Abb. 11.3 Synergie zwischen Chemotherapie und Hyperthermie: Effektivität der Elektrohyperthermie und 5-FU (nach Cell Control Biomedical Laboratories 1996).

Komplementärmedizinische Verfahren

Die wirkungsverstärkenden (katalytischen) Synergieeffekte der Hyperthermie mit anderen Therapieformen sind bereits mehrfach durch Grundlagenforschungen belegt:

- Begünstigung von Immuntherapien (durch HSP-Induktion)
- supportive Wirkung von z. B. Vitamin C, Selen, Taurolidin
- Thermosensibilisatoren
- nichtthermische Effekte

Literatur

Bukau B, Horwich AL. The HSP70 and HSP60 chaperone machines. Cell 1998; 92: 351 – 366

Cell Control Biomedical Laboratories. Patientendaten zur Messung der Chemotherapeutikawirkungsverstärkung am Tumor. Mozartstr. 14 a, 80 336 München; 1996

de Pomarai D, Daniels C, David Het al. Non-thermal heat-shock response to microwaves. Nature 2000; 405: 417 – 418

Dewey WC, Hopwood LE, Sapareto SA et al. Cellular response to combination of hyperthermia and radiation. Radiology 1977; 123: 463 – 474

Dissado LA, Alison JM, Hill RM et al. Dynamic scaling in the dielectric response of excised EMT-6 tumours undergoing hyperthermia. Phys Med Biol 1995; 40: 1067 – 1084

Field SB. Biological Aspects of Hyperthermia, Physics and Technology of Hyperthermia. Field SB, Franconi C, eds. NATO ASI Series, E: Applied Sciences, No. 127. Dordrecht, Boston: Martinus Nijhoff Publishers; 1987: 19 – 53

Galeotti T, Borrello S, Minotti G et al. Membrane alterations in cancer cells: the role of oxy radicals. Ann N Y Acad Sci 1986; 488: 468 – 480

Hager ED. Passive Hyperthermie. In: Hager ED, Hrsg. Komplementäre Onkologie. Gräfelfing: Forum-Medizin Verlagsgesellschaft; 1997: 164 – 180

Issels RD. Regional hyperthermia in high-risk soft tissue sarcomas. Curr Opin Oncol 2008; 20(4): 438 – 443

Latchman DS. Stress Proteins. Berlin, Heidelberg, New York: Springer; 1999

Lindholm C-E. Hyperthermia and Radiotherapy. [Ph. D. Thesis]. Malmø, Sweden: Lund University; 1992

Overgaard JD, González González D, Hulshof MCC et al. Hyperthermia as an adjuvant to radiation therapy of recurrent or metastatic malignant melanoma. A multicentre randomized trial by the European Society for Hyperthermic Oncology. Int J Hyperthermia 1996; 12: 3 – 20

Seegenschmiedt MH, Fessenden P, Veron CC, eds. Thermo-Radiotherapy and Thermo-Chemotherapy. Volume 1 – Biology, Physiology, and Physics. Berlin, Heidelberg, New York: Springer; 1995

Smith SR, Foster KR, Wolf GL. Dielectric properties of VX-2 carcinoma versus normal liver tissue. IEEE Trans Biomed Eng 1986; 33: 522 – 524

Szasz A: Electro-hyperthermia: a new paradigm in cancer therapy. Dtsch Z Onkol 2001; 33: 91 – 99

Szent-Gyorgyi A. Electronic Biology and Cancer. New York, Basel: Marcel Dekker; 1976

Towle LR. Hyperthermia and drug resistance. In: Urano M, Douple E, eds. Hyperthermia and Oncology, Vol. 4. Utrecht: VSP; 1994: 91 – 113

Valdagni R, Amichetti M. Report of long term follow up in a randomized trial comparing radiation therapy and radiation therapy plus hyperthermia to metastatic lymphnodes in stage IV head and neck patients. Int J Radiat Oncol Biol Phys 1993; 28: 163 – 169

van der Zee J, González González D, van Rhoon GC et al. Comparison of radiotherapy alone with radiotherapy plus hyperthermia in locally advanced pelvic tumours: a prospective, randomised, multicentre trial. Lancet 2000; 355: 1119 – 1125

Vernon C, Hand JW, Field SB et al. Radiotherapy with or without hyperthermia in the treatment of superficial localized breast cancer: results from five randomized controlled trials. Int J Radiat Oncol Biol Phys 1996; 35: 731 – 744

12 Immundiagnostik

Wilfried P. Bieger

Die immunologische Labordiagnostik hat in der komplementären Onkologie die Aufgabe, die Remission, Progression, Reaktivierung und Metastasierung von Tumoren bei vorbehandelten Patienten möglichst frühzeitig zu erfassen, die Indikation für komplementäre Therapien zu bahnen und Hilfestellung für die Auswahl geeigneter Therapiemaßnahmen zu leisten. Außerdem kann das inflammatorische Geschehen um den Tumor beurteilt werden.

12.1 Grundlagen

Die Immunkompetenz korreliert eng mit der Entstehung und dem Verlauf von Tumorerkrankungen. Dabei kommt den NK-Zellen eine herausragende Bedeutung zu. Ihr zytotoxisches Potenzial gegenüber Tumorzellen ist unmittelbar abrufbar und maßgeblich für die Blockade von Tumoren. Die adaptive, spezifische Immunabwehr kommt dagegen erst zum Tragen, wenn die „Erkennung" von Tumormerkmalen durch die zytotoxischen T-Zellen, unterstützt durch antikörperproduzierende, spezifisch adaptierte B-Zellen, gelungen ist. Wachsende Bedeutung hat daher die Erkennung und Charakterisierung von disseminierten Tumorzellen.

Immunologie der Tumorprogression

Der Primärtumor wird von allen Zellen der **unspezifischen Immunabwehr** attackiert: Makrophagen, Granulozyten, dendritische Zellen, γ/δ-T-Zellen (γδT) und NK-Zellen, unterstützt durch zahlreiche lösliche Faktoren (Zytokine, Chemokine, Complement; **Abb. 12.1**). Sie eliminieren Tumorzellen durch Nekrose, Apoptose oder auch Ingestion und Abtötung. Einzelne Zytokine wie TNF-α oder IFN-γ wirken direkt zytotoxisch auf Tumorzellen, andere verstärken oder hemmen die zelluläre Tumorabwehr wie IFN-α, IL-10, TGF-β (TGF: transforming growth factor), Metalloproteinasen etc. (Smyth et al. 2004).

Im Verlauf der Erkrankung kommen die Zellen der **spezifischen Immunabwehr** zum Einsatz. Dendritische Zellen und Monozyten/Makrophagen fungieren als antigenpräsentierende Zellen (APZ), die den Zellen des spezifischen Immunsystems Tumorzellantigene präsentieren (**Abb. 12.2**). Die CD 4/T-Helfer-Zellen übernehmen von den APZ die Antigeninformation und aktivieren ihrerseits die zytotoxischen CD 8/T-Zellen und die antikörperbildenden CD 19/B-Zellen. Die Antigenerkennung führt zu massiver Expansion des reaktiven T- und B-Zell-Pools. Die Hauptlast der Auseinandersetzung mit dem Tumor tragen

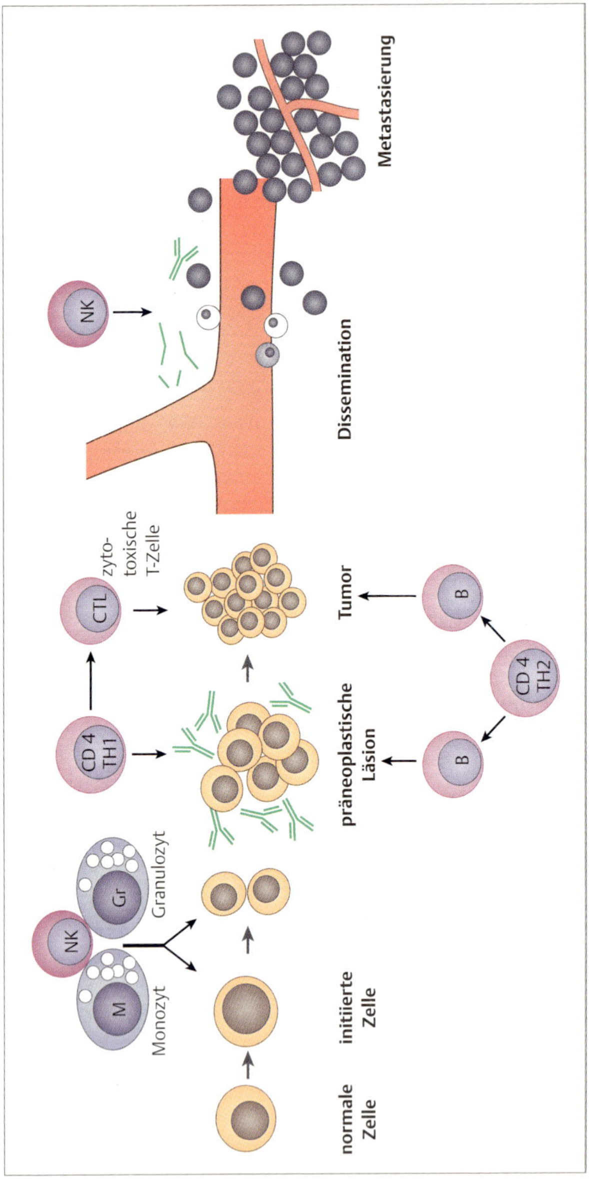

Abb. 12.1 Vereinfachtes Modell der Tumorprogression und Tumorzelldissemination aus immunologischer Sicht (TH: T-Helfer).

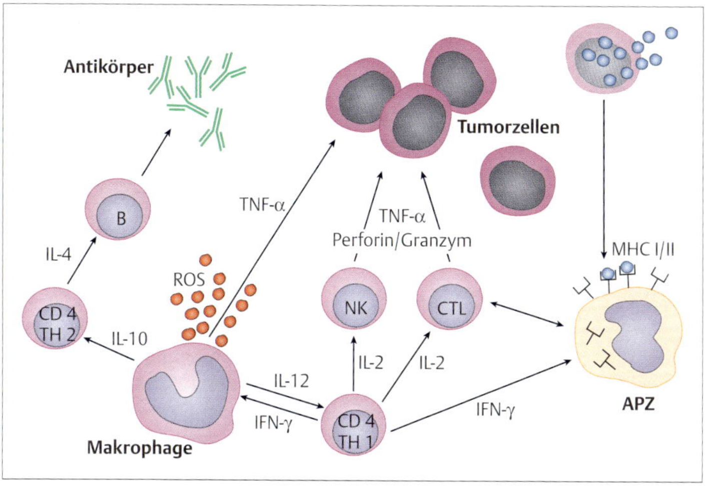

Abb. 12.2 Spezifische Immunabwehr von Tumorzellen. Als Effektorzellen fungieren zytotoxische T-Zellen (CTL) und NK-Zellen, die beide zu zytotoxischen Aktionen gegenüber alterierten Zellen befähigt sind (MHC: major histocompatibility complex).

dann die zytotoxischen CD 8-Zellen, unterstützt durch NK/T-Zellen mit T- und NK-Zell-Rezeptoren, die über eigene Erkennungsmechanismen für Tumorzellen verfügen. Sie attackieren die Tumorzelle über den Perforin-Granzym-Mechanismus und induzieren die Apoptose über den ADCC-Mechanismus (ADCC: antibody-dependent cellular cytotoxicity), wenn Antikörper verfügbar sind. Das Hauptsekretionsprodukt tumoraktivierter Immunzellen ist neben TNF-α das zytotoxische IFN-γ, das zusätzlich die Zellen der unspezifischen Immunabwehr stimuliert. Dendriten, Makrophagen und Lymphozyten bilden einen eng vernetzten Zellring um den Tumor, der die Tumorausbreitung blockiert.

Je wirkungsvoller die Immunreaktionen sind, desto länger ist das metastasenfreie Intervall (Pages et al. 2006).

Tumorzelldissemination

Die wachsende genetische Instabilität des Primärtumors führt im weiteren Verlauf zu veränderten Zellen, die aufgrund veränderter Antigenität die Immunbarriere des Tumors überwinden können und in die Peripherie auswandern (**Abb. 12.1**). Dieser Prozess wird durch tumorspezifische Mechanismen unterstützt. Tumorzellen sezernieren sog. **angiogenetische Faktoren** wie VEGF (vascular endothelial growth factor) oder PDGF (platelet-derived growth factor), die die Blutversorgung des Tumors und den Zugang zur Blutbahn eröffnen. Sie bilden außerdem **Matrixmetalloproteinasen**, die die tumorumgebende extrazelluläre Matrix zerstören und die Migration der Tumorzellen fördern. Durch verschiedene Faktoren wie uPA (urokinase plasminogen activator), PAI-1 (plasminogen activator type 1) oder Thrombin, die nach Intravasation der Tumorzellen ausgeschüttet werden, wird die Überlebensfähigkeit der disseminierten Zellen und ihr Metastasierungspotenzial gesteigert (Algarra et al. 2000). Entscheidend ist schließlich der Verlust von HLA-I-Merkmalen (HLA: humanes Leukozytenantigen) auf neu entstehenden Tumorzellen, der den Zugriff von spezifischen zytotoxischen T-Zellen verhindert. Das Auswandern der Tumorzellen wird durch das **prooxidative entzündliche Milieu** des Tumors begünstigt (s. u.).

Der Abfall des zellulären Redoxgleichgewichts infolge des wachsenden zellulären Glutathiondefizits (s. Kap. 7.1.1, S. 75) bremst die **zytotoxische Aktivität** der CD 8-Zellen und beeinträchtigt ihre Antigenerkennungsfähigkeit durch Schädigung des Antigenrezeptors der T-Zellen, dessen Zeta-Komponente redoxsensitiv ist. Außerdem verschiebt sich das Reaktionsgleichgewicht der T-Zellen vom zytotoxischen TH 1- zum toleranzfördernden TH 2-Funktionstyp (Blattman u. Greenberg 2004).

Den disseminierten Tumorzellen steht schließlich nur noch eine stark eingeschränkte Immunbarriere entgegen. Aufgrund ihrer reduzierten Immunogenität (verminderte/fehlende MHC-Expression) sind sie für die spezifische Immunabwehr kaum noch wahrnehmbar. Die NK-Zellen tragen die Hauptlast der Erkennung und Abtötung dieser Zellen (**„Immunosurveillance“**), unterstützt durch T-Zellen, die über eine Expression aktivierender NK-Zell-Rezeptoren ebenfalls zur unspezifischen Erkennung der Tumorzellen befähigt sind (Pardoll 2001).

Tumorzellen können ihrerseits Faktoren wie TGF-β bilden, die toleranzinduzierend wirken und die Antitumorzytotoxizität blockieren. TGF-β stimuliert die Bildung sog. **regulatorischer T-Zellen**, die ebenfalls toleranzfördernd wirken. Außerdem können Tumorzellen Liganden auf ihrer Oberfläche exprimieren, die aktivierende Rezeptoren auf Immunzellen blockieren.

Inflammation

Seit einigen Jahren wird der Zusammenhang zwischen chronischer Inflammation und Tumorentstehung und -progression stark beachtet (Marx 2004). Vor allem die Rolle der hochpotenten proinflammatorischen COX-2 ist in den Blickpunkt gerückt. Im Zentrum des Geschehens steht auf zellulärer Ebene die Molekülfamilie der sog. redoxsensitiven nukleären Transkriptionsfaktoren wie NF-κB. Sie steuern das Notfallprogramm der Zelle bei Stressorexposition (**Abb. 12.3**). NF-κB aktiviert die gesamte Entzündungskaskade: proentzündliche Zytokine, Enzyme (COX-2), Chemokine, Wachstumsfaktoren, Angiogenesefaktoren, Telomerase etc.

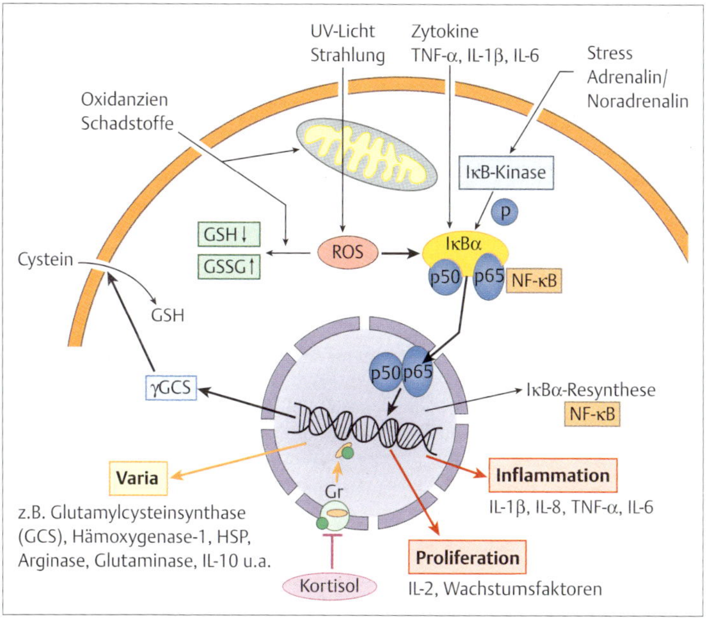

Abb. 12.3 Schlüsselfunktion redoxsensitiver nukleärer Transkriptionsfaktoren in der Induktion inflammatorischer Reaktionen nach Einwirkung von Schadstoffen, Oxidanzien, Zytokinen, Stress (akuter Stress: Noradrenalin, chronischer Stress: Adrenalin; ↑ = erhöht, ↓ = erniedrigt).

12.2 Praktische Anwendung

12.2.1 Nachweis disseminierter Tumorzellen

Der Nachweis von disseminierten Tumorzellen im peripheren Blut ist ein unabhängiger Prognosefaktor epithelialer Tumoren. Methodisch basiert er auf der Detektion von Zellformen, die von Blutzellen nicht exprimierte epitheliale Marker aufweisen, z. B. Zytokeratine (CK) und MAGE-Antigene (MAGE: melanoma antigen family). Da nicht jeder Marker in jeder Tumorart und jeder Tumorzelle exprimiert wird, sollten immer multiparametrische Ansätze durchgeführt werden.

12.2.2 Anti-Tumor-Immunität

Zellulärer Immunstatus

Die „klassische" tumorimmunologische Labormethode ist der zelluläre Immunstatus, der allerdings bis heute nicht rückhaltlos anerkannt ist. Dabei werden die mononukleären Zellen (Monozyten plus Lymphozyten) des Patienten analysiert. Ein komplettes Immunprofil bei Tumorpatienten sollte die in **Tab. 12.1** aufgeführten Marker beinhalten.

Natürliche Killerzellen

Für die Elimination von disseminierten Tumorzellen sind in erster Linie die NK-Zellen (neben den NK-T-Zellen), die nicht auf spezifische Tumorerkennung angewiesen sind, verantwortlich. Sie erkennen die Tumorzellen über ihr verändertes Oberflächenmuster. Da auf den Tumorzellen meist HLA-Merkmale fehlen, sind diese nur für die im Blut patroullierenden NK-Zellen erkennbar (**Immunosurveillance**, **nicht-HLA-restringierte Zytotoxizität**).

Hinweis *Für eine optimale Zytotoxizität ist die Unterstützung durch Zytokine, die v. a. von CD 4-Zellen des TH 1-Funktionstyps sezerniert werden, erforderlich: v. a. IFN-γ, IL-2, TNF-α sowie IL-12. Bei Tumorpatienten entwickelt sich jedoch häufig eine TH 2-Dominanz, sodass durch IL-10 und TGF-β die zytotoxische Immunantwort blockiert wird.*

Tab. 12.1 Relevante Tumormarker.

Tumormarker	Charakteristika
CD 3/CD 4; CD 3/CD 8	Helfer/Suppressor-T-Zellen
CD 3/CD 28+/–	zytotoxische, suppressorische T-Zellen
CD 3/CD 45R0/RA	naive/Memory-T-Zellen
CD 25+/CD 45RA–/CTLA 4+	regulatorische T-Zellen (T_{reg})
CD 3/CD 25/CD 38/HLADR	aktivierte T-Zellen
CD 19	B-Zellen
CD 3 –/CD 56+/CD 16+	NK-Zellen
CD 3+/CD 56+	NK-T-Zellen

■ *NK-Zell-Funktions-Assay*

Die NK-Zell-Zytotoxizität wird anhand der Abtötungsrate der Tumorzellen analysiert. Die spontane Killing-Rate liegt bei ca. 20 % der eingesetzten Tumorzellen und steigt nach IL-2-Stimulation auf > 40 % an.

■ *NK-Zell-Modulator-Assay*

Grundsätzlich lässt sich der Einfluss von Modulatorsubstanzen auf die individuelle NK-Zell-Funktion im In-vitro-Test messen. Diese Untersuchung empfiehlt sich angesichts der enormen Bedeutung der NK-Zell-Funktion nicht nur für die Prävention, sondern vielmehr für den Verlauf von Tumorerkrankungen bei Personen mit abgeschwächter NK-Zell-Aktivität.

■ *T-Zellen*

Sehr häufig verbirgt sich bei Tumorpatienten hinter einem völlig unauffälligen phänotypischen Zellprofil ein gravierender Funktionsdefekt der T-Zellen. Umgekehrt kann ein pathologisches Immunprofil Hinweis auf die aktive Beteiligung am Abwehrprozess sein. Dann ist die Feststellung des TH-Funktionsstatus von besonderem Interesse. Erhebliche Veränderungen der Immunzellfunktion sind allerdings meist Folge der redoxinflammatorischen Situation, des Glutathionabfalls oder tumorinduziert.

■ *Lymphozyten-Transformations-Test*

Klassisches Verfahren der T-Zell-Funktionsanalyse ist der Lymphozyten-Transformations-Test (LTT). Er basiert auf der Tatsache, dass T-Zellen durch (Wieder-) Erkennung eines Antigens aktiviert werden und am Ende eine umfangreichen Kaskade von Aktivierungsschritten expandieren/proliferieren. Im LTT werden daher Patientenzellen mit Antigenen bzw. Mitogenen inkubiert, zuletzt wird durch Zugabe des radioaktiv markierten DNA-Bausteins Thymidin das Ausmaß der DNA-Syntheserate gemessen. Eine Zunahme der Thymidineinbaurate über das 3-fache des Basalzustands hinaus (Stimulationsindex) wird als Beleg einer spezifischen Aktivierung angesehen.

Der LTT bietet bei sorgfältiger Durchführung eine hohe Sensitivität und gute Reproduzierbarkeit, ist allerdings aufwendig, langwierig und teuer.

■ *Zytokinprofil*

Zunehmend werden heute Verfahren bevorzugt, die eine weitergehende Charakterisierung der reaktiven T-Zellen ermöglichen. Hierfür bietet sich der sog. **Immun-Target-Test** (ITT) an, bei dem in Anlehnung an den LTT die Messung des antigen-/mitogeninduzierten Zytokinmusters der T-Zellen erfolgt (Mayer u.

Tab. 12.2 Grundlegende immundiagnostische Parameter des ITT.

Parameter	Charakteristika
IL-2	Signal der T-Zell-Proliferation aufgrund seiner Schlüsselrolle bei der T-Zell-Aktivierung
INF-γ	Maß für die Aktivierung der TH 1-Effektorzellen
IL-10 bzw. IL-4	Maß für den TH 2-Reaktionstyp
TNF-α oder IL-1β	Indikatoren unspezifischer Entzündungsreaktionen

Bieger 2006). Neben der Bestimmung der in **Tab. 12.2** genannten Parameter kann mithilfe von Modellantigenen die von den T-Zell-Rezeptoren unabhängige Stimulierbarkeit der T-Zellen sowie die spezifische, von der T-Zell-Rezeptoren abhängige Immunantwort erfasst werden. Der ITT ermöglicht somit eine detaillierte Analyse des T-Zell-Funktionszustands und zeichnet sich im Vergleich zum LTT durch eine Verkürzung des Verfahrens aus.

T-Zell-Modulator-Assay

Beim T-Zell-Modulator-Assay wird der Effekt von Modulatoren auf die Proliferationsrate bzw. das Funktionsprofil gemessen. Über die Feststellung des Funktionszustands hinaus kann die Wirkung von Modulatoren auf die Proliferation (IL-2) oder den Funktionstyp festgestellt werden. Zusätzlich können auch inflammatorische (TNF-α) oder zytotoxische Reaktionen (INF-γ) untersucht werden (Penz et al. 2002).

Immunitätsmodulierende Faktoren

TGF-β, IL-10

Die Messung der regulatorischen immunsuppressiven Zytokine TGF-β und IL-10, die von den T_{reg} und TH 2-Zellen, aber auch von Tumorzellen selbst gebildet werden können, dient der Feststellung des Tumortoleranzstatus. Erhöhte Konzentrationen bei Tumorpatienten sind negative prognostische Faktoren.

Hinweis *Hohe Serumwerte werden auch bei Autoimmunerkrankungen, starken allergischen Reaktionen oder chronischen Virusinfektionen gefunden.*

L-Glutathion

Bei intrazellulärem Abfall von L-Glutathion sinkt die zytotoxische Aktivität und Proliferationsfähigkeit der Immunzellen (s. Kap. 7, S. 76 f.). Bei starkem Abfall

Tab. 12.3 Proentzündliche Zytokine und zelluläre Entzündungsmarker.

Inflammations-marker	Charakteristika
proentzündliches Zytokin	
IL-6	Induktor der hepatischen CRP-Bildung; sensitiver, reaktiver als CRPs
TNF-α	Maß der unspezifischen Entzündungsaktivität
IL-8	Chemokin, involviert bei der Metastasierung von Tumoren
sIL2r	löslicher IL-2-Rezeptor (soluble IL-2 receptor); Messung der T-Zell-Aktivität
zellulärer Entzündungsmarker	
NF-κB	Messung des aktivierten NF-κB Moleküls nach Abspaltung des Inhibitors I-κB; Steuerung von Entzündung, Wachstum, Angiogenese etc.; Korrelation der NF-κB-Aktivität mit der Tumorprogression
COX-2 5-LOX (5-Lipoxygenase)	neben den proentzündlichen Zytokinen wichtigste Entzündungsmediatoren; Korrelation erhöhter COX-2-Aktivität mit erhöhtem Tumorrisiko und -progression

< 30 % des normalen Gehalts wird die Apoptose induziert. Der Abfall des zellulären Glutathions bei Tumorpatienten verschiebt das TH 1/TH 2-Gleichgewicht zugunsten des tumortoleranten TH 2-Typs und zulasten der Antitumorimmunität und beeinträchtigt außerdem die Funktion der T-Zell-Rezeptoren.

Inflammationsmarker

Der Standardentzündungsmarker CRP-sensitiv (CRPs) liefert nicht immer ausreichende Informationen über die entzündliche Aktivität im Organismus. Eine sensitivere und umfassendere Information ermöglicht die Bestimmung weiterer Inflammationsmarker (**Tab. 12.3**).

Literatur

Algarra I, Cabrera T, Garrido F. The HLA crossroad in tumor immunology. Hum Immunol 2000; 61: 65 – 73

Blattman JN, Greenberg PD. Cancer immunotherapy: a treatment for the masses. Science 2004; 305: 200 – 205

Chattopadhyay S, Mehrotra S, Chhabra A et al. Effect of CD 4+CD 25+ and CD 4+CD 25- T regulatory cells on the generation of cytolytic T cell response to a self but human tumor-associated epitope in vitro. J Immunol 2006; 176: 984 – 90

Cristofanilli M, Budd GT, Ellis MJ et al. Circulating tumor cells, disease progression, and survival in metastatic breast cancer. N Engl J Med 2004; 351: 781 – 91

Cristofanilli M, Mendelsohn J. Circulating tumor cells in breast cancer: advanced tools for tailored therapy? Proc Natl Acad Sci U S A 2006; 103: 17 074 – 17 074

Gu T, Kilinc MO, Egilmez NK. Transient activation of tumor-associated T-effector/memory cells promotes eradication via NK cell recruitment: minimal role for long-term T cell immunity in cure of metastatic disease. Cancer Immunol Immunother 2008; 57: 997 – 1005

Lahm H, Schindel M, Frikart L et al. Selective suppression of cytokine secretion in whole blood cell cultures of patients with colorectal cancer. Br J Cancer 1998; 78: 1018 – 1023

Marx J. Cancer Research. Inflammation and Cancer: the link grows stronger. Science 2004; 306: 966 – 968

Mayer W, Bieger WP. Immundiagnostik in der komplementären Onkologie. Z Orthomol Med 2006; 14: 309 – 319

Pages F, Berger A, Camus M et al. Effector memory T cells, early metastasis, and survival in colorectal cancer. N Engl J Med 2006; 353: 2654 – 2666

Pantel K, Muller V, Auer M et al. Detection and clinical implications of early systemic tumor cell dissemination in breast cancer. Clin Cancer Res. 2003; 15: 6326 – 6334

Pardoll DM. Stress, NK receptors, and immune surveillance. Science 2001; 294: 534 – 536

Pelkey TJ, Frierson HF, Bruns DE. Molecular and immunological detection of circulating tumor cells and micrometastases from solid tumors. Clin Chem 1996; 42: 1369 – 1381

Penz MG, Müller A, Hofstetter S et al. Verbesserte Methode zur Untersuchung des Einflusses von Immunmodulatoren auf die zytotoxische Aktivität natürlicher Killerzellen. LaboratoriumsMedizin 2002; 26: 347 – 353

Simpson AJ, Caballero OL, Jungbluth A et al. Cancer/testis antigens, gametogenesis and cancer. Nat Rev Cancer 2005; 5: 615 – 625

Smyth MJ, Cretney E, Kershaw MH et al. Cytokines in cancer immunity and immunotherapy. Immunol Rev 2004; 202: 275 – 293

Wolf AM, Wolf D, Steurer M et al. Increase of regulatory T cells in the peripheral blood of cancer patients. Clin Cancer Res 2003; 9: 606 – 612

13 Mikrobiologische Therapie

Michael Martin

Die gesunde Darmflora spielt in Zusammenhang mit Tumorerkrankungen in mehrfacher Hinsicht eine Rolle. Einerseits schützt sie den Organismus vor Zellentartung, indem durch die Stoffwechselleistungen einzelner Keimspezies Kanzerogene in der Ingesta zerstört werden bzw. deren Entstehung verhindert wird. Andererseits konnte gezeigt werden, dass die mikrobielle Verstoffwechselung polyphenolischer Verbindungen aus sekundären Pflanzeninhaltsstoffen Spaltprodukte hervorbringt, die einen wirksamen Einfluss auf funktionelle Eigenschaften der Kolonepithelzellen nehmen. Zellproliferation, Apoptose und Signaltransduktion in Zelllinien des Dickdarmkrebses werden durch sie moduliert.

13.1 Grundlagen

Eine herausragende Rolle hinsichtlich der Auswirkung auf die Darmflora spielt die **Ernährung**, deren Zusammensetzung sowohl ihre Wachstumsrate wie auch ihre Stoffwechselaktivität beeinflusst. So bietet eine ballaststoffreiche Ernährung durch einen hemmenden Einfluss auf diejenigen Keimgruppen, die an der Synthese mikrobieller β-Glukuronidase (s. u.) beteiligt sind, einen Schutz vor der Retoxifikation bereits glukuronidierter Kanzerogene (Lapré u. van der Meer 1992).

Unter physiologischen Bedingungen garantiert die **bakterielle Synthese** von Kohlendioxid, Wasserstoff, Methan, Milchsäure, kurzkettigen Fettsäuren (Butyrat, Essigsäure, Propionsäure und Buttersäure) sowie zahlreicher bakterienspezifischer Peptide Schutz und Gesunderhaltung des Wirts.

13.1.1 Wirkmechanismen

Immunmodulierende Flora

Milchsäurebildner tragen maßgeblich zur Stabilisierung des intestinalen Milieus bei und nehmen durch ihre Anwesenheit und Stoffwechselaktivität Einfluss auf die Induktion von immunregulierenden Zytokinen (v. a. von IFN-γ), stimulieren spezifische Abwehrzellen und bewirken die Produktion von Antikörpern im intestinalen Bereich (**Tab. 13.1**). Diese **Immunmodulation** lässt sich mittels oraler Verabreichung hoher Konzentrationen lebensfähiger Laktobazillen stabilisierend ausnutzen.

Tab. 13.1 Dokumentierte Immuneffekte durch Milchsäurebildner wie Lactobacillus acdophilus, Bifidobacterium bifidum oder Bifidobacterium lactis.

Wirkung	Studien-design	Studienbelege
Steigerung der Immunglobuline IgG 2 und IgM im Serum	Tiermodell	Fernandes u. Shahani 1990
Steigerung der Makrophagentätigkeit	Tiermodell	Perdigon et al. 1986
verstärkte Synthese von IL-1α/β, IL-6, IL-10, INF-α, INF-γ, TNF-α	In-vitro-Nachweis	de Simone et al. 1986; Kishi et al. 1996; Miettinen et al. 1996; Rangavajhyala et al. 1997; Solis-Pereyra u. Lemonnier 1993
allgemeine Immunstimulation	Humanstudie	Kishi et al. 1996
Steigerung der Phagozytosetätigkeit von Monozyten und Granulozyten	Humanstudie	Link-Amster et al. 1994; Schiffrin et al. 1997
erhöhte Bildung von IFN-α und Anstieg bei der Granulozyten-Zell-Phagozytose, Steigerung der Immunabwehr	Humanstudie	Arunachalm et al. 2000
B-Zell-Aktivierung bei gleichzeitiger Minderung entzündlicher Darmläsionen	Humanstudie	De Simone et al. 1992
Stimulierung der IFB-γ-Synthese (IFB: human fibroblast interferon) und Vermehrung der NK-Zellen	Humanstudie	Chiang et al. 2000; De Simone et al. 1992
Anstieg der Gesamt-, Helfer- (CD 4+), NK-Zellen und aktivierten T-Lymphozyten	Humanstudie	Gill et al. 2001

Darüber hinaus haben die physiologischen Bakterienstämme einen erheblichen Anteil an der wirksamen **Immunbarriere** innerhalb des Darms (GALT): Zum einen werden Fremdkeime (also auch potenzielle Krankheitserreger) verdrängt, d. h. an einer Ansiedlung bzw. an einem Eindringen in die Schleimhäute gehindert, zum anderen erfolgt eine direkte immunstimulierende Aktivität, die durch die bloße Anwesenheit bzw. durch Abgabe von spezifischen Stoffwechselprodukten der normalen Keimflora gewährleistet wird (s. auch Kap. 5, S. 49).

Tumorhemmende Flora

Laktobazillen und Bifidobakterien

Milchsäurebildner haben einen insgesamt günstigen Einfluss auf die **Glukuronidaseaktivität**: Durch die orale Aufnahme von Lactobacillus acidophilus kann eine Reduktion der kritischen Enzymaktivität erreicht und bei dauerhafter Substitution aufrechterhalten werden (Goldin et al. 1980). Darüber hinaus hemmen sie in besonderem Maß die Aktivität von Keimen mit hoher β-Glukuronidaseaktivität (Gorbach u. Goldin 1992).

Durch den bakteriellen Abbau von Ballaststoffen, v. a. durch die bifidogene Flora, werden verschiedene kurzkettige Fettsäuren wie Acetat, Butyrat sowie Propionat gebildet. Insbesondere **Butyrat** übt einen protektiven Effekt auf die Kolonepithelzellen aus: Mithilfe isolierter Zellkulturen konnte in Abhängigkeit der Butyratkonzentration die Proliferation normaler Epithelzellen erhöht werden (Scheppach 1990; Scheppach u. Kasper 1988). Demgegenüber wird die Proliferation von Karzinomzellen gehemmt, die Apoptoserate erhöht und die Wirkung verschiedener Protoonkogene unterdrückt.

Darüber hinaus kommt dem intestinal gebildeten Butyrat selbst eine tumorprotektive Wirkung zu, da es durch die Induktion der Glutathion-S-Transferasen (Phase-II-Entgiftungsenzyme) zur Entgiftung potenziell mutagener Metabolite beiträgt (Jacobasch et al. 1997). Neben der bakteriellen Milchsäurebildung gewährleistet die Synthese der Fettsäuren außerdem die Stabilisierung des intestinalen pH-Werts der tieferen Darmabschnitte (pH-Wert < 7,0).

Antikanzerogene Effekte durch Milchsäurebildner sind (Watzl u. Leitzmann 2005):
- Immunmodulation; Aktivierung der Tumorabwehr
- Absenkung des intestinalen pH-Werts
- Hemmung fäkaler, Prokanzerogene aktivierender Enzyme
- Bindung und dadurch Inaktivierung von mutagenen Substanzen im Darm
- Verhinderung von DNA-Schäden (Mutationen kritischer Gene)

Eine weitere Studie konnte die Protektion vor Zellentartung auch bei bereits primärbehandelten Patienten mit Kolonkarzinom bestätigen. Dabei beeinflusste die Stabilisierung der Darmflora bzw. die Gabe von Probiotika (pro bios: für das Leben) die Progression der Zellentartung und konnte dem Wiederauftreten von kolorektalen Tumoren vorbeugen (Ishikawa 2005).

Enterococcus faecium

Der Effekt von oral verabreichten Enterococcus faecium auf die **Stimulation der Makrophagenaktivität** wurde im Tiermodell von Ianello et al. (1984) untersucht. Hierzu wurden wässrige Suspensionen von Buccalin (Diplococcus pneumoniae I-II-III; Streptococcus haemolyticus, Staphylococcus aureus und

Haemophilus influenceae), Bioflorin (Enterococcus faecium) und Liobifar (Bacillus subtilis) verwendet. 10 Tage nach Induzierung des Tumors wurden 3 × täglich 1 – 7,5 × 10^9 keimbildende Einheiten gegeben. Nach 20 Behandlungstagen wurde eine Reduzierung der Tumormasse um den Faktor 3 gemessen. Mit allen drei Präparaten konnte eine Stimulierung der Phagozytose sowie ein Anstieg der Makrophagenmotilität erreicht werden.

Escherichia coli

Stoffwechselaktive Escherichia coli Stamm Nissle 1917 zeigten bei Patienten mit chronisch-entzündlichen Darmerkrankungen einen hemmenden Effekt auf die **COX-2-Aktivität** (Otte et al. 2009; s. auch Kap. 12.1, S. 122). Die proinflammatorische Wirkung von COX-2 ist insbesondere bei dieser Patientengruppe mit der Entstehung des Kolonkarzinoms assoziiert.

Tumorfördernde Flora

So wie eine stabile Flora schützt, so können einige unerwünschte Keimspezies zu einer erheblichen Belastung durch endogen-toxische Substanzen führen. Als wesentliche **Endotoxine** sind zu nennen:
- Ammoniak
- Skatol
- Amine
- Schwefelwasserstoff
- Indol
- Phenole
- Fuselalkohole

Alkalische Stoffwechselprodukte entstehen aus der Metabolisierung von Eiweiß durch Clostridien, Proteus oder Enterobakterien. Ammoniak steht beispielsweise im Verdacht, kokanzerogen zu wirken. In diesem Zusammenhang ist zu erwähnen, dass die gesunde Kolonflora Ammoniak als Stickstoffquelle nutzt und somit dessen krebsfördernde Wirkung einschränkt (Jakobasch et al. 1997).

Darüber hinaus konnte beobachtet werden, dass einige Clostridien-Spezies, sog. **NDH-Clostridien** (nuclear dehydrogenating Clostridia), imstande sind, Gallensäuren in ihrer chemischen Struktur so zu verändern, dass daraus karzinogene Verbindungen entstehen (z. B. Zyklopentanophenanthren, 20-Methylcholanthren u. a.). Epidemiologische Stuhluntersuchungen zeigten hinsichtlich dieser Keimgruppen einen signifikanten Keimzahlanstieg bei Kolonkarzinompatienten.

Bacteroides sp. stellen im Dickdarm den zahlenmäßig größten Anteil der obligaten Dickdarmflora dar. Bacteroides verstoffwechseln neben Eiweißen die für den Wirt unverdaulichen Kohlenhydrate wie Pektin oder Xylan. Darüber hinaus können einige Bacteroides-Arten Gallensäuren transformieren, wodurch stark mutagene Substanzen entstehen, die mit der Entstehung von Kolonkarzinom in Verbindung gebracht werden.

13.1.2 Diagnostik

Die moderne mikrobiologische Labordiagnostik ermöglicht mittels Zungen-, Nasen- und Rachenabstrichen sowie Stuhlanalysen einen Einblick in die Besiedelungsverhältnisse des Menschen. Die Ergebnisse der Untersuchung lassen Rückschlüsse auf die Funktion und den Zustand des intestinalen mikroökologischen Milieus, der Darmmukosa und deren immunologische Aktivität zu.

Kulturelle Stuhldiagnostik

In der Regel kann bei Normalbefunden auf eine intakte Mikroflora geschlossen werden. Ein verminderter Nachweis obligater (immer nachweisbarer) und/ oder ein vermehrter Nachweis passagerer (unregelmäßig nachweisbarer) Keime deutet hingegen auf gestörte Floraverhältnisse hin.

Klassischer Florastatus

Quantitative Erfassung von 3 relevanten obligat anaeroben Bakteriengattungen:

- Bacteroides sp.
- Bifidobacterium sp.
- Clostridium sp.

Quantitative Erfassung von 10 relevanten obligat anaeroben bzw. fakultativ anaeroben Bakteriengattungen oder -arten:

- Escherichia coli
- Enterobacter sp.
- Pseudomonas sp.
- Lactobacillus sp.
- Escherichia coli Biovare
- Citrobacter sp.
- Enterococcus sp.
- Klebsiella sp.
- Proteus sp.
- Streptococcus sp.

Ergänzende Stuhlparameter

Die kulturelle Stuhldiagnostik ermöglicht keine Aussagen über die Ursachen einer intestinalen Fehlbesiedelung. Zur korrekten Interpretation der erhobenen Daten ist neben einer Kenntnis der Lebensumstände, Ernährungsgewohnhei-

Tab. 13.2 Sinnvolle Parameterauswahl zur Beurteilung des mikroökologischen Milieus, der Verdauungsfunktionen sowie der Funktion und des Zustands der Mukosa.

fäkaler Parameter	Beurteilung
Florastatus	Differenzierung der wichtigsten Gattungen der aeroben und anaeroben Darmflora
Verdauungsrückstände	Diätfehler, Maldigestion/Malabsorption
Pankreaselastase 1	exokrine Pankreasinsuffizienz
α-1-Antitrypsin	Permeabilitätsstörungen
Calprotectin	entzündliche Veränderungen der Mukosa
sekretorisches IgA (sIgA)	Funktion/Aktivität des darmassoziierten Immunsystems

ten, etwaigen Medikamenteneinnahme sowie Klinik des Patienten die Beurteilung weiterer fäkaler Parameter unverzichtbar (**Tab. 13.2**).

Beurteilung fäkaler pH-Wert-Bestimmungen

Unter physiologischen Bedingungen liegt der pH-Wert im Stuhl in einem Bereich von 5,8 – 6,4 (Normbereich). Verschiebungen des pH-Werts beruhen meist auf einer massiven Vermehrung von Fäulniskeimen, z. B. aufgrund eines Überangebots an Nahrungseiweiß und/oder einer Reduktion der Säuerungsflora. In diesem Fall wäre mit einem Anstieg des pH-Werts, also einer Alkalisierung des Milieus, zu rechnen.

Ein Absinken des pH-Werts in saure Bereiche entsteht durch Überlebensvorteile der Säuerungsflora, z. B. durch ein Überangebot von Kohlenhydraten im Kolon (Gärungsdyspepsie).

13.1.3 Einsatzbereiche

Die Vorstellung, dass mit der oralen Zufuhr lebensfähiger und damit stoffwechselaktiver Keimgruppen diese durch Anhaften an den Schleimhäuten ökologische Nischen besetzen, ist längst überholt. Eine **intakte Darmflora** schützt vielmehr durch die in **Abb. 13.1** genannten Mechanismen, wobei außerdem Rezidiven nach Primärtherapie bei Darmkrebs vorgebeugt werden kann.

Letztlich garantiert eine intakte Symbiontenflora eine nicht minder bedeutsame Schutzschicht für die intestinale Mukosa, was insbesondere in Zusammenhang mit tumordestruktiven Therapien und den entsprechenden Nebenwirkungen im gastrointestinalen Bereich eine Rolle spielt. Bei Patienten mit

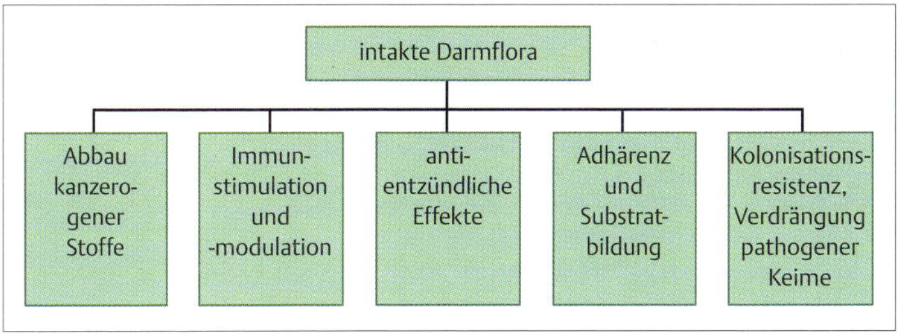

Abb. 13.1 Wesentliche Wirkungen einer intakten Darmflora.

einem anamnestisch bedingten erhöhten Tumorrisiko ermöglicht die regelmäßige Gabe stoffwechselaktiver Milchsäurebildner erwiesenermaßen eine Reduktion des Erkrankungsrisikos.

Für onkologische Patienten besteht der Wert probiotischer Maßnahmen in erster Linie in Form einer Protektion des intestinalen Milieus, der Darmmukosa sowie einer Optimierung der Immunfunktionen. Die damit verbundenen Effekte haben einen bedeutenden Stellenwert hinsichtlich einer Reduktion iatrogener Immunstörungen und/oder intestinaler Mukosaschäden. Darüber hinaus kann bei Patienten nach Kolonkarzinom das Rezidivrisiko gesenkt werden.

13.1.4 Therapieziele

Das Ziel der mikrobiologischen Therapie ist es, durch den Transit stoffwechselaktiver Symbionten deren Substratbildung und letztlich auch deren Zellwandbestandteile zu nutzen, um das intestinale Milieu zu stabilisieren und das immunologische System zu stimulieren/modulieren.

13.2 Praktische Anwendung

Ein wesentlicher Ansatz zur intestinalen Milieustabilisierung zur Wiedererlangung physiologischer Besiedelungsverhältnisse besteht in Form der oralen Zufuhr verschiedener stoffwechselaktiver Keimgruppen.

Der Einfluss immunmodulierender oder milieustabilisierender Eigenschaften mikrobiologischer Produkte kann nur zum Tragen kommen, wenn Funktionsstörungen oder gar Organschäden (z. B. durch Insuffizienzen oder Entzündungen) im Bereich der intestinalen Funktionseinheit erkannt und therapeutisch adäquat berücksichtigt werden.

13.2.1 Allgemeine Richtlinien

Die Möglichkeiten probiotischer Maßnahmen lassen sich sehr gut mit phytotherapeutischen und orthomolekularen Therapieansätzen kombinieren. Zusammenfassend können mikrobiologische Therapien folgende Maßnahmen umfassen:

Stabilisierung des mikroökologischen Milieus

Eine Stabilisierung des mikroökologischen Milieus wird erreicht durch folgende Einflussnahme auf die Bakterienflora:

- Ernährungsumstellung
- Verabreichung stoffwechselaktiver Bakterienkulturen unterschiedlicher Gattungen sowie lebensfähiger, stoffwechselaktiver Coli-Bakterien (z. B. Mutaflor Kapseln)
- Ansäuerung des Darmmilieus (mittels milchsäurehaltiger Getränke sowie Reduktion von tierischen Fetten und Eiweißen in der Ernährung)

Immunmodulation

Zur Immunmodulation eignen sich diverse immunmodulierende Keimgruppen:

- z. B. stoffwechselaktive Lactobacillus casei und Enterococcus faecium
- konzentrierte Lösungen aus lysiertem Escherichia coli
- lebensfähige, stoffwechselaktive Coli-Bakterien

Entzündungshemmung

Hier sind entzündungshemmende Probiotika, Phytotherapeutika sowie orthomolekulare Substanzen indiziert:

- lebensfähige, stoffwechselaktive Escherichia coli Stamm Nissle
- Extrakte aus Curcuma
- konzentrierte Lösungen aus lysiertem Escherichia coli

Stabilisierung der anatomischen Strukturen und Funktionen

Eine Stabilisierung kann durch eine Wiederherstellung bzw. den Schutz der anatomischen Barrierefunktion (z. B. Schleimhautregeneration) erreicht werden. Hierfür bieten sich z. B. folgende Substanzen an:

- mukosaspezifische Wirkstoffe (Lösung aus lysierten Escherichia coli)
- orthomolekulare Substanzen wie L-Glutamin, Kalzium-D-Pantothenat, Zink, Vitamin D, Vitamin B_6, β-Karotin, Selen, Mangan, Kupfer (z. B. Muco Zink; s. auch Kap. 5, S. 42 ff.)

Außerdem kann eine Unterstützung der Funktion von Magen, Pankreas, Leber/Galle mithilfe folgender Maßnahmen nötig sein:

- Einsatz stimulierender und regulierender Phytotherapeutika (z. B. Curcu-Truw, Hepar-SL forte etc.)
- Enzymsubstitution

13.2.2 Therapiemaßnahmen

Folgende Charakteristika der eingesetzten Keimspezies sind bei der mikrobiologischen Therapie zu beachten:

- ausreichend hohe Konzentration (Tagesdosis: 10^9 lebensfähige Keime jeder Spezies)
- hohe Säureresistenz (Magenpassage)
- hohe metabolische Aktivität
- Lagerungsstabiltät (ca. 3 Jahre)
- angepasstes Wirkspektrum der Keimspezies (Zusammenstellung, milieustärkende Fähigkeiten)

Die Therapie ist immer als Langzeitmaßnahme zu planen (Monate oder sogar Jahre).

Hinweis *Eine unverzichtbare Begleitmaßnahme ist eine Ernährungsumstellung, die sich grundsätzlich an den Regeln der Vollwertkost orientieren sollte. Da Zucker und Alkohol die intestinale Permeabilität erhöhen, ist eine entsprechende Einschränkung notwendig.*

Praktische Hinweise

Zur Prävention und Reduktion von Rezidivrisiken bei Darmkrebs sowie zur komplementären Therapie bieten sich die in **Tab. 13.3** aufgeführten Therapiemaßnahmen an.

Sollte zur **Intensivierung** der Immunmodulation und des Mukosaschutzes eine Applikation von Escherichia-coli-Extrakten notwendig sein, kann das Schema in **Tab. 13.4** angewendet werden. Diese sollte möglichst 8 Tage vor, während und bis 14 Tage nach aggressiver Therapie zusätzlich erfolgen.

Tab. 13.3 Mikrobiologische Therapiemaßnahmen in der Onkologie.

	Prävention und Reduktion von Rezidivrisiken bei Darmkrebs	**komplementäre Begleittherapie**
Therapie	• regelmäßige Einnahme hochkonzentrierter, stoffwechselaktiver Milchsäurebildner zur Milieustabilisierung und moderaten Immunmodulation • regelmäßige Ballaststoffaufnahme • bevorzugter Verzehr milchsauer vergorener Nahrungsmittel oder Getränke • allgemeine Ernährungsumstellung	• zur Intensivierung der Immunmodulation und des Mukosaschutzes vor, während und nach aggressiver Therapie zusätzliche parenterale Applikation von Extrakten aus Escherichia coli (**Tab. 13.4**) • regelmäßige Ballaststoffaufnahme • bevorzugter Verzehr milchsauer vergorener Nahrungsmittel oder Getränke • allgemeine Ernährungsumstellung
Präparat	**proBiotik pur***: 1 × 1 Portion/d enthält je 2×10^9 von: • Bifidobacterium bifidum • Lactobacillus acidophilus • Lactobacillus casei • Lactococcus lactis • Lactobacillus salivarius	**proBiotik sport**: 1 × 1 Portion/d enthält je 2×10^9 von: • Bifidobacterium bifidum • Bifidobacterium lactis • Enterococcus faecium • Lactobacillus casei • Lactococcus lactis • Lactobacillus salivarius **Colibiogen**, p. o.: 1 – 2 × 5 ml/d enthält zellfreie Lösung aus lysierten Escherichia coli Stamm Laves
Darreichung	in 125 ml Kanne-Brottrunk oder Heirler-Diätkurmolke, ca. 30 min vor einer Mahlzeit	gemischt in 125 ml Kanne-Brottrunk oder Heirler-Diätkurmolke, ca. 30 min vor einer Mahlzeit
Ballaststoffe	**praeBiotik 3 Pulver***: 1 × 1 Portion/d enthält als wasserlösliche Ballaststoffe: • Inulin 65 % • Oligofructose 30 % • Topinambursaftpulver 5 %	**praeBiotik 3 Pulver***: 1 × 1 Portion/d enthält als wasserlösliche Ballaststoffe: • Inulin 65 % • Oligofructose 30 % • Topinambursaftpulver 5 %

* Beide Produkte sind auch als Kombipackung erhältlich.

Tab. 13.4 **Therapieschema zur parenteralen Applikation von Escherichia-coli-Extrakten.**

Zeitpunkt	Dosis
vor Beginn der Therapie	0,167 ml Colibiogen inject/kg KG in 250 ml 0,9 %iger NaCl-Lösung, i. v.
therapiebegleitend	2 ml Colibiogen inject alle 1 – 2 d, i. m./i. v.
im therapiefreien Intervall und an injektionsfreien Tagen	3 × 5 ml Colibiogen/d, p. o., ca. 30 min vor den Mahlzeiten

Literatur

Arunachalam K, Gill HS, Chandra RK. Enhancement of natural immune function by dietary consumption of Bifidobacterium lactis (HN019). Eur J Clin Nutr 2000; 54: 263 – 267

Chiang BL, Sheih YH, Wang LH et al. Enhancing immunity by dietary consumption of a probiotic lactic acid bacterium (Bifidobacterium lactis HN019): optimization and definition of cellular immune responses. Eur J Clin Nutr 2000; 54: 849 – 855

De Simone C, Salvadori BB, Negri R et al. The adjuvant effect of yoghurt on production of γ-interferon by Con a-stimulated human peripheral blood B lymphocytes. Nutr Rep Int 1986; 33: 419 – 433

De Simone C, Ciardi A, Grassi A et al. Effect of Bifidobacterium bifidum and Lactobacillus acidophilus on gut mucosa and peripheral blood B lymphocytes. Immunopharmacol Immunotoxicol 1992; 14: 331 – 40

Fernandes CF, Shahani KM. Anticarcinogenic and immunological properties of dietary lactobacilli. J Food Protect 1990; 53: 704 – 710

Gill HS, Rutherfurd KJ, Cross ML et al. Enhancement of immunity in the elderly by dietary supplementation with the probiotic Bifidobacterium lactis HN019. Am J Clin Nutr 2001; 74: 833 – 839

Goldin BR, Swenson L, Dwyer J et al. Effect of Diet and Lactobacills acidophilus supplements on human fecal bacterial enzymes. J Natl Cancer Inst 1980; 64: 255 – 261

Gorbach SL, Goldin BR. Nutrition and the Gastrointestinal Microflora. Nutr Rev 1992; 50: 378 – 381

Iannello D, Bonina L, Delfino D et al. Effect of oral administration of a variety of bacteria on depressed macrophage functions in tumour bearing rats. Ann Immunol (Paris) 1984; 135 C: 345 – 352

Ishikawa H. Randomized trial of dietary fiber and Lactobazillus casei administration for prevention of colorectal tumors. Int J Cancer 2005; 116: 762 – 767

Jacobasch G, Schmiedl D, Schmehl K. Darmkrebsprävention durch resistente Stärke? Ernahr Umsch 1997; 44: 369 – 373

Kishi A, Uno K, Matsubara Y et al. Effect of the oral administration of Lactobacillus brevis subsp. coagulans on interferon-α producing capacity in humans. J Am Coll Nutr 1996; 15: 408 – 412

Lapré JA, van der Meer R. Dietary modulation of colon cancer risk: the roles of fat, fiber and calcium. Trends in Food Science & Technology 1992; 3: 320 – 324

Lidbeck A, Nord CE, Gustafsson JA et al. Lactobacilli, anticarcinigenic activities and human intestinal microflora. Eur J Cancer Prev 1992; 1: 341 – 353

Link-Amster H, Rochat F, Saudan KY et al. Modulation of a specific humoral immune response and changes in intestinal flora mediated through fermented milk intake. FEMS Immunol Med Microbiol 1994; 10: 55 – 63

Miettinen M, Vuopio-Varkila J, Varkila K. Production of human tumor necrosis factor α, interleukin-6, and interleukin-10 is induced by lactic acid bacteria. Infect Immun 1996; 64: 5403 – 5405

Otte JM, Mahjurian-Namari R, Brand S et al. Probiotics regulate the expression of COX-2 in intestinal epithelial cells. Nutr Cancer 2009; 61: 103 – 113

Perdigon G, de Macias ME, Alvarez S et al. Effect of perorally administered lactobacilli on macrophage activation in mice. Infect Immun 1986; 53: 404 – 410

Rangavajhyala N, Shahani KM, Sridevi G et al. Nonlipopolysaccharide component(s) of Lactobacillus acidophilus stimulate(s) the production of interleukin-1 α and tumor necrosis factor-α by murine macrophages. Nutr Cancer 1997; 28: 130 – 134

Scheppach W, Kasper H. Die Bedeutung von Ernährungsfaktoren für die Entstehung gatrointestinaler Tumoren. Dtsch Med Wochenschr 1988; 113: 306 – 310

Scheppach W. Ernährung und Tumorerkrankungen – Ergebnisse klinisch experimenteller Studien. Aktuel Ernahrungsmed 1990; 15: 139 – 43

Schiffrin EJ, Brassart D, Servin AL et al. Immune modulation of blood leukocytes in humans by lactic acid bacteria: criteria for strain selection. Am J Clin Nutr. 1997; 66: 515 S– 520 S

Solis Pereyra B, Lemonnier D. Induction of 2'-5' A synthetase activity and interferon in humans by bacteria used in dairy products. Eur Cytokine Netw 1991; 2: 137 – 40

Watzl B, Leitzmann C. Bioaktive Substanzen in Lebensmitteln. 3. Aufl. Stuttgart: Hippokrates; 2005

14 Misteltherapie

Günther Stoll

Unter den komplementären Therapieverfahren in der Onkologie nimmt die Mistelextrakttherapie in vielerlei Hinsicht eine Sonderstellung ein und steht im deutschen Sprachraum meist auf einem der ersten Plätze, wenn nicht sogar an der Spitze der verwendeten Verfahren.

„Das Festhalten an mystisch gefärbten Theorien einerseits und das Ringen um naturwissenschaftlich basierte Evidenz andererseits stellt die Mistel und die daraus abgeleiteten Arzneimittel in ein fulminantes Spannungsfeld zwischen Hoffen und Wissen" (Vollmar u. Dingermann 2005). Sah Rudolf Steiner (1925) die Mistel ursprünglich als eine alternative Therapie (also anstatt einer tumorreduktiven Standardtherapie), so weist man ihr heute realistischerweise die Stellung einer begleitenden, supportiven Methode zu.

14.1 Grundlagen

Die **Evidenzbasis** zur immunologischen und klinischen Wirkung von Mistelextrakten ist inzwischen ungeheuer breit und vielfältig. Eine umfassende Monografie (Kienle u. Kiene 2003) listet allein über 3000 Literaturstellen auf. Auch eine englische Monografie liegt vor (Büssing 2000). Regelmäßig finden Mistelsymposien statt, die in Fortschrittsberichten dokumentiert werden (zuletzt Scheer et al. 2005, 2009).

In einem Cochrane-Review zur Evidenzbasis der Misteltherapie in der Onkologie haben Horneber et al. (2008) aus der vorliegenden Literatur insgesamt 80 Studien identifiziert. Von den 21 in die Übersicht einbezogenen Studien lieferten 13 Daten zur Verlängerung der Überlebenszeit, 7 zur Tumor-Response, 16 zur Verbesserung der Lebensqualität bzw. zum Nebenwirkungsmanagement, 12 zu Nebenwirkungen der Misteltherapie selbst; insgesamt umfassen diese Studien 3484 randomisierte Krebspatienten. Während die Autoren nun bei der Frage nach der Verlängerung der Überlebenszeit oder der progressfreien Zeit durch Misteltherapie die Datenlage für nicht ausreichend einstufen, sehen sie doch Hinweise darauf, dass sich die Lebensqualität positiv beeinflussen lässt. Darüber hinaus stufen sie die Misteltherapie als nebenwirkungsarm und gut verträglich ein.

Immer mehr kristallisiert sich heraus, dass die Misteltherapie als ein Baustein einer **komplementären Basistherapie** angesehen werden kann, der sehr gut mit der onkologischen Standardtherapie und weiteren komplementären Verfahren kombinierbar ist. Nach dem heutigen Wissenstand bietet die Misteltherapie dem Patienten ein akzeptables Verhältnis von Kosten, Nutzen und Risiko.

Hinweis *Grundvorrausetzung für den Erfolg einer kunstgerecht durchgeführten, komplementären Misteltherapie ist die richtige Positionierung innerhalb des therapeutischen Gesamtkonzepts und die Adaptierung an die aktuelle Therapiephase der konventionellen Behandlung.*

Fertigpräparate

Häufig wird die Misteltherapie allein der anthroposophischen Medizin zugeordnet, obwohl sie auch auf der Basis einer rationalen Phytotherapie durchgeführt werden kann. Mistelpräparate sind zudem nicht beliebig austauschbar, sondern unterscheiden sich in ihrer Art, Zusammensetzung und Dosierung sowie klinischen Fundierung zum Teil erheblich (**Tab. 14.1**).

Tab. 14.1 Einteilung der Mistelpräparate, Zusammenstellung gemäß Roter Liste 2008. Alle Informationen nach Herstellerangaben, soweit verfügbar.

Präparategruppe	Eigenschaften	Präparate (Markteinführung)	Auswahl klinischer Arbeiten
phytotherapeutische Mistelpräparate*①	• Normierung auf Mistellektin-1 (ML-1) • ohne Zusätze • Wirtsbaum Pappel • im Allgemeinen nur eine Stärke	Eurixor (1990)	Lenartz et al. (2000); Schumacher et al. (2002)
		Lektinol (1997)	Semiglasov et al. (2004)
anthroposophische Mistelpräparate②	• gemäß der anthroposophischen Therapierichtung • ggf. Zusatz von Metallsalzen • verschiedene Wirtsbäume • sehr unterschiedliche Dosierungen	Iscador (1926)	Augustin et al. (2005)
		Abnobaviscum (1972)	Mabed et al. (2004)
		Helixor (1976)	Schierholz u. Schlodder (2003 b); Piao et al. (2004)
unklar definierte Präparate	• ohne Angaben zum Lektingehalt • ohne klinische Arbeiten	Cefalektin (1999)	–

* positive Aufbereitungsmonografie der Kommission E, Phytotherapie, Bundesanzeiger Nr. 228 vom 05. Dezember 1984
Übersichtsarbeiten zu ①: Stoll (2005); zu ②: Kienle u. Kiene (2007); Schierholz u. Schlodder (2003 a)

Pharmakologie der Mistel

Die Mistel enthält eine Vielzahl pharmakologisch interessanter Inhaltsstoffe, die intensiv analysiert und in ihrer Struktur erforscht werden (Überblick bei Kreis 2009). Dazu zählen beispielsweise die Phenylpropane, Flavonoide, Viscotoxine und die bisher allenfalls in Ansätzen untersuchten Polysaccharide. Inwieweit all diese Substanzen zu den Wirkungen der Mistelgesamtextrakte beitragen, ist nicht vollständig bekannt.

Standards

Die Ursache für die Entwicklung der lektinstandardisierten Präparate lag im Nachweis der immunmodulierenden Eigenschaften des ML-1 (**Abb. 14.1 a**). Leider werden die Begriffe Standardisierung und Normierung nicht immer präzise eingesetzt. Die **Standardisierung** umfasst alle Maßnahmen, die zu einer reproduzierbaren Qualität der pflanzlichen Droge und des daraus hergestellten Extrakts führen. In diesem Sinne sind eigentlich alle Mistelpräparate standardisiert. Eine **Normierung** liegt dann vor, wenn eine Einstellung auf einen festgelegten Normwert (mit Mindest- und Höchstgrenze) erfolgt, und zwar bezogen auf eine Substanz oder Substanzgruppe, die als wirksamkeitsbestimmend gilt. Auf den Gehalt an ML-1 normiert sind nur die zwei phytotherapeutischen Mistelpräparate (**Tab. 14.1**). Dennoch hat sich der Begriff **Lektinstandardisierung** allgemein durchgesetzt, sodass er hier beibehalten werden soll.

Therapiekosten

Die jährlichen Ausgaben für Mistelextrakte liegen derzeit in Deutschland bei etwa 30 Mio. Euro. Dies klingt zunächst beeindruckend, relativiert sich jedoch schnell bei Betrachtung der durchschnittlichen Therapiekosten/Woche (ohne Therapiepausen): Sie reichen von ca. 17,– bis weit über 25,– Euro (Stand: November 2009).

14.1.1 Wirkmechanismen

Etwa Mitte der 1980er-Jahre erfolgte der Nachweis der immunmodulierenden Wirkung der Mistellektine (wenn auch noch mit starker Betonung der Immunotoxizität), wobei v. a. ML-1 im Mittelpunkt der weiteren Forschungen stand. Inzwischen ist auch die Struktur von ML-1 (**Abb. 14.1 a**) ausgehend von den Aminosäuresequenzen der A- und B-Kette über Computer-Modeling und Röntgenstrukturanalyse aufgeklärt.

Man geht heute davon aus, dass wässrige Mistelextrakte im Wesentlichen zwei Wirkungen auslösen, die auf das ML-1 zurückgehen. Bei relativ niedrigen

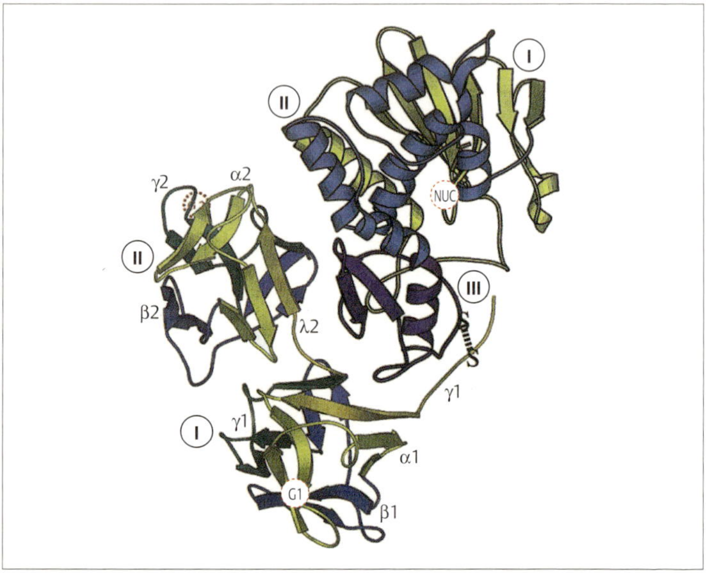

Abb. 14.1a Struktur von ML-1 (nach Vorlage der Arbeitsgruppe Voelter, Tübingen).

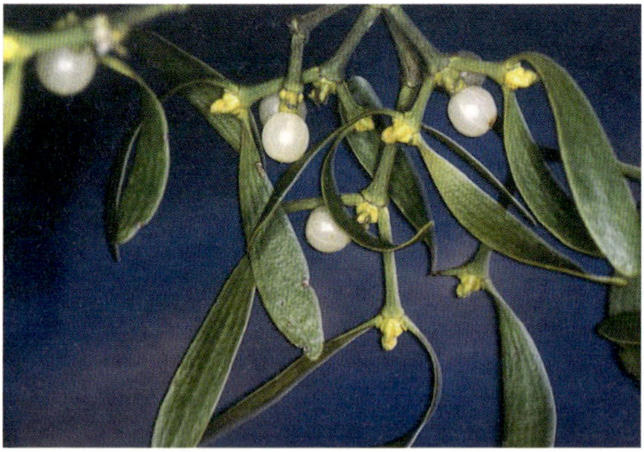

Abb. 14.1b Habitus von Viscum album L. (Weißbeerige Mistel).

Tab. 14.2 Die Wirkungen einer Misteltherapie und ihre korrespondierenden Zeitschienen.

Wirkung	Zeitschiene
Immunstimulation	sofort nachweisbar – unmittelbares Einsetzen nach subkutaner Injektion
Verbesserung der Lebensqualität	ca. 6 – 8 Wochen – verstärkte Endorphinfreisetzung, in mehreren Studien gezeigt
Auswirkungen auf tumorrelevante Parameter	nach ca. 3 Jahren konsequent durchgeführter Mistelextrakttherapie

Lektinkonzentrationen wirken sie immunmodulierend, während sie in wesentlich höheren Konzentrationen **zytotoxisch** reagieren. Letztere Wirkung ist wahrscheinlich auf die Auslösung einer Apoptose zurückzuführen. Dabei bindet die B-Kette des ML-1 an die Zellmembran und schleust die eigentlich zytotoxische A-Kette in die Zelle ein. Dort kann sie entweder die Proteinsynthese an den Ribosomen hemmen oder eine Endonukleaseaktivierung verursachen; beides führt schließlich zur Apoptose.

Bei den kommerziell zugänglichen Mistelextrakten wird jedoch nicht die zytotoxische, sondern die **immunmodulierende Wirkung** genutzt. Die Aktivierung des zellulären und humoralen Immunsystems lässt sich anhand der signifikanten Steigerung bestimmter Zellzahlen nachweisen, beispielsweise der T-Helfer- und der NK-Zellen. Außerdem zeigt sich eine verstärkte Expression bestimmter Aktivitätsmarker, beispielsweise des IL-2-Rezeptors (s. Kap. 12, S. 119 ff.).

Man geht heute davon aus, dass mit einer konsequent durchgeführten Misteltherapie (s. u.) drei wesentliche Wirkungen erzielt werden können, die zeitlich verschieden auftreten (**Tab. 14.2**):

- **Immunstimulation** durch Aktivierung des zellulären und humoralen Immunsystems
- Steigerung der gesundheitsbezogenen **Lebensqualität** (wahrscheinlich durch Aktivierung des psychoneuroimmunologischen Netzwerks, Freisetzung von Zytokinen und β-Endorphin)
- Bei bestimmten Tumoren (z. B. Gliome WHO-Grad III/IV, manche Stadien des Mammakarzinoms) ergaben sich Hinweise auf eine **Verlängerung der rezidivfreien bzw. der Überlebenszeit**.

14.1.2 Diagnostik

In der Praxis werden immer wieder zahlreiche immunologische Laborparameter wie Lymphozytenzahl, Anzahl der NK-Zellen sowie gelegentlich auch Funktionstests wie die Bestimmung der NK-Zell-Zytotoxizität und die Testung der Granulozytenfunktion durchgeführt (s. Kap. 12.2, S. 124 ff.). Eine generelle Empfehlung zur Erhebung dieser Laborparameter kann hier nicht gegeben werden. Angesichts der oft sehr teuren Methoden gilt es im Einzelfall abzuwägen, ob die Untersuchungen für klinische Fragestellung überhaupt relevant sind.

14.1.3 Einsatzbereiche

Die Positionierung einer Misteltherapie im Gesamtrahmen einer Tumorbehandlung wird in den beiden Gruppen durchaus unterschiedlich vorgenommen.

Anthroposophische Misteltherapie

Der Einsatz erfolgt ab der Diagnose durchgängig bis in die Tumornachsorge, d. h. auch während der tumorreduktiven Standardtherapie, ohne Unterschied bei soliden und nichtsoliden Tumoren (Lymphome, Leukämien) und ohne Kopplung an eine bestimmte (Immun-)Diagnostik.

Charakteristika der anthroposophischen Misteltherapie sind:

- wechselnde Dosierungen der eingesetzten Extrakte
- Anwendung von Extrakten verschiedener Wirtsbäume bei verschiedenen Tumorarten
- (teilweise) der Zusatz von Metallsalzen (z. B. Quecksilbersalzen)

Die Mistelextrakte werden getrennt nach Herkunft der Misteln von verschiedenen Wirtsbäumen und in verschiedenen Extraktkombinationen angeboten, wobei es Serienpackungen mit ansteigendem Extraktgehalt gibt (z. B. Serie 0, I, II). So können die Präparate individuell an die Reaktionslage des Patienten angepasst eingesetzt werden (z. B. nach Rötung und Schwellung an der Injektionsstelle, Körpertemperatur, Allgemeinbefinden). Die meisten Therapeuten sehen eine (meist) dosisabhängige Lokalreaktion von bis zu 2,5 cm Durchmesser als erwünscht an, größer sollte sie aber nicht sein. Serienpackungen sind für die sog. **rhythmische Anwendung** geeignet, bei der sich die Extraktkonzentration im Verlauf der Therapie ändert.

Phytotherapeutische Misteltherapie

Der Beginn erfolgt ab Diagnose der Erkrankung mit Vortestung und Dosissteigerung, gefolgt von einer Pause während der tumorreduktiven Behandlung (da hier die Gabe von hoch dosiertem **Selen** [s. Kap. 8, S. 82 ff.] und **Peptiden** [s. Kap. 15, S. 156 ff.] möglicherweise sinnvoller ist). Der hauptsächliche Einsatz findet in der Tumornachsorge statt. Ein Einsatz ist nur bei soliden Tumoren indiziert, da bei nichtsoliden die (allerdings bislang nie nachgewiesene) Möglichkeit besteht, dass durch eine Immunstimulation auch maligne Zellen im blut- bzw. immunzellbildenden System angeregt werden könnten. Manchmal wird empfohlen, die Indikation für eine Misteltherapie durch eine Immundiagnostik zu stellen und nur bei deutlichem Immundefizit einzusetzen, dabei sollte man aber nicht die oft viel wichtigere Anwendung im Bereich der Steigerung der Lebensqualität und der Kompensation von tumorassoziiertem Fatigue-Syndrom außer Acht lassen.

Die Präparate stammen ausnahmslos von der Pappel, enthalten keine weiteren Zusätze und liegen in einer konstanten Konzentration vor. Die Dosierung erfolgt dabei nach Lektingehalt/kg KG.

Es gibt zwei Varianten der phytotherapeutischen Misteltherapie:

- Durchführung einer **alleinigen Misteltherapie** ohne weitere Immunstimulanzien (**Abb. 14.2**): Nach Einstellung der Standardtherapie 3 Monate Therapie mit jeweils 2×/Woche 1 Amp. Mistelextrakt, s.c. an der Bauchdecke injiziert. Dann 6 Wochen Pause, dann wieder 3 Monate Therapie, und so fort, mindestens über die Zeit der Tumornachsorge.
- Durchführung einer **Misteltherapie im Wechsel mit anderen Immunstimulanzien**: Nach Einstellung der Therapie 3 Monate Therapie mit jeweils 2×/Woche 1 Amp. Mistelextrakt, s.c. an der Bauchdecke injiziert. Dann 3 Monate Therapie z.B. mit xenogenen Peptiden (s. Kap. 15, S. 156 ff.), dann wieder 3 Monate Misteltherapie und so fort, mindestens über die Zeit der Tumornachsorge.

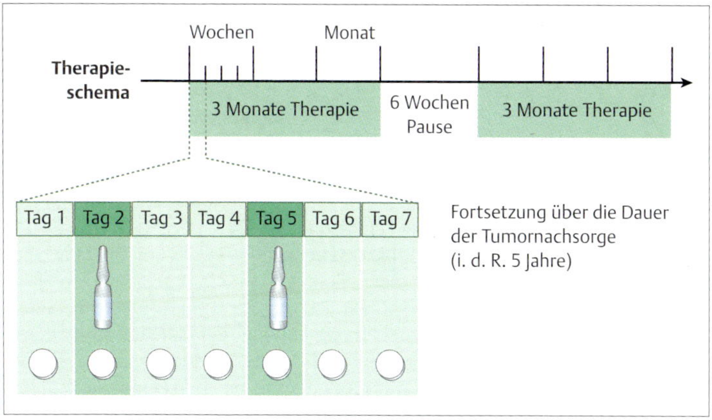

Abb. 14.2 Durchführung einer Misteltherapie am Beispiel des Präparats Eurixor (Schema). Die Tabletten stehen für die tägliche unterstützende Gabe von Selen als Natriumselenit.

Ein solcher Wechsel zwischen verschiedenen Immunstimulanzien (Schumacher u. Stoll 2003) ist insofern sinnvoll, als der Patient stets unter immunaktivierender Therapie steht, aber jeweils unterschiedliche Zielzellen im Immunsystem angeregt werden. Xenogene Peptide stimulieren vorwiegend T-Helfer-Zellen, Mistelextrakte besonders NK-Zellen. Der Immunschutz insgesamt wird so aufrechterhalten, eine Überstimulierung einzelner Immunzellgruppen aber vermieden.

14.1.4 Mögliche Einschränkungen

Immer wieder wurde in den letzten Jahren die Möglichkeit einer Förderung des Tumorwachstums durch Mistelextrakte diskutiert (Tumor-Enhancement), obwohl keine klinischen Daten dazu vorliegen und präklinische Arbeiten, die dies zu belegen schienen, einer Kontrolle durch unabhängige Arbeitsgruppen nicht standhielten. So muss man zusammenfassend feststellen:

- Trotz umfangreicher Dokumentation gibt es keine in der medizinischen Fachliteratur festgehaltenen Fälle von Tumorstimulation durch eine Mistelextrakttherapie.
- Eine Tumorstimulation könnte theoretisch möglicherweise durch eine IL-6-Freisetzung ausgelöst werden, ein Nachweis eines kausalen Zusammenhangs steht aber noch aus.

Ob man die nichtsoliden Tumoren unter den gegebenen Umständen in konkreter Form als Kontraindikation aufnehmen sollte, ist grundsätzlich zu erwägen. Ein gesichertes Risikopotenzial scheint auch hier nicht gegeben zu sein, wie viele Publikationen zu diesem Thema nahelegen (Kienle u. Kiene 2003; Scheer et al. 2005, 2009). Die Anwendung bei soliden Tumoren ist wegen der positiven Wirkungen beim Patienten durchaus sinnvoll (s. o.).

Nebenwirkungen und Komplikationen

Eine intrakutane Testung zeigt oft keine Reaktion, bei Dosissteigerung ist eine **lokale Reaktion** (Rötung, ggf. Juckreiz, subkutane Verhärtung) möglich; dies ist in den meisten Fällen **keine allergische**, sondern eine entzündliche Antwort. Solange der Durchmesser der Lokalreaktion < 2,5 cm liegt, genügt es meist, die Dosierung etwas zurückzunehmen und 2 – 3 Wochen beizubehalten, ehe die Dosissteigerung wieder aufgenommen wird. Bei Durchmessern > 5 cm empfiehlt sich ein Aussetzen der Therapie bis zum Abklingen der Reaktionen. Falls an Extremitäten gespritzt wird, können eventuell auftretende Reaktionen durch die Bewegungen der Gliedmaßen deutlich verstärkt werden.

Cave *Echte allergische Reaktionen (Urtikaria, Quincke-Ödem, anaphylaktischer Schock) sind extrem selten, kommen aber vor.*

Kontraindikationen

Kontraindiziert ist die Misteltherapie bei **akut entzündlichen und hochfieberhaften Erkrankungen** sowie bekannten **Allergien** gegen Mistelextrakt. Die früher oft angeführte Kontraindikation „intrazerebrale Tumoren und Metastasen" (meist bezogen auf mögliche Hirndrucksteigerung, wie sie durch Iscador beobachtet worden sein sollen) lässt sich nicht aufrechterhalten; **Lymphome** und **Leukämien** stellen möglicherweise relative Kontraindikation dar.

14.2 Klinische Studien

Die Wertung der Misteltherapie im Rahmen klinischer Studien ist stets kontrovers diskutiert worden. Befürworter weisen auf die große Zahl an Publikationen mit weitgehend übereinstimmenden Ergebnissen hin, Gegner betonen, die Qualität der Studien sei nicht ausreichend. Inzwischen liegen allerdings valide Kohortenstudien vor, die in diesem Kontext beispielhaft erläutert werden sollen.

Die erste publizierte Kohortenstudie (EBM-Evidenzgrad 2 b; s. **Tab. 1.1**, S. 4) von Schumacher et al. (2002) erfasste 689 Patientinnen mit **Mammakarzinom** (470 Kontroll- und 219 Therapiepatientinnen) aus 27 randomisierten Studienzentren. In der Therapiegruppe, die mit einem normierten Mistelpräparat (Eurixor) komplementär behandelt wurde, kam es im Vergleich zur Kontrollgruppe zu einer signifikanten **Reduktion von initial vorhandenen krankheits- bzw. therapiebedingten Symptomen** (**Abb. 14.3 a**). In der Therapiegruppe wurde eine völlige Symptomfreiheit statistisch signifikant häufiger erreicht. So verschwand das Symptom Nausea in der Verumgruppe in 74,5 % der Fälle, gegenüber der Kontrollgruppe mit nur 15,9 %. Ähnlich stark war auch die Auswirkung auf die Emesis, während Tumorschmerzen und Depression weniger deutlich reduziert wurden. Die Zahl der Rezidive im Nachbeobachtungszeitraum war in der Therapiegruppe (2,78 %) geringer als in der Kontrollgruppe (5,22 %). Es ergab sich eine **Verlängerung der Zeit bis zum Lokalrezidiv** um 30 Wochen (**Abb. 14.3 b**). Die tumorbedingte Mortalität wurde durch Misteltherapie nicht beeinflusst. Auch bezüglich Metastasierung und Überlebenszeit wurden zwischen Therapie- und Kontrollgruppe keine signifikanten Unterschiede festgestellt. Hierfür sind längere Beobachtungszeiten notwendig.

Anlass für die folgende Kohortenstudie war eine Zwischenauswertung zu angeblich vermehrt auftretenden Hirnmetastasen durch die Anwendung von Iscador bei der misteltherapeutischen Behandlung **maligner Melanome**, die in der endgültigen Publikation von Kleeberg et al. (2004) nicht gestützt, in Fachkreisen allerdings kontrovers diskutiert wurde.

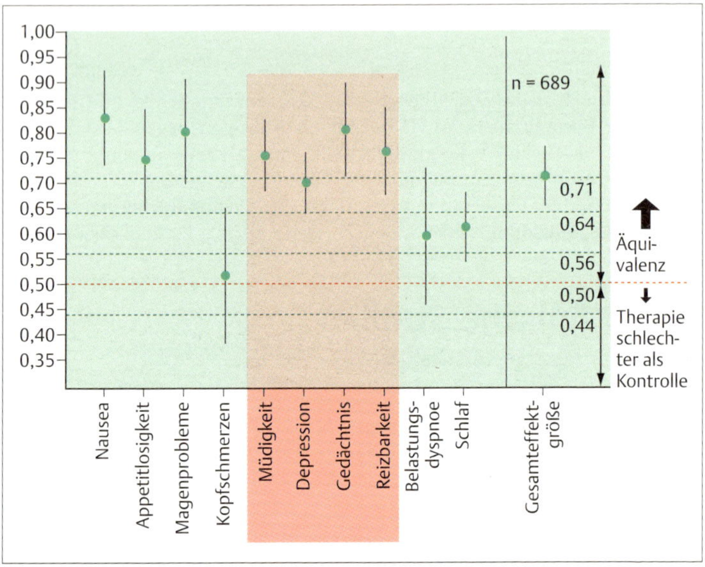

Abb. 14.3 a Reduktion tumor- und therapiebedingter Symptome.

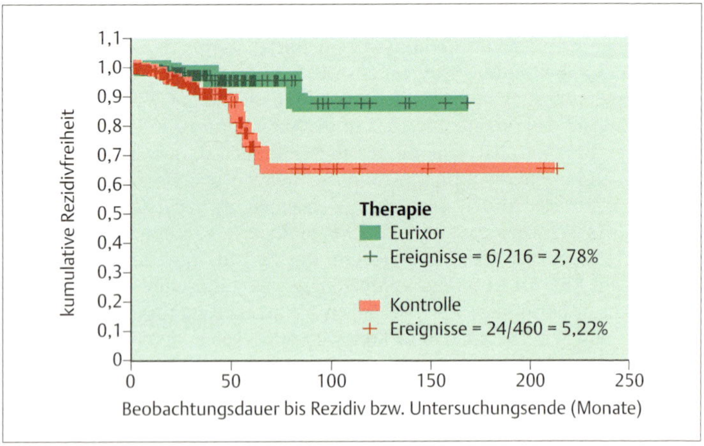

Abb. 14.3 b Verlängerung der Zeit bis zum Lokalrezidiv durch komplementäre Misteltherapie (Schumacher et al. 2002).

In einer Kohortenstudie von Augustin et al. (2005) bei Patienten mit malignem Melanom mit mittlerem bis hohem Risiko (UICC-Stadium II/III) nach vollständiger Tumorresektion (insgesamt 686 Patienten, davon 329 mit Misteltherapie, 357 Kontrolle) wurden die Wirkungen des Mistelextrakts Iscador erfasst. Die Misteltherapie lief über durchschnittlich 30 Monate. 11 Patienten (3,3%) zeigten systemische unerwünschte Reaktionen, 42 (12,8%) hatten typische Lokalreaktionen, bei 6 Patienten wurde die Misteltherapie abgebrochen. Lebensbedrohliche Nebenwirkungen, Todesfälle aufgrund misteltherapiebedingter Nebenwirkungen oder auch ein Tumor-Enhancement wurden nicht beobachtet. Dagegen waren die Häufigkeit von Lungenmetastasen und das adjustierte Hazard-Ratio für Hirnmetastasen in der Misteltherapiegruppe **signifikant geringer** als in der Kontrollgruppe. Außerdem wurde ein signifikant längeres Überleben in der Misteltherapiegruppe beobachtet (Mortalitätsrate 8,9% vs. 10,7%). Die Gesamtüberlebenszeit, das tumorfreie Überleben und das hirnmetastasenfreie Überleben waren ebenfalls signifikant erhöht.

14.3 Praktische Anwendung

14.3.1 Allgemeine Richtlinien

Der Einsatz der Misteltherapie orientiert sich an der entsprechenden Therapierichtung (**Tab. 14.3**).

Hinweis *Zunächst erfolgt mit 0,1 ml Mistelextrakt bei streng intrakutaner Applikation ein Test auf eine mögliche allergische Neigung. Zeigt sich auch nach 48 h keine Reaktion, kann der Mistelextrakt subkutan (möglichst Bauchdecke) verabreicht und die Dosis (z. B. 0,2 ml; 0,5 ml; 0,7 ml; 1 ml) so lange gesteigert werden, bis eine optimale immunstimulierende Erhaltungsdosis von 0,5 – 1 ng ML-1/kg KG (z. B. jeweils 2 ×/Woche 0,5 – 1 Amp. lektinnormierter Mistelextrakt) erreicht wird.*

Die **Kriterien** für eine konsequent durchgeführte Misteltherapie sind:

- Dosierung nach Herstellerangaben
- möglichst frühzeitiger Beginn (enger Anschluss an Primärtherapie)
- ausreichend lange Durchführung (> 3 Jahre inklusive Therapiepausen)
- aufbauend auf gut durchgeführte Standardtherapie

Tab. 14.3 Indikation der Misteltherapie in verschiedenen Krankheitsphasen.

Therapiephase	Misteltherapie	Bemerkungen
diagnostische Phase	(ja)	intrakutane Vortestung wegen möglicher Mistelallergie; ggf. Beginn der Dosissteigerung
Primärtherapie	ja/nein (je nach Therapierichtung)	phytotherapeutische Misteltherapie: Aussetzen während Chemo-, Strahlentherapie bzw. Operation anthroposophische Misteltherapie: Fortsetzung in dieser Phase
adjuvante Phase	ja	hier ggf. Misteltherapie in den Pausen zwischen den adjuvanten Chemotherapiezyklen
aktive Nachsorge	ja	in der normalen Dosierung, möglichst zeitnah zur Tumorreduktion
Rezidivtherapie	(ja)	phytotherapeutische Misteltherapie: Aussetzen der Misteltherapie; erst bei erneuter Tumorreduktion, möglichst zeitnah anthroposophische Misteltherapie: Fortsetzung in dieser Phase

Applikationsformen

Die **intravenöse Applikation** von hoch dosierten Mistelextrakten als palliative Therapie hat in den letzten Jahren an Bedeutung verloren. Sie ist zwar prinzipiell möglich, es besteht aber doch die Gefahr eines anaphylaktischen Schocks oder anderer ernster Komplikationen (Kienle u. Kiene 2003). Außerdem stehen andere Therapieoptionen mit vergleichbarem Einfluss auf die Lebensqualität, aber ohne entsprechende Risiken zur Verfügung (z. B. Hochdosis-Selen-Therapie in Verbindung mit normaler subkutaner Misteltherapie). Die überwiegende Mehrzahl der Anwendungen dürfte daher **subkutan per Injektion an der Bauchdecke** erfolgen, zumal sich der Patient nach entsprechender Anleitung die Mistelextrakte selbst injizieren kann. In eher seltenen Fällen werden (vorwiegend anthroposophische) Mistelextrakte auch **intraläsional** oder **intrapleural** gespritzt.

14.3.2 Synergistische Verfahren

Eine sorgfältig abgestimmte Kopplung konventioneller und komplementärer Therapien hat sich bei der Behandlung mit Mistelextrakten bewährt (Schumacher u. Stoll 2003; Pfeifer et al. 2006). Im Folgenden sind hierzu mögliche Therapieschemata aufgezeigt.

Supplementierung von Spurenelementen

Heute gilt als weitgehend gesichert, dass eine Immuntherapie, z. B. mit Mistelextrakten, mit der Supplementierung von Spurenelementen, allen voran Selen, in ausreichend hoher Dosierung einhergehen sollte (s. Kap. 8, S. 82 ff.).

Peptidtherapie

Oft werden nicht nur Mistelextrakte, sondern auch andere immunstimulierende Therapeutika wie etwa Peptide verschiedenen Ursprungs eingesetzt (s. Kap. 15, S. 156 ff.). Hier kann man folgende Faustregeln zur Anwendung formulieren:

- **Leber-Milz-Peptide** haben sowohl eine antiemetische Komponente als auch eine stark immunregenerierende Wirkung. Deshalb kommen sie zusammen mit hohen Selenkonzentrationen sowohl während der tumordestruktiven Maßnahmen zum Einsatz als auch anschließend am Beginn der Tumornachsorge, soweit beim Patienten in dieser Phase supportive Maßnahmen notwendig sind.
- Ist dies nicht erforderlich, beginnt man stattdessen möglichst umgehend mit der Anwendung von **Mistelextrakten**. Im Regelfall wird man 2 ×/Woche 0,5 – 1 Amp. geben, und zwar zunächst für eine Dauer von 3 Monaten. Danach wechselt man zu einem anderen Therapieprinzip, nämlich zu
- **Thymuspeptiden**, die ebenfalls 3 Monate eingesetzt werden, jeweils 2 ×/Woche 1 Amp. s. c. oder i. m. Da hier kein so enges Dosis-Wirkungs-Optimum wie bei Mistelextrakten vorgegeben ist, kann hier die Dosis bei Bedarf (z. B. gleichzeitige chronisch-rezidivierende Infektionen) erhöht werden.

Bei einem guten bis noch akzeptablen Allgemeinzustand wird man dann den vierteljährlichen Wechsel zwischen Mistelextrakt und Leber-Milz- bzw. Thymuspeptiden beibehalten. Dies sollte, zumindest in Bezug auf die Misteltherapie, über 3 – 5 Jahre fortgeführt werden. Verschlechtert sich dagegen der Zustand des Patienten wieder oder wird gar eine erneute tumorreduktive Therapie notwendig, werden begleitend Leber-Milz-Peptide in Kombination mit der erforderlichen Selensubstitution eingesetzt.

14.3.3 Stellenwert der Methode

Die Misteltherapie stellt eine sinnvolle und weitgehend unkomplizierte komplementäre Therapie dar, die als phytotherapeutische Misteltherapie v. a. in der adjuvanten Therapiephase und in der Tumornachsorge, als anthroposophische Misteltherapie im Verlauf der gesamten onkologischen Behandlung eingesetzt wird. Die Erstattung durch die gesetzlichen Krankenkassen wird derzeit uneinheitlich gehandhabt, so ist die phytotherapeutische Misteltherapie nur in der Palliativtherapie erstattungsfähig. Die Misteltherapie dient der Immunstimulation, der Verbesserung der Lebensqualität und der Verminderung der tumorassoziierten Fatigue-Symptomatik. Richtig und lange genug durchgeführt scheinen mit der Misteltherapie auch positive Auswirkungen auf die rezidivfreie bzw. die Gesamtüberlebenszeit verbunden zu sein.

Literatur

Augustin M, Bock PR, Hanisch J et al. Sicherheit und Wirksamkeit der komplementären Langzeitbehandlung von primären malignen Melanomen mit mittlerem bis hohem Risiko (UICC/AJCC-Stadium II und III) mittels standardisiertem fermentierten Mistelextrakt (Viscum album L.). Arzneimittelforschung 2005; 55: 38 – 49

Büssing A, ed. Mistletoe. The Genus Viscum. Amsterdam: Harwood Academic Publishers; 2000

Horneber MA, Bueschel G, Huber R et al. Mistletoe therapy in oncology. Cochrane Database Syst Rev 2008; 16: CD 003 297

Kienle GS, Kiene H. Die Mistel in der Onkologie. Fakten und konzeptionelle Grundlagen. Stuttgart: Schattauer; 2003

Kienle GS, Kiene H. Complementary cancer therapy: A systematic review of prospective clinical trials on anthroposophic mistletoe extracts. Eur J Med Res 2007; 12: 103 – 119

Kleeberg UR, Suciu S, Bröcker EB et al. Final results of the EORTC 18 871/DKG 80-1 randomised phase III trial: rIFN-α2 b versus rIFN-γ versus ISCADOR M versus observation after surgery in melanoma patients with either high-risk primary (thickness > 3 mm) or regional lymph node metastasis. Eur J Cancer 2004; 40: 390 – 402

Kreis W. Fortschritte bei der Strukturaufklärung von Inhaltsstoffen der Mistel. In: Scheer R, Alban S, Becker H, Holzgrabe U, Hrsg. Die Mistel in der Tumortherapie 2. Aktueller Stand der Forschung und klinische Anwendung. Essen: KVC; 2009: 17 – 29

Mabed M, El-Helw L, Shamaa S. Phase II study of viscum fraxini-2 in patients with advanced hepatocellular carcinoma. Br J Cancer 2004; 90: 65 – 69

Lenartz D, Dott U, Menzel J et al. Survival of glioma patients after complementary treatment with galactoside-specific lectin from mistletoe. Anticancer Res 2000; 20: 2073 – 2076

Pfeifer B, Preiß J, Unger C, Hrsg. Onkologie integrativ. München: Urban & Fischer; 2006

Piao BK, Wang YX, Xie GR et al. Impact of complementary mistletoe extract treatment on quality of life in breast, ovarian and non-small cell lung cancer patients. A prospective randomized controlled clinical trial. Anticancer Res 2004; 24: 303 – 310

Scheer R, Bauer R, Becker H, Fintelmann V, Kemper FH, Schilcher H, Hrsg. Fortschritte in der Misteltherapie. Aktueller Stand der Forschung und klinische Anwendung. Essen: KVC; 2005

Scheer R, Alban S, Becker H, Holzgrabe U, Hrsg. Die Mistel in der Tumortherapie 2. Aktueller Stand der Forschung und klinische Anwendung. Essen: KVC; 2009

Schierholz JM, Schlodder D. Komplementäre Tumortherapie mit Mistelextrakten – eine aktuelle Übersicht. Dtsch Z Onkol 2003 a; 35: 124 – 133

Schierholz JM, Schlodder D. Komplementäre Tumortherapie mit standardisiertem Mistelgesamtextrakt. Ergebnisse einer kontrollierten prospektiv-randomisierten Multicenterstudie. Dtsch Z Onkol 2003 b; 35: 186 – 194

Schönekaes K, Micke O, Mücke R et al. Anwendung komplementärer/alternativer Therapiemaßnahmen bei Patientinnen mit Brustkrebs. Forsch Komplementarmed Klass Naturheilkd 2003; 10: 304 – 308

Schumacher K, Schneider B, Reich G et al. Postoperative komplementäre Therapie des primären Mammakarzinoms mit lektinnormiertem Mistelextrakt – eine epidemiologische, kontrollierte, multizentrische retrolektive Kohortenstudie. Dtsch Z Onkol 2002; 34: 106 – 114

Schumacher K, Stoll G. Das Integrative Konzept – Ein Vorschlag zur Therapieoptimierung. Dtsch Z Onkol 2003; 35: 37 – 51

Semiglasov VF, Stepula VV, Dudov A et al. The standardised Mistletoe extract PS76A2 improves QoL in patients with breast cancer receiving adjuvant CMF chemotherapy: a randomised, placebo-controlled, double-blind, multicentre clinical trial. Anticancer Res 2004; 24: 1293 – 1302

Stoll G. Viscum album und EBM – Zur Studienlage der lektinnormierten Misteltherapie. In: Scheer R, Bauer R, Becker H, Fintelmann V, Kemper FH, Schilcher H, Hrsg. Fortschritte in der Misteltherapie. Aktueller Stand der Forschung und klinische Anwendung. Essen: KVC; 2005: 437 – 447

Vollmar A, Dingermann T. Immunologie. Grundlagen und Wirkstoffe. Stuttgart: Wissenschaftliche Verlagsgesellschaft; 2005

Weis J, Bartsch HH, Hennies F et al. Complementary medicine in cancer patients: demand, patient's attitudes and psychological beliefs. Onkologie 1998; 21: 144 – 149

15 Peptidtherapie

Günther Stoll

Die Anwendung chromatografisch standardisierter Peptidgemische aus Thymus bzw. Leber und Milz war bis Ende 2008 eine der am häufigsten durchgeführten komplementären Therapiemethoden in der Onkologie. Der Nutzen für den Patienten besteht v. a. in einer Aktivierung des Immunsystems, der Infektprophylaxe und einer Verbesserung der Lebensqualität.

Umso bedauerlicher ist es, dass zum Jahreswechsel 2008/2009 die meisten der bislang verfügbaren Fertigarzneimittel vom Markt genommen werden mussten, da ihnen die Nachzulassung verweigert worden war. Damit wurde nicht nur das Therapiespektrum deutlich eingeschränkt, sondern bis zu einem gewissen Grad sicherlich auch eine Verlagerung der Anwendung hin zu den ungenügend charakterisierten, unsicheren Frischextrakten verursacht, die im Hinblick auf den Verbraucherschutz kritisch zu bewerten ist.

15.1 Grundlagen

Bereits seit den frühen 1950er-Jahren wurden kombinierte Leber-Milz-Extrakte zur unspezifischen Immunstimulation eingesetzt, da man sich davon zusätzlich einen tumorhemmenden Effekt versprach. Thymusextrakte kamen sogar schon zu Beginn des 20. Jahrhunderts zum Einsatz.

Stellung von Thymus und Milz in der Immunabwehr

Thymus und Milz stehen bis zu einem gewissen Grad stellvertretend für die beiden Zweige der spezifischen Immunabwehr: der **zellulären** und der **humoralen Komponenten** (s. Kap. 12.1, S. 119 ff.). Über die vermittelnde Stellung der T-Helfer-Zellen sind aber auch die unspezifischen Komponenten der Immunabwehr unmittelbar integriert.

Der **Thymus** ist eine zweilappige Drüse, die hinter dem Brustbein liegt, und sich histologisch in eine dunklere Rinde (Cortex) und ein helleres Mark (Medulla) differenzieren lässt. Im Cortex sind Thymozyten (Vorstufe von T-Lymphozyten) eingelagert zwischen den Rindenepithelzellen (Thymusepithelzellen). Im Gegensatz zu den Epithelzellen sind die lymphatischen Zellen in reger Teilung begriffen. Die Epithelzellen produzieren eine Reihe von Peptiden, die in die Regulation der Lymphozytenentwicklung eingreifen und darüber hinaus über die Blutbahn in andere Organe gelangen können. Aufgrund der teilweise unterschiedlichen Wirk- und Bildungsorte wurde früher der Begriff „Thymushormone“ verwendet, der allerdings – da nicht generell zutreffend –

besser durch Thymuspeptide bzw. -faktoren ersetzt werden sollte. Die zentrale Aufgabe des Thymus besteht in der Ausbildung von T-Lymphozyten, die nach abgeschlossener Entwicklung durch die Erkennung körpereigener MHC-Moleküle und körperfremder Antigene die spezifische Immunabwehr bilden.

Die bohnenförmige, beim Erwachsenen etwa 150 g schwere **Milz** macht zwar nur 0,2 % des Körpergewichts aus, erhält aber 4 % der Gesamtdurchblutung des menschlichen Körpers. Sie ist als einziges lymphatisches Organ direkt in den Blutkreislauf eingeschaltet und kann als Kontroll- und Filtrationsorgan angesehen werden. In der Milz werden einerseits alte Erythrozyten ausgesondert und junge zur Reifung angeregt, andererseits mikrobielle Erreger und Antigene aus der Blutbahn isoliert. Man geht heute davon aus, dass ein antigenspezifischer Lymphozyt in der Milz „sein" Antigen trifft und so eine effektive Immunantwort ausgelöst wird. Plasmazellen, die sich bevorzugt auch in der roten Pulpa finden, werden dabei zur Antikörperproduktion angeregt.

Organopeptide

Als Organopeptide bezeichnet man **Oligo- und Polypeptide aus Milz, Leber und Thymus** mit immunologischen Wirkungen. Unterschieden werden:

- **Frischextrakte** sind grobe Zubereitungen aus Organen, die häufig ohne Aufreinigungsschritte und ohne Qualitätssicherung hergestellt werden. Diese unterliegen nicht der Arzneimittelüberwachung und das Risiko für nachteilige Folgen (Infektionen wie BSE, Allergisierungen) liegt beim Anwender, nicht beim Hersteller.
- **Fertigarzneimittel** sind aufgereinigte (Einzel-)Substanzen oder Substanzgruppen aus standardisierten Herstellungsverfahren. Diese unterliegen der Qualitätssicherung und Arzneimittelüberwachung. Für den Verbraucher bestehen keine Risiken aufgrund der Beachtung amtlich vorgeschriebener Sicherheitskriterien. Die Risikohaftung liegt beim Hersteller. Sie sind im Allgemeinen preiswerter als Frischextrakte.

15.1.1 Wirkmechanismen

Obwohl die biochemischen Grundlagen und die Details des molekularbiologischen Wirkmechanismus nicht vollständig aufgeklärt sind, liegt bereits eine Reihe klinischer Erfahrungen vor, die einen Einsatz von standardisierten Peptidgemischen im Rahmen komplementärmedizinischer Tumortherapien begründen. Dabei zeigen Thymuspeptide allgemein eine ausgeprägte Wirkung auf die durch T-Zellen vermittelte Immunfunktion, während Leber-Milz-Peptide auch myeloprotektiv und antiemetisch wirksam sind.

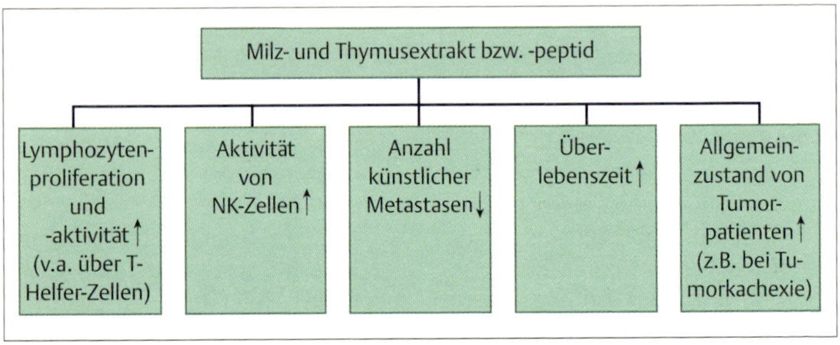

Abb. 15.1 Wesentliche Wirkungen von Milz- und Thymusextrakten bzw. -peptiden (↑ = erhöht, ↓ = erniedrigt).

Pharmakologische Wirkungen

Milz- und Thymusextrakte sowie kurzkettige chemisch-synthetische Analoga von Milz- und Thymuspeptiden zeichnen sich in vivo und in vitro durch die in **Abb. 15.1** aufgeführten pharmakologischen Wirkungen aus. Milzpeptide zeigen zudem positive Wirkungen bei prolongiertem Erbrechen und mindern Übelkeit und Haarausfall im Gefolge einer Chemotherapie. Gemische von Leber- und Milzpeptiden bewirken darüber hinaus eine Erhöhung der Phagozytoseaktivität.

Klinische Effekte

Als klinische Effekte der Organopeptide werden vorwiegend eine **Verringerung der Nebenwirkungen** der Chemotherapie (Müdigkeit, Tumorkachexie, Alopezie, Erbrechen) und eine **Verbesserung der Abwehrfunktion** beschrieben.

Inzwischen richten sich sowohl die Grundlagen- wie auch die klinischen Forschungen verstärkt auf einzelne gut charakterisierte Peptide wie das Thymosin α1 (Goldstein u. Garaci 2007). Darüber hinaus werden auch Wirkungen von Peptiden wie etwa dem Prothymosin α1 untersucht, die über die immunologischen Effekte hinausgehen (z. B. Wirkungen auf Zellskelett und Aktinfilamente oder auch Neuroprotektion; Ueda 2008). Eine Auswahl einzelner, bereits gut charakterisierter Thymuspeptide zeigt **Tab. 15.1**.

Pentapeptide als Wirkepitope größerer Peptide aus Thymus (z. B. Thymopentin aus Thymopoietin) und aus Milz (z. B. Splenopentin aus Splenin) haben eine ausgeprägte immunstimulierende Wirkung. **Thymopentin** induziert eine T-Zell-Differenzierung, eine verstärkte IL-2-Synthese und eine verstärkte NK-Zell-Aktivität. **Splenopentin** induziert eine T- und B-Zell-Differenzierung und stimuliert die NK-Zell-Zytotoxizität. Die Wirksamkeit dieser Pep-

Tab. 15.1 Einige gut charakterisierte Thymuspeptide (nach Goldstein u. Badamchian 2004).

Poly- bzw. Oligopeptide	Molekulargewicht (Da)	immunbiologische Wirkungen
Prothymosin α1	12 000	Vorstufe von Thymosin α1
Thymopoietin II	5600	Reifung von Prothymozyten zu Thymozyten; Stimulation der T-Helfer-Lymphozyten
Thymosin β4	5000	Stimulation der Makrophagenaktivität
THF (thymic humoral factor)	3400	Beeinflussung der intrathymischen Reifung lymphoider Zellen
Thymosin α1	3100	Reifung und Differenzierung von Thymozyten; Erhöhung der Lymphokinproduktion in Makrophagen, Stimulation der IFN-Synthese
Thymosin α7	2500	Aktivierung der T-Suppressor-Zellen
Thymulin (FTS)	1000	Induktion der T-Zell-Differenzierung im Prothymozytenstadium
Thymopentin	680	wirksames Epitop des Thymopoietins

tide ist durch In-vivo-Studien an Tier und Mensch belegt. Dabei aktiviert Thymopentin vorwiegend die T-Zell-Antwort, während Splenopentin eher auf die humorale Komponente der Immunantwort wirkt bzw. auch eine Aktivierung von Makrophagen und Vorläuferzellen des Knochenmarks induziert.

Fertigarzneimittel

Die derzeit als Fertigarzneimittel zur Verfügung stehenden Präparate sind in **Tab. 15.2** aufgeführt. Teilweise liegen auch Nahrungsergänzungsmittel auf Thymusbasis vor (z. B. Thymo-Glanduretten, Thym-Uvocal plus u. a.).

15.1.2 Diagnostik

Die immunologische Diagnostik ist derzeit weitgehend auf die T-Zellen und die Wirkung der **Thymuspeptide** beschränkt (Stoll 2005):

- Meist wird ein ungefähres **T-Zell-Defizit** festgestellt (CD 3+-Zellen, 60 – 75 % der zirkulierenden Lymphozyten, absolut 700 – 2200 Zellen/µl).

Tab. 15.2 Fertigarzneimittel mit Organopeptiden als Wirkstoff (laut Roter Liste 2008). Die kursiv gesetzten Präparate sind in Deutschland nicht mehr erhältlich.*

Präparat (Darreichungsform)	Inhaltsstoff, Herkunft, Charakterisierung
Factor AF2 (Injektionslösung)	Milz- und Leberextrakt, Schwein, Polypeptide < 10 000 Da
Neythymun (Tropfen und Injektionslösung)	homöopathischer Thymusextrakt, Rind und Schwein
Polyerga (Injektionslösung und Dragees)	Milzextrakt, Schwein, Oligopeptide (Injektionslösung) sowie Oligo- und Polypeptide (Dragees)
Thymoject (Injektionslösung)	Thymusextrakt, Kalb, Polypeptide
Thymophysin (Injektionslösung)	Thymusextrakt, Kalb, aufgereinigte niedermolekulare Thymuspeptidfraktion (Thymostimulin)
Thymorell (Injektionslösung)	homöopathischer Thymusextrakt, Rind
Thym-Uvocal (Injektionslösung und Kapseln)	Thymusextrakt, Rind, niedermolekulare Thymuspeptide

* Bei Bedarf kann ggf. auf ausländische Thymuspräparate zurückgegriffen werden (z. B. den Thymusextrakt Doskar aus Österreich).

- Häufig findet man auch Angaben zum **CD 4/CD 8-Verhältnis**, also dem Verhältnis T-Helfer-Zellen zu Suppressor- bzw. zytotoxischen T-Zellen. Dieses Verhältnis liegt beim Gesunden zwischen 1,1 und 1,7 (Martin 2002). Unter diesem Wert spricht man von Hypoergie (zur Dämpfung neigender Immunregulation), darüber von Hyperergie (zu stark reagierendes T-Zell-System).

In vielen Fällen werden diese einfachen Angaben genügen. Da das Immunsystem jedoch starken Alterungserscheinungen unterworfen ist (Immunseneszenz; **Tab. 15.3**), kann es sinnvoll sein, noch weitere Parameter abzufragen (s. Kap. 12.2, S. 126 f.). Bei Tumorpatienten sind diese Erscheinungen der Immunalterung häufig noch verstärkt, dazu kommt die Immunsuppression durch die notwendige tumorreduktive Therapie.

Ergibt sich schließlich ein generell schlechter Allgemeinzustand beim Patienten, möglicherweise mit der Gefahr einer Kachexie, ist der Übergang zu **Leber-Milz-Peptiden** indiziert; ihr Einsatz wird somit nicht von Laborparametern, sondern vom klinischen Verlauf abhängig gemacht.

Tab. 15.3 Alterungsprozesse im Immunsystem (Stoll 2005).

	Folgen
Gesamtorgan	• Thymusinvolution • Hypoplasie der lymphatischen Organe • Lymphozyten-Pool ↓
natürliche Zytotoxizität	• NK-Zell-Aktivität ↓
zelluläre Immunität	• TH 1-TH 2-Shift • naive T-Zellen ↓ • Zytokinsekretion ↓ • DTH-Reaktion (DTH: delayed type hypersensitivity) ↓
humorale Immunität	• B-Zellen ↓ • Antikörperrepertoire ↓ • Impfantwort ↓
unspezifische Immunität	• Makrophagenfunktion ↓ • oxidativer Burst ↓

↓ = vermindert

15.1.3 Einsatzbereiche

Mit der Peptidtherapie kann eine Unterstützung der Immunfunktion bei allen Tumorerkrankungen (soliden Tumoren), auch vor einer Operation und während (z. B. Leber-Milz-Peptide) oder nach einer Bestrahlung und Chemotherapie, erreicht werden. In dieser Funktion der Immunstimulation und Immunroboration gehen die Anwendungsgebiete außerhalb der Onkologie weit darüber hinaus: So können xenogene Peptide eingesetzt werden bei allen Immundefiziten, z. B. geriatrisch bedingten Immunschwächen, chronisch-rezidivierenden Infekten oder auch präventiv in Ergänzung zu Impfungen, die ja lediglich das humorale Immunsystem stimulieren. Sie kommen neben der längerfristigen Anwendung in der ergänzenden Tumortherapie auch kurzfristig in Form von Regenerationskuren zum Einsatz.

15.1.4 Mögliche Einschränkungen

Bei chemisch-synthetisch hergestellten kurzkettigen Oligopeptiden können Risiken weitgehend ausgeschlossen werden. Der Einsatz von Peptidgemischen, die aus tierischen Organen extrahiert werden, beinhaltet naturgemäß gewisse Risiken, z. B. das der Allergisierung oder der Übertragung von konventionellen oder unkonventionellen Erregern (BSE; s. u.). Solche Risiken sind allerdings nur bei Frischextrakten gegeben.

Bei Fertigarzneimitteln sind im Rahmen der GMP-Herstellung (GMP: good manufacturing practice) sowohl risikoreduzierende Herstellungsschritte wie auch engmaschige Qualitätskontrollen eingebunden, die z. B. die Übertragung von Erregern ausschließen. Darüber hinaus erfolgen weitere Kontrollen, z. B. auf den Gehalt an Schwermetallen, Hormonen oder Antibiotika aus nicht fachgerechter Tierfütterung.

Nebenwirkungen und Komplikationen

Milz- und Thymuspräparate werden überwiegend sehr gut vertragen. Nebenwirkungen treten wegen hoher Sequenzhomologie mit den entsprechenden menschlichen Peptiden selten bis allenfalls gelegentlich auf. Das Allergiepotenzial ist verhältnismäßig niedrig, bei hoch aufgereinigten Präparaten geringer als bei Rohextrakten; eine Unverträglichkeit von Hilfsstoffen ist jedoch ggf. zu beachten. Die in Deutschland zugelassenen Präparate sind bzw. waren auf ein mögliches BSE-Risiko überprüft; seit Mitte 2001 durften nur noch Produkte vertrieben werden, für die eine angemessene Sicherheit festgestellt worden war.

Kontraindikationen

Zunächst sollte eine Überempfindlichkeit gegen Polypeptide geprüft werden (z. B. bei allergisch disponierten Patienten).

Die Anwendung von Organopeptiden bei **Leukämien** oder **Lymphomen** sollte (wie auch die anderer Immunstimulanzien) mit Zurückhaltung sowie ggf. engmaschiger Kontrolle erfolgen (relative Kontraindikation), da bei Tumoren im blut- oder immunzellbildenden System durch eine Immunstimulation auch die malignen Zellen stimuliert werden könnten. Dies ist allerdings nur eine Hypothese, für die keine klinischen Belege vorliegen. Eine Studie bei Patienten mit Non-Hodgkin-Lymphomen zeigte sogar eine höhere komplette Tumor-Response in der Gruppe mit Chemotherapie und Thymuspeptidextrakt sowie eine höhere Überlebenszeit (Federico et al. 1995).

Meist wird empfohlen, nicht am gleichen Tag auch noch pflanzliche Extrakte (z. B. Mistelextrakte) zu geben, um Überempfindlichkeitsreaktionen auszuschließen.

15.2 Klinische Studien

Publikationen von Ergebnissen doppelblinder, plazebokontrollierter, klinischer Studien zur Behandlung von Tumorpatienten mit Milz- und Thymuspeptiden sind selten; häufiger sind kontrollierte Studien zu immunologischen Krankheitsbildern wie Virusinfektionen, allergischen und rheumatischen Erkrankungen.

In einer Übersicht von Schumacher (2004) wurde der Einsatz von Organopeptiden in der Onkologie anhand der Studiensituation bewertet und befürwortet. Es folgt eine **Auswahl relevanter klinischer Arbeiten**:

- Stabilisierung des Lymphozytenstatus und Verringerung der Müdigkeit von Patienten mit inoperablen HNO-Tumoren während der Chemotherapie (5-FU und Cisplatin bzw. Carboplatin) durch Milzpeptide (Polyerga; Borghardt et al. 2000).
- Erhöhung der Aktivität und Menge an T-Lymphozyten sowie Verbesserung der Überlebenszeit von Patienten mit NSCLC und Immundefekt nach Radiotherapie (Thymosin α1; Schulof et al. 1985).
- Verlängerung der Überlebenszeit von Patienten mit SCLC (Thymosin α1; Chretien et al. 1978).
- Verringerung von Leukopenie und Thrombozytopenie sowie gastrointestinaler Nebenwirkungen bei Patienten mit fortgeschrittenen Urothelkarzinomen mit Leber-Milz-Peptiden (Factor AF2) im Vergleich zur Kontrollgruppe unter alleiniger Chemotherapie (Cisplatin, Methotrexat, Kalziumfolinat; Krege et al. 2002).

15.3 Praktische Anwendung

15.3.1 Allgemeine Richtlinien

Xenogene Peptide können nahezu in allen Therapiephasen der onkologischen Behandlung eingesetzt werden (**Tab. 15.4**).

Hinweis *Zur Sicherheit ist vor der ersten Anwendung eine intrakutane Vortestung durchzuführen. Peptide der verschiedenen Klassen sind im Allgemeinen ausgezeichnet verträglich und rufen keine allergischen Reaktionen hervor. Bei Patienten, die früher bereits Frischextrakte erhalten haben, ist die Auslösung einer Allergie jedoch nicht ausgeschlossen.*

Tab. 15.4 Indikation der Organopeptidtherapie in verschiedenen Therapiephasen.

Therapiephase	Organopeptid-therapie	Bemerkungen
diagnostische Phase	(ja)	intrakutane Vortestung wegen möglicher Allergie (bei Fertigarzneimitteln sehr selten); ggf. Beginn der Dosissteigerung
Primärtherapie	ja	während tumorreduktiver Therapie (meist hoch dosierter) Einsatz von Leber-Milz-Peptiden*
adjuvante Phase	ja	hier ggf. Gabe von Organopeptiden (Leber-Milz-Peptiden) in den Pausen zwischen den adjuvanten Chemotherapiezyklen
aktive Nachsorge	ja	falls Roborierung des Patienten notwendig, zunächst 3 Monate weiter Leber-Milz-Peptide; im Normalfall Thymuspeptide in der normalen Dosierung, meist im Wechsel mit Misteltherapie
Rezidivtherapie	ja	s. Primärtherapie

* Thymuspeptide werden hier im Allgemeinen nicht eingesetzt; sehr selten wird bei sehr kurzlebigen Zytostatika unter Berücksichtigung ihrer Halbwertzeit sehr früh mit dem Einsatz von Thymuspeptiden begonnen.

Applikationsformen

Injektionspräparate werden vorzugsweise **subkutan** verabreicht, auch **Infusionen** sind mit manchen Präparaten möglich. Von der beliebten **intramuskulären Injektion** sollte man eher Abstand nehmen, da hierbei die immunologisch aktiven Signalpeptide in ein relativ kompaktes, mechanisches Gewebe mit nur wenig immunkompetenten Zielzellen gegeben werden; die dabei erzielte Wirkung ist der subkutanen oder intravenösen Gabe deutlich unterlegen. Die Anwendungsintervalle erfolgen nach Angabe der Hersteller, zumeist intermittierend 3 ×/Woche über 3 – 6 Monate.

15.3.2 Synergistische Verfahren

Misteltherapie und Selen

Organopeptide werden oft im Wechsel mit einer Misteltherapie angewendet, meist in den Therapiepausen, wenn für 6 bis manchmal 12 Wochen keine Mistelextrakte gegeben werden (s. Kap. 14.3.2, S. 153). Diese Strategie bietet den Vorteil, dass jeweils unterschiedliche Zielzellen im Immunsystem stimuliert werden (**Abb. 15.2**):

- Die Misteltherapie aktiviert überwiegend das unspezifische Immunsystem (NK-Zellen),
- Thymuspeptide über die T-Helfer-Zellen das spezifische zelluläre Immunsystem,
- Milzpeptide zudem das spezifische humorale Immunsystem.

Im Hinblick auf die inzwischen stark eingeschränkte Verfügbarkeit von Thymuspeptidpräparaten kann man in vielen Fällen auf Leber-Milz-Peptide umstellen. Die Handhabung ist vergleichsweise einfach und problemlos. Neben der Förderung des humoralen Astes der Immunabwehr sind sie aufgrund ihrer wachstumsfaktorartigen Wirkungen außerdem in der Lage, bei stark supprimiertem

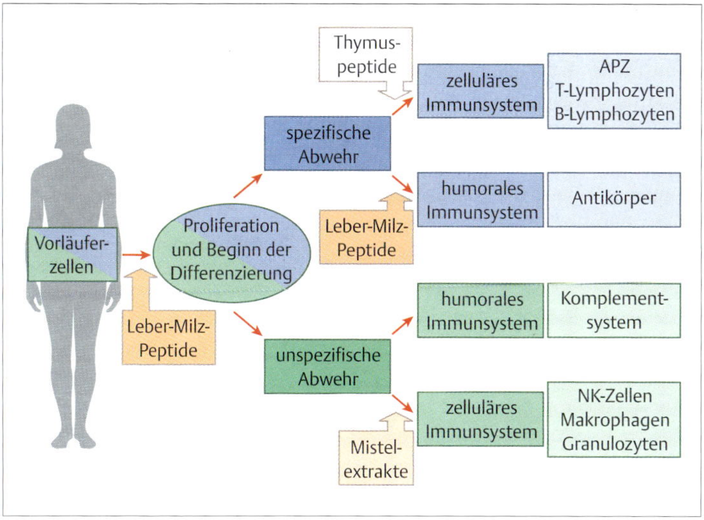

Abb. 15.2 Einsatz der verschiedenen Immunstimulanzien im Rahmen der ergänzenden Tumortherapie.

Immunsystem und sehr schlechtem Allgemeinzustand zu roborieren und eignen sich durch ihre antiemetische Komponente gut zur Begleitung der tumorreduktiven Therapie.

Hinweis *Grundsätzlich sinnvoll ist die Kopplung einer Organopeptidtherapie mit der Gabe ausreichend hoher Selendosierungen. Selen (als Natriumselenit) reguliert die Expression des hochaffinen IL-2-Rezeptors hoch (CD 25-Antigen), eine Grundvoraussetzung für die meisten suffizienten Immunreaktionen.*

15.3.3 Stellenwert der Methode

Die Immunregeneration mit Organopeptiden ist eine gut fundierte, klinisch bewährte und im Wesentlichen nebenwirkungsarme supportive Therapie. Sie kann die tumorreduktive Therapie unterstützen (Nebenwirkungsmanagement, bessere Compliance, bessere Ansprechrate), verbessert das Allgemeinbefinden und die Immunaktivität. Preislich liegt sie im Allgemeinen etwas über den Kosten für eine Misteltherapie und muss vom Patienten selbst getragen werden. Aufgrund ihrer präventiven und immunregenerativen Wirkung lassen sich Organopeptide auch außerhalb der Tumortherapie breit einsetzen.

Literatur

Borghardt J, Rosien B, Görtelmeyer R et al. Effects of a spleen peptide preparation as supportive therapy in inoperable head and neck cancer patients. Arzneimittelforschung 2000; 50: 178 – 184

Cerwenka A, Lanier LL. Natural killer cells, viruses and cancer. Nat Rev Immunol 2001; 1: 41 – 49

Chretien PB, Lipson SD, Makuch RW et al. Thymosin in cancer patients: in vitro effects and correlation with clinical response to thymosin immunotherapy. Cancer Treat Rep 1978; 62: 1787 – 1790

Federico M, Gobbi PG, Moretti G et al. Effects of thymostimulin with combination chemotherapy in patients with aggressive Non-Hodgkin's Lymphoma. Am J Clin Oncol 1995; 18: 8 – 14

Goldstein AI, Badamchian M. Thymosins: chemistry and biological properties in health and disease. Expert Opin Biol Ther 2004; 4: 559 – 573

Goldstein AI, Garaci E, eds. Thymosins in Health and Disease: First International Conference (Annals of the New York Academy of Sciences). Vol. 1112 New York: Wiley-Blackwell; 2007

Krege S, Hinke A, Otto T et al. Bewertung des Komplementärtherapeutikums Factor AF2 als Supportivum in der Behandlung des fortgeschrittenen Urothelkarzinoms. Prospektiv randomisierte Multicenterstudie. Urologe 2002; A 41: 164 – 168

Martin M, Hrsg. Labormedizin in der Naturheilkunde. 3. Aufl. München: Urban & Fischer; 2006

Schulof RS, Lloyd MJ, Cleary PA et al. A randomized trial to evaluate the immunorestorative properties of synthetic thymosin-α 1 in patients with lung cancer. J Biol Response Mod 1985; 4: 147 – 158

Schumacher K. Der Einsatz von Organotherapeutika in der Onkologie. Onkologe 2004; 10: 260 – 268

Stoll G. Immunologisch aktive Signalpeptide in der Komplementäronkologie – Abgrenzung, Wirkmechanismen, klinische Studien. Dtsch Z Onkol 2003; 35: 196 – 202

Stoll G. Immunseneszenz, Immunregeneration und Krebs. Dtsch Z Onkol 2005; 37: 100 – 105

Ueda H. Prothymosin α plays a key role in cell death mode-switch, a new concept for neuroprotective mechanisms in stroke. Naunyn-Schmiedebergs Arch Pharmacol 2008; 377: 315 – 323

Vollmar A, Dingermann T. Immunologie – Grundlagen und Wirkstoffe. Stuttgart: Wissenschaftliche Verlagsgesellschaft; 2005

16 Psychoonkologie

Jürgen M. Giesler und Joachim Weis

Die Psychoonkologie stellt ein Praxis-, Wissens- und Forschungsfeld innerhalb der Onkologie dar, das sich durch ein hohes Maß an Interdisziplinarität und multiprofessioneller Zusammenarbeit von Ärzten, Pflegenden, Psychologen, Soziologen u. a. auszeichnet. Ihr Gegenstand ist das Erleben und Verhalten der von einer Krebserkrankung und ihrer Behandlung Betroffenen.

Der vorliegende Beitrag beschränkt sich auf die Darstellung ausgewählter Themen der Psychoonkologie, nämlich die bis vor Kurzem noch sehr kontrovers diskutierte Frage des Einflusses psychosozialer Faktoren auf die Entstehung und den Verlauf von Krebserkrankungen, den Aspekt der psychiatrischen Komorbidität bzw. die mit einer Tumorerkrankung verbundenen psychosozialen Belastungen und die Möglichkeiten ihrer Diagnose, die Frage der Ermittlung des Bedarfs an psychoonkologischer Unterstützung und die Diskussion verfügbarer psychosozialer Interventions- und Therapiemethoden.

16.1 Grundlagen

16.1.1 Einfluss psychosozialer Faktoren

Noch bis vor wenigen Jahren wurde vielfach angenommen, dass psychosoziale Faktoren die **Entstehung von Krebserkrankungen** direkt und in stärkerem Maß beeinflussen könnten. Beispielhaft hierfür war das Konzept der sog. „Krebspersönlichkeit". Die empirische psychoonkologische Forschung der letzten 10 Jahre legt jedoch nahe, dass diese Position nicht aufrechtzuerhalten ist (Dalton et al. 2002; Garsson 2004). Alternativ wird im Rahmen eines multifaktoriellen Modells der Krebsentstehung nunmehr angenommen, dass psychologische Faktoren einen indirekten, über spezifische Verhaltensweisen wie z. B. Sonnenexposition, Rauchen, Alkoholkonsum oder unangemessene Ernährung vermittelten Einfluss auf die Genese von Krebserkrankungen haben. Welcher Stellenwert neuroimmunologischen Prozessen im Hinblick auf die Tumorgenese hierbei zukommt, bleibt noch zu klären.

Auch im Hinblick auf den **Verlauf von Tumorerkrankungen** sind direkte Effekte psychosozialer Faktoren nicht eindeutig belegt. Da sich Untersuchungen zum Einfluss psychosozialer Faktoren auf den Krankheitsverlauf und das Überleben aufgrund einer Vielzahl methodischer Schwierigkeiten äußerst schwierig gestalten, lässt eine vorsichtige Bewertung der derzeit vorliegenden Befunde nur den Schluss zu, dass psychosoziale Faktoren wie z. B. Depression und Hilflosigkeit bestenfalls als „prognostische Indikatoren" des Krankheitsverlaufs anzusehen sind (Faller 2004).

16.1.2 Psychosoziale Belastungen und Komorbidität

Zu jedem Zeitpunkt im Verlauf einer Krebserkrankung und ihrer Behandlung können psychische Beeinträchtigungen unterschiedlichster Art und Intensität auftreten. Um eine optimale umfassende Versorgung der Patienten gewährleisten zu können, ist es deshalb erforderlich, diese Beeinträchtigungen so früh wie möglich zu erkennen und geeignete Maßnahmen zu ihrer Behandlung zu ergreifen.

Zu den im Laufe einer Krebserkrankung und ihrer Behandlung auftretenden **psychischen Beeinträchtigungen** gehören Störungen der emotionalen Befindlichkeit, Selbstwert- und Identitätsprobleme, aber auch psychische Störungen im Sinne einer psychiatrischen Diagnose. Zudem können die Behandlung und Erkrankung selbst **funktionelle Störungen** hervorrufen wie z. B. Schmerz, Einschränkungen der körperlichen oder kognitiven Leistungsfähigkeit, der Sexualität, der Sensibilität etc. Schließlich wirken sich Erkrankung und Behandlung vielfach auch auf die Partner- und Familienbeziehungen der Patienten aus. Hier können eventuell erforderliche Veränderungen im familiären Rollengefüge Probleme in Kommunikation und Interaktion hervorrufen.

Wie groß der Anteil derjenigen Tumorpatienten ist, die unter einer Störung der Befindlichkeit leiden oder eine explizit psychiatrische Komorbidität zeigen, lässt sich letztlich nur näherungsweise angeben, da die einschlägigen epidemiologischen Studien nur eingeschränkt vergleichbar sind. Zudem variieren Auftreten und Ausmaß psychischer Beeinträchtigungen in Abhängigkeit von Art, Schwere und Stadium der Erkrankung sowie Art und Stadium der Behandlung (Zabora et al. 2001). Insgesamt stehen **Anpassungs-**, **Angst-** sowie **depressive Störungen** im Vordergrund.

16.1.3 Diagnostik

Zur Erfassung der Art und Schwere psychosozialer Beeinträchtigungen bei Krebs steht eine Vielzahl zuverlässiger und valider **psychoonkologischer Messverfahren** zur Verfügung, die dazu beitragen können, das klinische Eindrucksurteil zu objektivieren. Diese Verfahren basieren zumeist auf standardisierten Einschätzungen entsprechender Symptome oder Problembereiche durch den Patienten selbst (z. B. Distress-Thermometer, Hornheider Fragebogen u. a.), teilweise aber auch auf Fremdeinschätzungen durch Behandler (z. B. Psychoonkologische Basisdokumentation) oder andere in die Versorgung des Patienten einbezogene Personen. Aktuelle zusammenfassende Darstellungen dieser und weiterer Verfahren zur Erfassung psychosozialer Belastungen im Kontext von Krebserkrankungen geben Herschbach u. Weis (2008) sowie Mehnert et al. (2006). Mehnert et al. (2006) informieren darüber hinaus über relevante Verfahren zur Erfassung der Krankheitsverarbeitung und psychosozialen Ressourcen.

Die mithilfe von Verfahren zur Belastungsdiagnostik ermittelten individuellen Testwerte werden mit empirisch begründeten Schwellenwerten verglichen. Liegt der ermittelte individuelle Wert über dem betreffenden Schwellenwert, ist dies jedoch nur als Hinweis auf eine **mögliche psychoonkologische Behandlungsbedürftigkeit** des Patienten zu werten. Direkte Einschätzungen der Behandlungsbedürftigkeit durch den Patienten oder den Behandler können davon durchaus abweichen. Die definitive Entscheidung über die Aufnahme einer psychoonkologischen Behandlung wird deshalb letztlich immer im Dialog zwischen dem Arzt bzw. Psychologen und dem Patienten zu treffen sein, wie in der Idee der partizipativen Entscheidungsfindung impliziert (Härter et al. 2005).

16.1.4 Einsatzbereiche

Das Spektrum psychoonkologischer Interventionen ist sehr breit gefächert und reicht von Informationsvermittlung und Beratung über Krisenintervention bis zu explizit psychotherapeutischen Vorgehensweisen. Welche Art der Intervention indiziert ist, hängt dabei sowohl von der Schwere der psychosozialen Belastungen und Beeinträchtigungen als auch vom konkreten Setting der medizinischen Behandlung (z. B. Akut- oder Rehabilitationsklinik) ab.

Grundsätzlich verstehen sich psychoonkologische Interventionen als supportive Maßnahmen, die die medizinische Behandlung ergänzen. Konzept und Vorgehen der psychoonkologischen Psychotherapie unterscheiden sich dabei in mehreren Punkten von traditionellen psychotherapeutischen Vorgehensweisen:

- Die psychischen Beeinträchtigungen der Patienten werden in der Regel als Ausdruck **krankheitsbedingter Belastungen** und weniger als Ausdruck neurotischer Konflikte gesehen.
- **Abwehrmechanismen** von Patienten haben je nach Krankheitsphase eine wichtige stabilisierende Funktion und werden daher zunächst als solche nicht gezielt bearbeitet.
- Durch die primär **körperlich bedingten Einschränkungen** müssen differenzialdiagnostisch die Wechselwirkungen zwischen somatischen und psychischen Faktoren abgeklärt werden.
- Das Verhalten des Therapeuten zeichnet sich durch ein sehr hohes Maß an Flexibilität und Aktivität aus. Dies schließt ein Vermitteln von Hoffnung und Aufzeigen von Perspektiven ein.

16.1.5 Therapieziele

Es lassen sich drei **übergreifende Ziele** psychoonkologischer Interventionen nennen:
- Verbesserung der subjektiven Befindlichkeit und Lebensqualität sowie Linderung oder Beseitigung psychischer und körperlicher Symptome
- Verbesserung der Krankheitsverarbeitung
- Förderung personaler und sozialer Ressourcen

Spezifische Behandlungsziele in Bezug auf die **subjektive Befindlichkeit** sind u. a.:
- Verminderung von Angst, Depression oder Hoffnungslosigkeit
- Reduktion oder Kontrolle krankheits- bzw. behandlungsbedingter Symptome wie Schmerz oder Übelkeit
- Verminderung von spezifischen Funktionsstörungen (neuropsychologische Störungen, Schlafstörungen, Fatigue-Symptomatik) und Traumasymptomen
- Behandlung eventuell vorhandener komorbider psychischer Störungen

Des Weiteren ergeben sich spezifische Behandlungsziele im Bereich der **Krankheitsbewältigung**:
- Entlastung der Patienten durch Unterstützung in Bezug auf den Ausdruck von Gefühlen
- Erhöhung des Selbstwertgefühls
- Vermittlung von Selbstkontrollstrategien
- Klärung biografischer Konfliktsituationen
- Neubewertung vorhandener bzw. Entwicklung neuer Lebensziele
- Ermöglichung der Auseinandersetzung mit spirituellen Fragen

Im Bereich der **sozialen Unterstützung und Integration** bestehen spezifische Behandlungsziele in der Verbesserung der sozialen Beziehungen des Patienten zu Partnern und Angehörigen, Ärzten und anderen an der Behandlung Beteiligten sowie in der Förderung der beruflichen Integration.

16.2 Klinische Studien

Für verschiedene psychoonkologische Interventionen sind positive Effekte auf Befindlichkeit und Lebensqualität durch randomisierte, kontrollierte Studien belegt, die Befundlage ist jedoch nicht ganz einheitlich (Faller 2009):
- Die Wirksamkeit **verhaltenstherapeutischer Ansätze** ist durch randomisierte, kontrollierte Studien für ein breites Spektrum körperlicher und psychosozialer Beeinträchtigungen belegt, das von Symptomen wie Übelkeit

und Erbrechen bis hin zu Angst, Depression und Aspekten der Lebensqualität reicht.
- Für **gruppentherapeutische Ansätze** zeigen vorliegende Metaanalysen durchschnittlich kleine bis mittelstarke Effekte in Bezug auf die Reduktion der Symptombelastung und die Verbesserung der gesundheitsbezogenen Lebensqualität, die aber als klinisch relevant gelten können (Meyer u. Mark 1995; Newell et al. 2002).

Ansätze aus dem Bereich künstlerischer Therapien bedürfen dagegen erst noch eingehender Prüfung in randomisierten, kontrollierten Studien.

Dass psychosoziale Interventionen den Krankheitsverlauf und die Überlebenszeit günstig beeinflussen, wird inzwischen eher zurückhaltend beurteilt (Faller 2009; Ross et al. 2002).

16.3 Praktische Anwendung

16.3.1 Allgemeine Richtlinien

Nach den *Diagnoseübergreifenden Leitlinien psychoonkologischer Beratung und Behandlung erwachsener Krebspatienten* (Deutsche Krebsgesellschaft 2008) sollten Patienten in allen Phasen der onkologischen Behandlung Information und Beratung zu Möglichkeiten psychoonkologischer Unterstützung erhalten. Der tatsächliche Behandlungsbedarf ist jeweils individuell abzuklären, und es ist gemeinsam mit dem Patienten zu entscheiden, welche psychoonkologische Behandlung sinnvoll ist. **Wesentliche Voraussetzungen** hierfür sind:
- Erheben einer psychosozialen Anamnese und Abklärung der aktuell jeweils wirksamen somatischen und psychosozialen Einflussfaktoren
- Ermitteln des Bedarfs an psychoonkologischer Unterstützung, ggf. auf der Basis standardisierter diagnostischer Verfahren (Herschbach u. Weis 2008)
- Klären, in welchem Maß der Patient psychoonkologische Unterstützung wünscht
- Abklären der Motivation und möglicher Hinderungsgründe für den Fall, dass der Behandler deutliche Anhaltspunkte für einen ausgeprägten Betreuungsbedarf sieht, der Patient jedoch keine Betreuung wünscht

Orientiert an diesen Grundsätzen lassen sich auf der Basis der in den nachfolgenden Kasuistiken (s. Teil 3, S. 209 ff.) jeweils verfügbaren Information zur psychischen und sozialen Situation der Patienten dann Anhaltspunkte für erforderliche psychoonkologische Interventionen gewinnen.

16.3.2 Therapiemaßnahmen

Die wesentlichen psychoonkologischen Interventionsformen lassen sich in die folgenden vier Kategorien einteilen:

Einzelbehandlung

Psychoonkologische Einzelbehandlung ist in der Regel dem Konzept der supportiven Psychotherapie verpflichtet. Je nach individueller Problemkonstellation kann sie jedoch auch die eingehende Bearbeitung individueller Konflikte mit einschließen. Psychoonkologische Einzeltherapie ist in der Regel indiziert, wenn die Erarbeitung individueller Lösungen für persönliche und zwischenmenschliche Konflikte im Kontext der Krebserkrankung oder darüber hinaus angestrebt wird. Bei Bedarf kann eine solche Beratung in eine weitergehende psychoonkologische Betreuung einmünden.

Als **Themen** der psychoonkologischen Einzelbehandlung lassen sich im Wesentlichen nennen:

- Bedeutung der Krebserkrankung für die eigene Lebensgeschichte
- Auseinandersetzung mit Fragen des Lebenssinns
- Auseinandersetzung mit den eigenen subjektiven Theorien zu Ursachen der Krebserkrankung
- Fragen der persönlichen Neuorientierung
- Bedeutung der Erkrankung für die eigenen Werte
- Bedeutung der Erkrankung für die Beziehungen zu anderen
- Stärkung eigener Ressourcen
- Suche nach Perspektiven und Quellen der Hoffnung
- Auseinandersetzung mit Sterben und Tod

Speziell mit Blick auf Beeinträchtigungen durch **Angst und Depression** sind Techniken aus dem Repertoire der kognitiv-behavioralen Therapie als hilfreich anzusehen (**Abb. 16.1**).

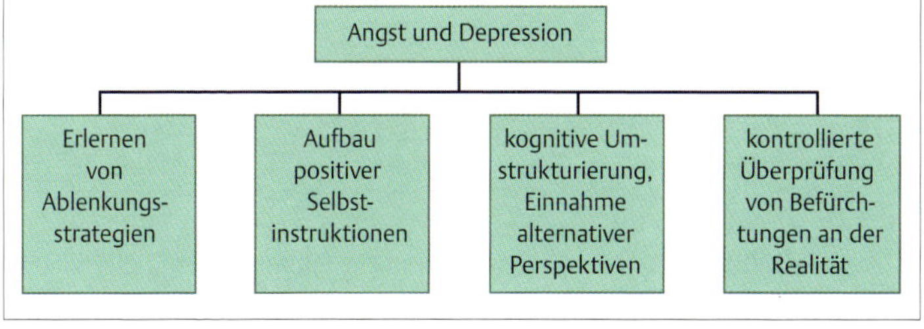

Abb. 16.1 Techniken zur Behandlung von Ängsten und Depressionen im Rahmen onkologischer Interventionen.

Gruppeninterventionen

Gruppeninterventionen bieten sich in der Psychoonkologie v. a. aus zwei Gründen an: Zum einen kann auf diese Weise eine größere Anzahl von Patienten erreicht werden, zum anderen stellt der hier mögliche Austausch unter den Betroffenen eine förderliche Bedingung dafür dar, eigene Wege im Umgang mit der Krebserkrankung zu entwickeln. Bezogen auf das zugrunde liegende therapeutische Konzept lassen sich hierbei zwei Arten von Ansätzen unterscheiden:

- strukturierte Ansätze, die sich primär an der kognitiven Verhaltenstherapie orientieren und
- offene, stärker prozessorientierte Ansätze, die zum Teil auf tiefenpsychologischen bzw. gruppendynamischen Konzepten aufbauen.

Zu den erstgenannten Konzepten gehören sog. **psychoedukative Ansätze** wie z. B. das Bochumer Gesundheitstraining (Beitel 2007) oder das psychoedukative Gruppenprogramm der Freiburger Arbeitsgruppe (Weis et al. 2006). Sie enthalten in der Regel folgende Komponenten:

- Vermittlung von Information über Erkrankung und Behandlung
- Vermittlung von Problemlösestrategien
- Vermittlung von Stressbewältigungsfertigkeiten und Entspannungstechniken
- Förderung gesundheitsbezogener Einstellungen und Verhaltensweisen

Zu den eher prozessorientierten Ansätzen gehört z. B. die sog. **„supportiv-expressive Gruppentherapie"** (SEGT). Sie ermöglicht es dem Patienten, sich im Rahmen eines prinzipiell offen gestalteten Gruppenprozesses mit persönlich bedeutsamen Fragen auseinanderzusetzen, die u. a. folgende existenzielle Themen einschließen (Spiegel u. Classen 2007):

- Bewusstsein der eigenen Sterblichkeit
- Verantwortlichkeit des Menschen für das eigene Leben
- Unvorhersehbarkeit des Lebens
- Frage nach dem Lebenssinn

Entspannung und Imagination

Neben den beschriebenen Ansätzen gehören spezifische Entspannungstechniken wie z. B. autogenes Training, progressive Muskelentspannung (PME) und gelenkte Imagination zu den allgemeinen psychotherapeutischen Methoden, die bei psychischen Belastungen im Kontext einer Krebserkrankung sinnvoll eingesetzt werden können.

Diese Techniken haben einen sehr breiten Anwendungsbereich. Sie können z. B. bei belastenden diagnostischen Maßnahmen wie der MRT, als Einschlafhilfe, im Rahmen der psychologischen Schmerztherapie oder auch als allgemei-

Tab. 16.1 Kunsttherapeutische Interventionen und ihre Therapieziele.

Intervention	Therapieziel
rezeptive Musiktherapie	Förderung der Entspannungsfähigkeit, Schmerzlinderung
gestalterische Ansätze wie Plastizieren oder Malen	Förderung des bildnerischen Ausdrucks seelischer Konflikte und Prozesse
Tanz- und Bewegungstherapie	positive Beeinflussung des durch die Krebserkrankung bzw. die Behandlung veränderten Körper- und Selbsterlebens sowie der emotionalen Befindlichkeit
Poesie- und Bibliotherapie	Förderung des verbalen Ausdrucks als Weg zur Bearbeitung von Konflikten und zur Initiierung von Veränderungsprozessen
funktionelle Ergotherapie	Förderung sensorischer, perzeptiver, kognitiver oder motorischer Funktionen mithilfe verschiedener künstlerischer Materialien

ne Maßnahme zur Stressbewältigung eingesetzt werden. Ihr erfolgreicher Einsatz setzt regelmäßiges Üben voraus.

Künstlerische Therapien und Ergotherapie

Der Begriff der künstlerischen Therapien umschreibt ein breites Spektrum therapeutischer Ansätze, die das Ziel verfolgen, das persönliche Wachstum und die Weiterentwicklung der Patienten mithilfe verschiedener kreativer Medien zu fördern. Ein wesentlicher Ansatzpunkt ist hierbei die Förderung der Selbstwahrnehmung der Patienten.

Auf der Basis klinischer Erfahrung lassen sich den einzelnen kunsttherapeutischen Interventionen spezifische Therapieziele zuordnen (**Tab. 16.1**), wenngleich Fragen der differenziellen Indikation und Wirksamkeit hierzu noch nicht hinreichend empirisch geklärt sind.

16.3.3 Stellenwert der Methode

Die Psychoonkologie hat sich im Laufe der letzten 30 Jahre zunehmend als wichtiges Teilgebiet der Onkologie entwickelt hat. Sie erforscht die Rolle psychosozialer Faktoren in Bezug auf die Entstehung, Behandlung und den Verlauf von Tumorerkrankungen, beschreibt differenziert die in diesem Kontext auftretenden psychosozialen Belastungen und stellt Möglichkeiten zur Verfügung, diese Belastungen diagnostisch valide zu erfassen und therapeutisch wirksam zu behandeln.

Aufgabe künftiger Forschung wird es sein, Fragen der differenziellen Indikation und Wirksamkeit psychoonkologischer Interventionen zu klären. Von Interesse ist darüber hinaus, welche Wirkung neuere, auch im Kontext von Tumorerkrankungen zu beobachtende Bemühungen haben werden, Patienten eine stärkere Partizipation an Behandlungsentscheidungen zu ermöglichen und Patientenkompetenzen zu fördern (Giesler u. Weis 2008, 2009).

Literatur

Beitel E. Bochumer Gesundheitstraining – ein ganzheitliches Übungsprogramm. 3. Aufl. Dortmund: verlag modernes lernen; 2007

Dalton SO, Boesen EH, Ross L et al. Mind and cancer: do psychological factors cause cancer? Eur J Cancer 2002; 38: 1313 – 1323

Deutsche Krebsgesellschaft, Hrsg. Diagnoseübergreifende Leitlinien psychoonkologischer Beratung und Behandlung erwachsener Krebspatienten. Kurzgefasste interdisziplinäre Leitlinien 2008. Empfehlungen zur Diagnostik und Therapie maligner Erkrankungen. München: Zuckschwerdt; 2008: 10 – 15

Faller H. Beeinflussen psychologische Faktoren den Verlauf einer Krebserkrankung? Ergebnisse, Methoden, Mechanismen. Z Med Psychol 2004; 13: 99 – 108

Faller H. Erfolg psychologischer Interventionen – ein Review. In: Koch U, Weis J, Hrsg. Psychoonkologie. Eine Disziplin in der Entwicklung. Göttingen: Hogrefe; 2009: 189 – 198

Garssen B. Psychological factors in cancer development: evidence after 30 years of research. Clin Psychol Rev 2004; 24: 315 – 338

Giesler JM, Weis J. Developing a self-rating measure of patient competence in the context of oncology. Psychooncology 2008; 17: 1089 – 1099

Giesler JM, Weis J. Patientenkompetenz im onkologischen Kontext. Konzeptionelle Grundlagen und Messung. In: Koch U, Weis J, Hrsg. Psychoonkologie. Eine Disziplin in der Entwicklung. Göttingen: Hogrefe; 2009: 158 – 170

Härter M, Reuter K, Schretzmann B et al. Komorbide psychische Störungen bei Krebspatienten in der stationären Akutbehandlung und medizinischen Rehabilitation. Rehabilitation 2000; 39: 317 – 323

Härter M, Loh A, Spies C, Hrsg. Gemeinsam entscheiden – erfolgreich behandeln. Neue Wege für Ärzte und Patienten im Gesundheitswesen. Köln: Deutscher Ärzte-Verlag; 2005

Herschbach P, Weis J. Screeningverfahren in der Psychoonkologie. Testinstrumente zur Identifikation betreuungsbedürftiger Krebspatienten. Eine Empfehlung der PSO für die psychoonkologische Behandlungspraxis. Berlin: Deutsche Krebsgesellschaft; 2008

Mehnert A. Akute und posttraumatische Belastungsstörungen bei Patientinnen mit Brustkrebs. Münster: LIT; 2005

Mehnert A, Lehmann C, Cao P et al. Die Erfassung psychosozialer Belastungen und Ressourcen in der Onkologie – Ein Literaturüberblick zu Screeningmethoden und Entwicklungstrends. Psychother Psychosom Med Psychol 2006; 56: 462 – 479

Meyer TJ, Mark MV. Effects of psychological interventions with adult cancer patients: a meta-analysis of randomized experiments. Health Psychol 1995; 14: 101 - 108

Newell SA, Sanson-Fisher RW, Savolainen NJ. Systematic review of psychological therapies for cancer patients. Overview and recommendations for future research. J Natl Cancer Inst 2002; 94: 558 - 584

Ross L, Boesen EH, Dalton SO et al. Mind and cancer: does psychosocial intervention improve survival and psychological well-being? Eur J Cancer 2002; 38: 1447 - 1457

Spiegel D, Classen C. Group therapy for cancer patients: a research based handbook of psychosocial care. New York: Basic Books; 2000

Weis J, Heckl U, Brocai D, Seuthe-Witz S. Psychoedukation mit Krebspatienten: Therapiemanual für eine strukturierte Gruppenintervention. Stuttgart: Schattauer; 2006

Zabora J, Brintzenhofeszoc K, Curbow B et al. The prevalence of psychological distress by cancer site. Psychooncology 2001; 10: 19 - 28

17 Ganzheitliche Schmerztherapie

Hans P. Ogal

Primäres Ziel bei der Behandlung von Tumorschmerzpatienten ist die Verbesserung ihrer Lebensqualität. Dazu wird die richtige individuelle Kombination von allopathischer Medikation sowie komplementärmedizinischen Verfahren benötigt. Vorgefertigte Therapieschemata sind nur selten tauglich, da die optimale Schmerztherapie von den besonderen Gegebenheiten vonseiten des Patienten, des Tumors, des Tumorstadiums und der mitbetroffenen Organe abhängt, ebenso wie vom subjektiven Schmerzempfinden und den individuellen Gesamtumständen.

17.1 Grundlagen

Der Begriff Schmerz beschreibt ein weites Spektrum von unangenehmen körperlichen Erfahrungen, Empfindungen und Gefühlen. In jedem Fall ist Schmerz als Signal beziehungsweise Symptom einer körperlichen oder psychischen Störung zu sehen.

Während **akute Schmerzen** lebenswichtige Warnsignale darstellen, können sich Schmerzen, die nicht rechtzeitig oder nur ungenügend therapiert werden, zu einer **Schmerzkrankheit** entwickeln. Innerhalb des Nervensystems finden durch immer wiederkehrende Reize Sensibilisierungen statt (neuronale Plastizität). Dies kann zur Folge haben, dass bereits leichte Reize, die normalerweise nicht als Schmerz gewertet werden, starke Schmerzempfindungen auslösen (Allodynie) oder dass leicht schmerzhafte Reize ungewöhnlich intensiv empfunden werden (Hyperalgesie). Diese Sensibilisierungen können auf allen Stufen des peripheren, zentralen und autonomen Nervensystems entstehen.

Schmerz ist individuell und jeder Mensch empfindet und verarbeitet Schmerz unterschiedlich.

Tumorschmerz in Zahlen

Zum Zeitpunkt der Diagnosestellung haben 30% der Krebspatienten Schmerzen, in fortgeschrittenen Tumorstadien leiden 70% unter Schmerzen. Dabei ist die Schmerzintensität bei 50% der Patienten mittel bis schwer, bei 30% unerträglich. In **Abb. 17.1** ist der Anteil der Tumorpatienten mit Schmerzen in Abhängigkeit der Tumorart dargestellt.

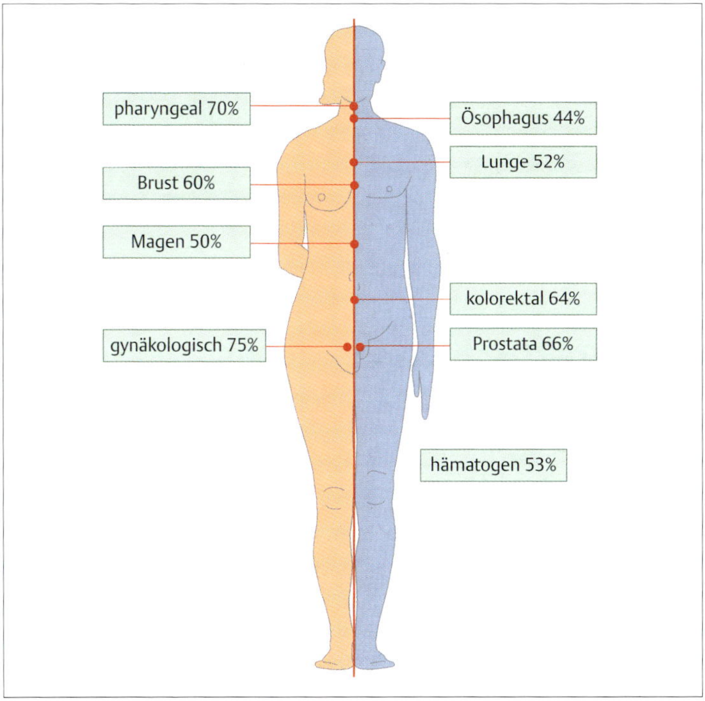

Abb. 17.1 Anteil der Tumorpatienten mit Schmerzen nach Tumorart (Vainio et al. 1996).

Ursachen für Schmerzen bei Tumorerkrankungen

- Ungefähr 60 – 80 % der Schmerzen sind **tumorbedingt**, z. B. durch Weichteilinfiltration, Knochenmetastasen, Nervenkompression.
- Ungefähr 10 % der Schmerzen sind **tumorassoziiert**, z. B. durch Lymphödem, Zosterneuralgie, Dekubitus.
- Ungefähr 15 – 20 % der Schmerzen sind **therapiebedingt**, z. B. postoperative Neuralgie, Fibrose nach Bestrahlung.
- Ungefähr 10 % sind **tumorunabhängige** Schmerzen, z. B. Migräne, Osteoarthritis, Rückenschmerzen.

Gründe für eine ungenügende Schmerztherapie

- unzureichende Abklärung der Schmerzursache
- ineffektive Verordnung von Analgetika (Medikation allein nach Bedarf, „Aufsparen" der Opioidanalgetika, Verweigerung der Opioidanalgetika, Dauermedikation mit Tranquilizern, ungünstige Opioidkombinationen)
- irrationale Angst vor Abhängigkeit und Sucht
- Furcht vor Atemdepression
- fehlender oder unzureichender Einsatz von Koanalgetika und adjuvanten Behandlungsmöglichkeiten
- fehlende psychosoziale Betreuung

17.2 Praktische Anwendung

17.2.1 Allgemeine Richtlinien

Die Schmerztherapie muss gezielt auf die Bedürfnisse des Patienten abgestimmt sein. Die größten Erfolgsaussichten hinsichtlich adäquater Schmerzreduktion und Akzeptanz der Patienten bietet eine **Kombination** von schul- und komplementärmedizinischen Verfahren. Bei jedem Patienten muss während der Behandlungszeit sein individueller Therapieplan unter Berücksichtigung kausaler, symptomatischer und psychologischer Maßnahmen angepasst werden.

Nicht jeder Schmerz eines Tumorpatienten muss und kann initial mit Opiaten behandelt werden. Im Regelfall sollten eine **individuelle Behandlung** mit der Kombination medikamentöser Therapie und/oder der äquivalente Einsatz einer individuell gewählten komplementärmedizinischen Behandlung die gewünschte Schmerzreduktion herbeiführen. Immer im Vordergrund sollte das Bestreben stehen, ein adäquates Verfahren anzuwenden, welches möglichst rasch und schonend, d. h. mit einer Minimierung belastender Nebenwirkungen, den Patienten zu einer deutlichen Schmerzreduktion oder gar Schmerzfreiheit verhilft.

17.2.2 Therapiemaßnahmen

Wenn möglich sollte die Therapie auf nicht invasivem Applikationsweg gegeben werden (möglichst oral). Ergänzend stehen transdermale und rektale Applikationsformen zur Verfügung.

Einsatz von Analgetika

Die analgetische Therapie richtet sich nach dem WHO-Stufenschema (**Abb. 17.2**):

- **Stufe I:** z. B. Paracetamol, NSAID (nonsteroidal antiinflammatory drugs wie Acetylsalicylsäure, Ibuprofen, Diclofenac, Naproxen, Mefenaminsäure, Piroxicam, Meloxicam, Nimesulid, Celecoxib)
- **Stufe II:** z. B. Codein, Dihydrocodein, Tramadol, Dextropropoxyphen, Pethidin, Tilidin, Pentazocin
- **Stufe III:** z. B. Morphin, Nicomorphin, Hydromorphon, Oxycodon, Methadon, Fentanyl, Nalbuphin, Buprenorphin

Dabei können auch Analgetika verschiedener Stufen zeitgleich zum Einsatz kommen. Wichtig ist, dass **lang wirkende retardierte Analgetika** gegeben werden. Die Dosis sollte bei unzureichender Wirkung rechtzeitig angepasst werden. Dafür ist eine regelmäßige Schmerzkontrolle mit einer Schmerzskala (z. B. visuelle Analogskala) durchzuführen. Außerdem sollte eine bedarfsorientierte Schmerzspitzenmedikation mit dem Patienten besprochen werden (5 – 15 % der gesamten Tagesdosis).

Einsatz von Koanalgetika

Ein konsequenter Einsatz von Koanalgetika sollte berücksichtigt werden, die sowohl aus dem allopathischen als auch aus dem naturheilkundlichen Bereich kommen können (**Tab. 17.1**).

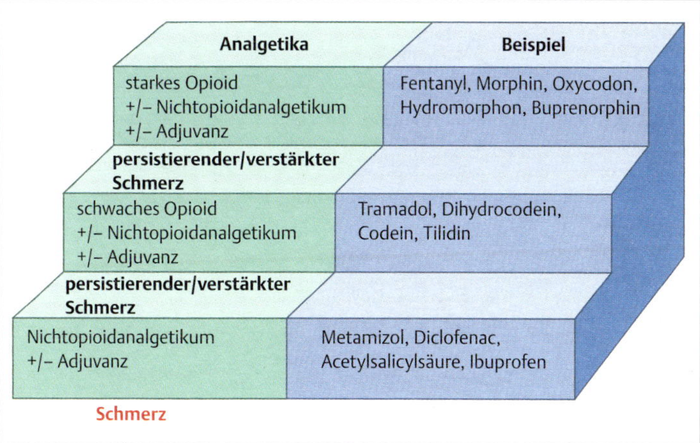

Abb. 17.2 WHO-Stufenschema (World Health Organization 1996).

Tab. 17.1 Mögliche Koanalgetika bzw. komplementärmedizinische Verfahren in der Onkologie, angepasst an verschiedene Schmerzursachen und -lokalisationen.

Schmerzlokalisation und -ursache	allopathische Therapeutika	Phytotherapeutika	komplementärmedizinische Therapeutika/ Verfahren
Knochenschmerzen	COX-2-Hemmer, Kalziumstoffwechselregulatoren bzw. Bisphosphonate, Kortikosteroide, NSAID	Arnikablüten, Beinwellwurzel, Teufelskrallenwurzel, Weidenrinde	Akupunktur, ausleitende Verfahren, Homöopathie, Mistel-, orthomolekulare Therapie
Schmerzen durch chronisch entzündliche Erkrankungen des Bewegungssystems	COX-2-Hemmer, Kortikosteroide, NSAID	Weihrauch, Teufelskrallenwurzel	Akupunktur, Enzymtherapie, Homöopathie, Neuraltherapie (Procain-Basen-Infusionen), orthomolekulare Therapie
Deafferenzierungsschmerzen	Antidepressiva, Antikonvulsiva	Johanniskraut	Akupunktur, Homöopathie, Neuraltherapie, neurotrope Polyvitamine
diabetogene und postherpetische Schmerzen	Antidepressiva, Antikonvulsiva	Johanniskraut	Akupunktur, Enzymtherapie, Homöopathie, Neuraltherapie, neurotrope Polyvitamine
viszerale Schmerzen	Mefenaminsäure, Metamizol	Kamillenblüten	Fiebertherapie, Homöopathie, Mistel-, Neural-, orthomolekulare Therapie, Symbioselenkung
Kapselschmerz Leber/Milz	Kortikosteroide	Weihrauch	ausleitende Verfahren, Homöopathie, Neuraltherapie
Lymphödem	Diuretika, Kortikosteroide	Goldrutenkraut, Schachtelhalmkraut, Spargelwurzelstock, Wacholder, Weihrauch	Homöopathie, Physiotherapie
Hirnödem	Kortikosteroide	Weihrauch	Enzymtherapie
Weichteilinfiltration	Kortikosteroide, NSAID	Bergwohlverleih, Weihrauch	Enzym-, Fieber-, Mistel-, Neuraltherapie

Tab. 17.2 Nebenwirkungen der Opioidtherapie und ihre Behandlung.

Nebenwirkungen	Therapeutika/Verfahren
Obstipation	Laxanzien wie Laktulose, Laktose, ggf. in Kombination mit Kamillenblüten; Indische Flohsamenschalen; Magnesium (hoch dosiert); Enzyme, Symbioselenkung
Übelkeit/Erbrechen	antidopaminerge Substanzen wie Haloperidol oder Metoclopramid; Akupunktur, Homöopathie (z. B. Apomorphinum hydrochloricum)
Schlafstörungen, Angst/Unruhe	Anxiolytika, Sedativa; Magnesium (hoch dosiert); Johanniskraut, Passionsblumenkraut, Baldrianwurzel, Hopfenzapfen; Homöopathie, Akupunktur

Prophylaxe möglicher pharmakainduzierter Nebenwirkungen

Mögliche Nebenwirkungen sollten ausführlich mit dem Patienten besprochen und bei Auftreten schnellstens behandelt werden. Die häufigsten Nebenwirkungen der Opioidtherapie sowie ihre Behandlung sind in **Tab. 17.2** aufgeführt.

Invasive schmerztherapeutische Verfahren

Spezielle invasive schmerztherapeutische Therapien wie rückenmarksnahe oder intraventrikuläre Opioidanalgesie, Neurolysen und destruktive neurochirurgische Verfahren sollten erst dann zum Einsatz kommen, wenn die in **Abb. 17.2** und **Tab. 17.1** genannten Möglichkeiten einer nicht invasiven Behandlung erschöpft sind.

17.2.3 Synergistische Verfahren

In der folgenden Auswahl wichtiger komplementärmedizinischer Therapien in der Tumorschmerztherapie hat sich der Autor auf die Verfahren konzentriert, die in seiner täglichen Praxis Anwendung finden.

Akupunktur

Obwohl das Tumorgeschehen durch Akupunktur wenig beeinflusst werden kann, wirkt die Akupunktur schmerzlindernd, beruhigend und antiemetisch (s. Kap. 19, S. 198 ff.). Gerade zur Schmerzreduktion haben sich die Varianten der **Mikrosystemakupunktur** bewährt, z. B. Ohrakupunktur, Neue Schädel-

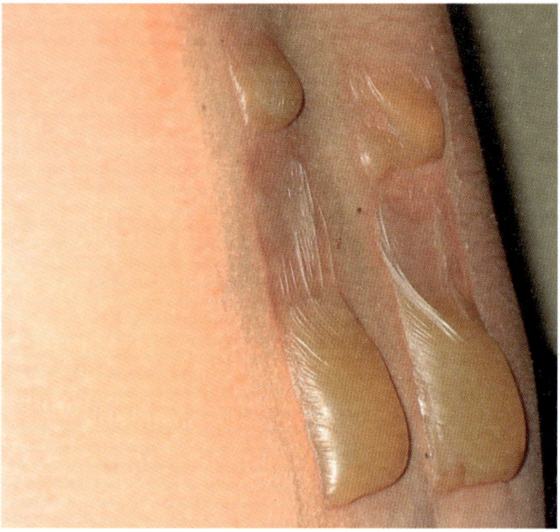

Abb. 17.3 Canthariden-Pflaster-Behandlung über beiden Iliosakralgelenken.

akupunktur nach Yamamoto oder Mundakupunktur nach Gleditsch. Diese Akupunkturvarianten können gut in Kombination mit Analgetika und Koanalgetika verwendet werden und führen neben der Schmerzreduktion zur psychovegetativen Stabilisierung.

Aus- und ableitende Verfahren

Bis heute haben sich in der Schmerztherapie der Einsatz der **blutentziehenden Techniken** (z. B. Schröpftherapie – unblutig und blutig) bei muskulärem Schmerz oder reflektorisch bei Viszeralschmerz sowie die **Derivation** (**Abb. 17.3**), die z. B. bei schweren therapieresistenten Schmerzen, bei rezidivierenden Gelenkergüssen sowie bei isolierten Knochenmetastasen eingesetzt wird, behauptet.

Enzymtherapie

Bei der Enzymtherapie werden pflanzliche oder tierische Enzyme oral verabreicht (s. Kap. 10, S. 102 ff.). Die Enzymtherapie findet ihren Einsatz bei entzündlichen Erkrankungen des Bewegungssystems, neuralgischen und neuropathischen Schmerzen, bei Schwellungen und bei Weichteilinfiltrationen. Darüber hinaus können Enzyme in höherer Dosierung als Laxans bei Obstipation genutzt werden.

Fiebertherapie/Hyperthermie

Künstlich erzeugtes Fieber wirkt nicht nur stimulierend auf das Immunsystem, sondern kann auch eine direkte Schmerzlinderung bewirken. Die diaphoretische Therapie gehört zu einer der ältesten ausleitenden Verfahren der klassischen Medizin. In diesem Zusammenhang sei auch der systemische und lokale Einsatz der Wärmetherapie erwähnt, z. B. als Ganzkörper-, Tiefen- oder lokoregionaler Hyperthermie (s. Kap. 12, S. 108 ff.).

Homöopathie

Ziel der Homöopathie ist die Steuerung der körpereigenen Regulation mithilfe einer Arznei, die dem Kranken in seiner personalen Reaktionsweise entspricht. Die klassische Homöopathie behandelt die Gesamtsymptomatik des Krankheitszustands eines Patienten und kann somit auf die Beschwerdesymptomatik im Krankheitsverlauf Einfluss nehmen. Ob hoch potenzierte Homöopathika konstitutionell oder niedrig potenzierte Mittel vorerst symptomatisch zum Einsatz kommen, muss bei jedem Patienten individuell abgewogen werden. Neben der direkten Schmerzbehandlung können auch psychovegetative Störungen wie Depressivität, Ängstlichkeit oder Aggressivität mit homöopathischer Medikation behandelt werden. Somit besteht hier zusätzlich der Einfluss auf Faktoren, die die Schmerzschwelle senken und somit die Schmerzempfindung steigern können.

Misteltherapie

Die Behandlung mit Mistellektinen oder Frischpflanzenextrakten wird systemisch als immunstimulierendes Verfahren und zur Verbesserung der Lebensqualität verwendet (s. Kap. 14, S. 141 ff.). Im Vordergrund der Schmerztherapie steht jedoch die Anwendung der Mistelbehandlung als lokale Injektionstherapie zur **segmentalen Reiztherapie**.

Neuraltherapie

Mit der Neuraltherapie kann die „gesteigerte" Reizweitergabe geschädigter Nervenstrukturen durch **Injektion** eines Lokalanästhetikums intervallmäßig unterbrochen werden, um eine normale neuronale Erregbarkeit wiederherzustellen.

Eine weitere Möglichkeit zur Schmerzreduktion bietet die **systemische Applikation** von Lokalanästhetika. Hierbei werden Kombinationen des Lokalanästhetikums Procain (ohne Konservierungsmittel) und Natriumhydrogencarbonat regelmäßig infundiert und wirken im Sinne einer neuronalen Reorganisation.

Orthomolekulare Therapie

Der Einsatz antioxidativer Substanzen hat sich nicht nur zur Linderung chemotherapieinduzierter Nebenwirkungen, sondern auch direkt zur Schmerzbehandlung bewährt. Beispielsweise wirken Infusionen mit hoch dosiertem **Vitamin C** schmerzlindernd auf Knochenschmerzen (s. Kap. 9, S. 94 ff.). Bei Nervenschmerzen sollten **neurotrope Polyvitamine** regelmäßig infundiert werden (s. auch Kap. 5, S. 42 ff.).

Physiotherapie

Auch bei malignen Erkrankungen sollte auf eine **achsengerechte Körpersymmetrie** geachtet werden. In Folge bestehender Schmerzen und zunehmender Kachexie können muskuläre Dysbalancen entstehen, die wiederum Schmerzsymptomatiken verstärken oder zusätzlich entstehen lassen (z. B. Fortschreiten degenerativer Veränderungen an Wirbelsäule und Gelenken, Verkürzung muskulärer Strukturen, Reduktion der Atemmechanik).

Phytotherapie

- **Weidenrinde** wirkt antiphlogistisch und zeigt gute Wirkung bei Schmerzen im ossären Bereich (Knochenmetastasen).
- **Teufelskrallenwurzel** findet ihren Einsatz bei Gelenk-, Muskel- und Knochenschmerzen.
- **Beinwellwurzel** hat eine deutlich schmerzlindernde Wirkung auf den Periostschmerz.
- **Arnikablüten** wirken abschwellend und verbessern die Wundheilung nach Operationen und Verletzungen. Sie können bei Knochenschmerzen und bei Haut- und Schleimhautentzündungen eingesetzt werden.
- **Weihrauch** wirkt in hohen Dosen analgetisch, antiphlogistisch und antiödematös und ist u. a. bei zerebraler Metastasierung und beim Hirnödem, bei Schmerzen durch chronisch-entzündliche Erkrankungen des Bewegungssystems, bei Kapselschmerz von Leber und Milz, bei Weichteilinfiltrationen und beim Lymphödem indiziert (s. auch Kap. 3.5, S. 21).
- Weiterhin können beim Lymphödem **diuretisch wirksame Phytotherapeutika** wie Goldrutenkraut, Spargelwurzelstock, Schachtelhalm und Wacholder verwendet werden.
- **Johanniskraut** wirkt nicht nur antidepressiv, sondern auch schmerzlindernd bei Neuralgien und Neuropathien (s. auch Kap. 3.5, S. 21). Zusätzlich können bei Unruhezuständen und Schlafstörungen bewährte Kombinationen aus Johanniskraut und Passionsblume sowie Baldrian-Hopfen-Extrakte eingesetzt werden.

Psychologische Betreuung

Möglichst zügig sollte eine psychologische Betreuung in das Gesamtkonzept einfließen (s. Kap. 16, S. 114 ff.), um verschiedenen Faktoren entgegenzuwirken, die die Schmerzschwelle beeinflussen (z. B. Schlaflosigkeit, Angst, Depression).

Sauerstoff-/Ozontherapien, hämatogene Oxidationstherapie

Bei den Blut-/Sauerstofftherapien kann die Sauerstoffabgabe an das Gewebe über eine Steigerung des 2,3-Diphosphoglycerats erhöht werden. Ein geringer Ozonanteil wirkt oxidativ. Daraus resultierend können antiphlogistische und stoffwechselfördernde Wirkungen auf eine bestehende Tumorschmerzsymptomatik und bei tumorassoziiertem Schmerz einen positiven Einfluss haben.

Symbioselenkung/Darmsanierung/Mikrobiologische Therapie

Die Wirkung der mikrobiologischen Therapie wird eingehend in Kap. 13 (S. 129 ff.) ausgeführt. Bezogen auf die Schmerzsymptomatik wird durch Störungen der Darmflora, die mit einer verminderten Darmperistaltik einhergehen, die **Serotoninausschüttung** (aus den chromaffinen Zellen des Plexus myentericus) negativ beeinflusst, was sich wiederum negativ auf die Schmerzschwelle und die Stimmung der Patienten auswirkt. Gerade, aber nicht nur bei abdomineller Schmerzsymptomatik sollte unbedingt eine Normalisierung der Bakterienzusammensetzung angestrebt werden.

17.2.4 Stellenwert der Methode

Im Rahmen der komplementäronkologischen Behandlung kommt der Schmerztherapie ein hoher Stellenwert zu. Dabei liegt die schwierigste Entscheidung bei der Auswahl der individuell richtigen Kombination der verschiedenen Behandlungsverfahren, die sich durch ihre gute Wirksamkeit sowie die vielfältigen supportiven und synergistischen Einsatzmöglichkeiten auszeichnen.

Literatur

Bader R, Gallachi G, Pilger B, Hrsg. Schmerzkompendium – Schmerzen verstehen und behandeln. 2. Aufl. Stuttgart: Thieme; 2005

Chrubasik S. Weidenrinde und Teufelskralle bei chronischen Gelenk- und Rückenschmerzen. Schweiz Z Ganzheitsmed 2004; 16: 355 – 359

Elies MKH, Ogal HP. Aus- und ableitende Verfahren. Stuttgart: Hippokrates; 1998

Grossarth-Maticek R, Keine H, Baumgartner SM et al. Use of Iscador, an extract of European mistletoe (Viscum album), in cancer treatment: prospective nonran-

domized and randomized matched-pair studies nested within a cohort study. Altern Ther Health Med 2001; 7: 57 – 78
Herget H, Herget HF. Das intestinale Immunsystem und seine Stimulation durch Symbioselenkung. 8. Aufl. Gießen: Pascoe Pharmazeutische Werke; 1997
Herget HF. Lehrbuch der Konstitutionsmedizin. Gießen: Pascoe Pharmazeutische Werke; 1996
Herget HF, Ogal HP. Mikrobiologische Therapie. In: Hedtmann A, Hrsg. Praktische Orthopädie, Naturheilverfahren. Darmstadt: Steinkopff; 2007
Kloke M. Medikamentöse Therapie tumorbedingter Schmerzen. Onkologe 2005; 11: 392 – 398
Ködel R. Homöopathie in der Krebstherapie. Stuttgart: Hippokrates; 2009
Kubisch U, Ullrich N, Müller A. Therapie von Schlafstörungen mit einem Baldrian-Hopfen-Extrakt. Schweiz Z Ganzheitsmed 2004; 16: 348 – 354
Meng A. Klassische Akupunktur in der Onkologie. Schweiz Z Ganzheitsmed 2002; 14: 158 – 164
Möller H-J. Johanniskraut in der primär-ärztlichen Therapie. Schweiz Z Ganzheitsmed 2004; 16: 391 – 392
Ogal HP. Ganzheitliche Schmerztherapie. Dtsch Z Onkol 2004; 36: 121 – 127
Ogal HP, Kolster BC. Propädeutik der Neuen Schädelakupunktur nach Yamamoto (YNSA). Stuttgart: Hippokrates; 2004
Ogal HP. Ganzheitliche Behandlung von Tumorschmerz. Teil I: Grundregeln und Einsatz von Ko-Analgetika. Schweiz Z Onkol 2005 a; 2: 34 – 36
Ogal HP. Ganzheitliche Behandlung von Tumorschmerz. Teil II: Naturheilkundliche und komplementäre Behandlungsverfahren. Schweiz Z Onkol 2005 b; 4: 31 – 36
Ogal HP. Schmerztherapie bei Tumorerkrankungen. Eine ganzheitliche Sicht erweitert die therapeutischen Möglichkeiten in der Supportiv- und Palliativmedizin. Schweiz Z Ganzheitsmed 2005 c; 17: 401 – 407
Ogal HP. Ganzheitliche Behandlung bei Tumorschmerz. Der Allgemeinarzt 2006; 6: 36 – 40
Petersen-Felix S, Curatolo M. Neuroplasticity – an important factor in acute and chronic pain. Swiss Med Wkly 2002; 132: 273 – 278
Reuter U, Oettmeier R. Die hochdosierte Procain-Basen-Infusion. ÄrzteZ Naturheilverf 1999; 40: 11 776 – 11 782
Strumpf M, Willweber-Strumpf A, Zenz M. Tumorschmerz. Dtsch Arztebl 2005; 102: 916 – 924
Toelg M, Antonu H, Reiss B et al. Lebensqualität von Tumorpatienten unter begleitender Misteltherapie. Schweiz Z Ganzheitsmed 2005; 17: 1294 – 1299
Tölle TR, Berthele A. Das Schmerzgedächtnis. In: Zenz M, Jurna I, Hrsg. Lehrbuch der Schmerztherapie. 2. Aufl. Stuttgart: Wissenschaftliche Verlagsgesellschaft; 2001: 89 – 108
Vainio A, Auvinen A. Prevalence of symptoms among patients with advanced cancer: an international collaborative study. Symptom Prevalence Group. J Pain Symptom Manage 1996; 12: 3 – 10
Vollbracht C. Was kann die Vitamin C-Therapie in der Tumortherapie leisten? Dtsch Z Onkol 1996; 28: 123 – 125
World Health Organization. Cancer Pain Relief: with a Guide to opioid Availability. 2nd ed. Geneva: World Health Organization; 1996: 15
Wrba H. Additive Tumortherapie mit proteolytischen Enzymen. Internistische Welt 2000; 4: 46 – 49

18 Sport und Bewegungstherapie

Christiane Peters

Bewegungstherapie als ergänzende komplementärmedizinische Maßnahme besitzt mittlerweile einen festen Stellenwert in der Therapie und Rehabilitation von Patienten nach einer Tumorerkrankung. Während Sport in den Anfängen lediglich in der Krebsnachsorge eingesetzt wurde, zählt ein variables Bewegungsangebot mittlerweile zum Standard der Rehabilitationskliniken mit onkologischer Ausrichtung.

18.1 Grundlagen

Sowohl die mit einer Tumorerkrankung verbundenen Ängste als auch die nachfolgende Behandlung mithilfe der Standardtherapien belasten den Körper und die Psyche des Betroffenen (**Abb. 18.1**). Krankheits- bzw. therapiebedingte Schonung führt darüber hinaus zu einem **fehlenden Trainingsreiz** für den Gesamtorganismus: So werden das Herz-Kreislauf-System und die Muskulatur oft in zu geringem Maß beansprucht und ihre Leistungsfähigkeit lässt nach.

18.1.1 Wirkmechanismen

Viele der genannten Auswirkungen einer Krebserkrankung und ihrer Behandlung können durch eine dosierte Bewegungstherapie positiv beeinflusst wer-

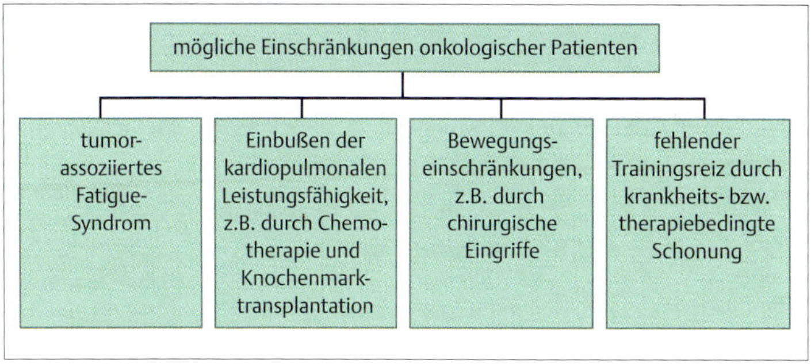

Abb. 18.1 Mögliche körperliche und psychische Einschränkungen onkologischer Patienten mit Bezug zu bewegungstherapeutischen Maßnahmen.

den, da deren Wirkungsweise sehr vielfältig ist. So sind die Zielsetzungen eines ganzheitlichen Ansatzes sowohl vorhandene **Funktionseinbußen zu kompensieren** und die allgemeine körperliche Fitness zu stärken als auch eine psychosoziale Unterstützung bei der Krankheitsbewältigung zu erlangen. Weitere wichtige Aufgaben sind darüber hinaus, Freude an der Bewegung zu vermitteln, zu weiteren sportlichen Freizeitaktivitäten hinzuführen und auf diese Weise auch längerfristig **gesundheitsfördernde Ressourcen** zu mobilisieren.

Primärprävention

Zahlreiche epidemiologische Studien zum Einfluss von körperlicher Aktivität auf das Krebsrisiko lieferten bereits in den 1980er- und 1990er-Jahren Hinweise für eine **kanzeroprotektive Wirkung** von körperlicher Aktivität. Mittlerweile gilt es als überzeugend, dass regelmäßige körperliche Aktivität das Risiko einer Erkrankung an Brust- und Kolonkrebs reduzieren kann. Eine primärpräventive Wirkung des Sports gilt auch bei Prostatakrebs als wahrscheinlich, bei Lungenkrebs und Tumoren des Endometriums als möglich (Friedenreich u. Orenstein 2002). Ursächlich werden u. a. hormonelle Veränderungen, Verkürzungen der Transitzeit der Nahrung, positive Einflüsse auf Körpergewicht und Energiebilanz sowie eine mögliche Stimulation der Immunfunktion diskutiert.

Hinweis *Da es sich bei den beobachteten Zusammenhängen um eine Dosis-Wirkungs-Beziehung handelt, wird eine Trainingshäufigkeit von mindestens 30 – 60 min 5 ×/Woche, besser täglich, bei mittlerer Belastungsintensität empfohlen (Lee 2003).*

Therapieunterstützung und Rehabilitation

Sport kann jedoch auch während der Therapie und in der Rehabilitation von Krebspatienten positive Wirkungen erzielen (**Tab. 18.1**): So zeigte sich in zahlreichen Studien eine verbesserte **physische Fitness** von sportlich aktiven im Vergleich zu inaktiven Patienten, aber auch eine **Steigerung der Abwehrfunktion** wird diskutiert (Peters et al. 1994, 1995; Schulz et al. 2005). Doch insbesondere die **Lebensqualität** steht für viele Tumorbetroffene während und nach der Behandlung im Vordergrund: So gelten auch eine Reduktion des tumorassoziierten Fatigue-Syndroms, eine Verbesserung des allgemeinen Wohlbefindens, eine gesteigerte Lebensqualität und ein verringertes Auftreten von Depressionen mittlerweile als anerkannte Effekte eines Bewegungsprogramms für Krebsbetroffene (Kirshbaum 2006).

Neuere wissenschaftliche Untersuchungen deuten zudem darauf hin, dass sportliches Training nach der Diagnose und Therapie auch die **Überlebenszeit** positiv beeinflussen kann. Von diesen Effekten scheinen insbesondere Betroffene mit hormonrezeptorpositiven Mammakarzinomen bzw. nicht metastasierenden Darmtumoren zu profitieren, wenn ein ausreichendes Trainingspen-

Tab. 18.1 Auswirkungen von Sport in der Therapie von Krebspatienten.

Parameter	Auswirkung	Effekt
maximale Sauerstoffaufnahme	↑	höhere aerobe Ausdauerleistungsfähigkeit
Herzfrequenz bei definierter Belastung	↓	höhere aerobe Ausdauerleistungsfähigkeit
Hämoglobin- bzw. Hämatokritkonzentration	↑	verbesserte Sauerstofftransportkapazität, ggf. kürzerer Klinikaufenthalt
Lungenfunktion	↑	verbesserte Ventilation
Muskelkraft	↑	Aufbau eines Muskelkorsetts
Aktivitäten des täglichen Lebens	↑	Erhalt bzw. Steigerung der Selbstständigkeit
Beweglichkeit	↑	Reduktion von Bewegungseinschränkungen
Übelkeit, Erbrechen, Durchfall	↓	bessere Therapieverträglichkeit
Immunsystem	↑	gesteigerte Abwehrfunktion
Körpergewicht	↓	verbesserte Energiebalance
Körperwahrnehmung	↑	gesteigerte Sensibilität für die Leistungsfähigkeit und Grenzen des eigenen Körpers
Fatigue-Syndrom	↓	erhöhte Belastbarkeit
Lebensqualität	↑	verbessertes Wohlbefinden und Lebensfreude
Ängste und Depressionen	↓	verbesserte Krankheitsbewältigung

↑ = erhöht, ↓ = erniedrigt

sum, vergleichbar den genannten primärpräventiven Empfehlungen, absolviert wird (Holmes et al. 2005; Meyerhardt et al. 2006).

18.1.2 Einsatzbereiche

Die Durchführung bewegungstherapeutischer Maßnahmen ist mittlerweile nicht mehr nur auf die Rehabilitationsklinik oder die ambulante Krebsnachsorge-Sportgruppe am Wohnort beschränkt. Die Belastbarkeit und auch der

Wunsch oder die Bereitschaft, sich bereits während der Therapie körperlich aktiv zu betätigen, ist oftmals vorhanden, jedoch sehr unterschiedlich ausgeprägt und wird sowohl vom sportlichen Engagement vor der Erkrankung als auch von der Bereitschaft, sich auf neue Dinge einzulassen, beeinflusst.

Einige Patienten sind durch die Auseinandersetzung mit der Krebserkrankung sowie durch die auf sie einstürmenden Anforderungen der Therapie so weit ausgelastet, dass sie einer Bewegungstherapie gegenüber noch nicht offen sind. Andere greifen jedoch die Möglichkeit gerne auf, den Therapieverlauf aktiv zu beeinflussen und selber etwas für ihre Gesundheit zu tun. Beschriebene Effekte der meist ausdauerorientierten **Trainingsprogramme in der Akutphase** zeigen sich häufig in einer Verminderung des behandlungsbedingten physischen Leistungsabfalls sowie des Fatigue-Syndroms oder auch einer besseren Therapieverträglichkeit (Galvão u. Newton 2005).

Wenn aus ärztlicher Sicht keine Einwände bestehen, der Patient motiviert und mit einem Mindestmaß an körperlicher Belastbarkeit ausgestattet ist, kann daher ein Bewegungsangebot, gut kontrolliert und individuell dosiert, auch in **Phasen hoher Therapiebelastung** wie beispielsweise während der Chemotherapie eingesetzt werden. Darüber hinaus kann ein sanftes Bewegungsprogramm auch in der **Palliativmedizin** helfen, die Mobilität und Selbstständigkeit möglichst lange zu erhalten (Schüle u. Nieland 1997).

18.1.3 Mögliche Einschränkungen

Die Bewegungstherapie und sportliche Aktivität orientieren sich grundsätzlich am aktuellen Gesundheitsstatus der Patienten und an möglichen tumorspezifischen Einschränkungen (**Tab. 18.2**).

Einschränkungen der körperlichen Belastbarkeit sind bei Tumoren des **lymphatischen bzw. blutbildenden Systems** und Knochenmarks zu erwarten, sodass je nach Therapieverlauf ein leichtes Bewegungsprogramm nur unter strenger ärztlicher Kontrolle erfolgen sollte. Aber auch zusätzliche Erkrankungen wie z. B. eine **Osteoporose** oder ein **Herzinfarkt** limitieren die sportliche Belastbarkeit. Daher kann die Teilnahme an einer spezifischen Osteoporosegruppe mit wirbelsäulen- bzw. gelenkschonenden Sportarten und -aktivitäten oder an einer Herzgruppe mit reduzierter und ärztlich kontrollierter Belastungsintensität unter Berücksichtigung tumorspezifischer Aspekte sinnvoll sein.

Kontraindikationen

Kontrainduziert ist ein sportliches Training bei **Frakturneigung** aufgrund von Knochenmetastasen, insbesondere in den tragenden Skelettanteilen. Aber auch

Tab. 18.2 Sportpraktische Empfehlungen, angepasst an mögliche Einschränkungen durch spezifische Tumoren.

Tumorart	mögliche Einschränkung	Praxisempfehlung
Brustkrebs	Bewegungseinschränkung im Schultergelenk	• Mobilitätstraining im Schultergelenk • keine schwunghaften, sondern geführte Bewegungen der Arme • Pumpübungen der Hände über Kopfhöhe • keine zusätzliche mechanische Belastung bestrahlter Hautareale
	Haltungsschwäche im Rumpf	• Haltungsschulung • Wirbelsäulengymnastik • Aufbau eines guten Rumpfmuskelkorsetts
	Lymphödem	• Pumpübungen der Hände über Kopfhöhe • Wassergymnastik mit Armbewegungen unter der Wasseroberfläche • bei manifestem Armlymphödem ggf. mit Kompressionsstrumpf
Prostatakrebs	Blasenschwäche, Inkontinenz, erektile Dysfunktion	• Training der Beckenbodenmuskulatur
	Narbe am Unterbauch	• Lockerung der Rumpfmuskulatur • Aufbau eines guten Rumpfmuskelkorsetts • keine zusätzliche mechanische Belastung im Narbenbereich • Bauchlage als Ausgangspositionen für Gymnastik ggf. ungünstig
	Narbe im Dammbereich	• keine zusätzliche mechanische Belastung im Narbenbereich
Darmkrebs	Narbe auf der vorderen Bauchwand	• Lockerung der Rumpfmuskulatur • Aufbau eines guten Rumpfmuskelkorsetts • keine zusätzliche mechanische Belastung im Narbenbereich • Bauchlage als Ausgangspositionen für Gymnastik ggf. ungünstig
	künstlicher Darmausgang	• Bauchlage als Ausgangspositionen für Gymnastik ungünstig • Kräftigung der geraden und schrägen Bauchmuskulatur • keine Überstreckungen der vorderen Bauchwand • Bewegungsangebote im Wasser möglich
Lungenkrebs	geringe kardiopulmonale Belastbarkeit	• leichte Gymnastik, je nach Belastbarkeit als Hockergymnastik oder auch im Wasser • Thoraxgymnastik als Schwerpunkt • bei kurativer Behandlung auch Ausdauertraining
	Dyspnoe	• Atemgymnastik

sonstige, nicht tumorspezifische Kontraindikationen wie beispielsweise **akute Infekte oder Entzündungen** lassen von einem körperlichen Training abraten.

18.2 Praktische Anwendung

Bewegungsangebote können sehr unterschiedlich gestaltet werden und sind in ihrer Belastung individuell gut dosierbar. Darüber hinaus ist Sport vielerorts, meist ohne hohen materiellen oder organisatorischen Aufwand einzeln und in Gruppen durchführbar. Diese Vorzüge machen ein sportliches Training in der Primärprävention, aber auch in der Therapie und Rehabilitation von Krebsbetroffenen nahezu unverzichtbar.

In der Primärprävention dienen die allgemeinen Empfehlungen des Gesundheitssports als Orientierung (Vogt u. Neumann 2006). Für die Aufnahme eines regelmäßigen Sporttreibens in der Therapie und Rehabilitation ist jedoch die Zustimmung des behandelnden Arztes wichtig. Unter Berücksichtigung individueller Begleiterkrankungen und damit verbundener Risiken setzt sie eine sportliche Belastbarkeit im Mindestmaß voraus.

18.2.1 Allgemeine Richtlinien

Voraussetzung zur Teilnahme an einem Bewegungsangebot ist die ärztliche Zustimmung sowie eine ausreichende Motivation und Befähigung für eine aktive Mitarbeit beim Bewegungsprogramm. Dies entspricht einem Karnofsky-Index ab ca. 60 %.

Art, Umfang und gewählte Intensität der sportlichen Aktivität sollten auf die körperliche Belastbarkeit und den Allgemeinzustand des Patienten abgestimmt sein und in Phasen reduzierter Belastbarkeit entsprechend angepasst werden. Dies kann dazu führen, dass in einzelnen Phasen der Erkrankung bzw. Therapie eine Belastungspause sinnvoll bzw. notwendig ist. Daher ist es erforderlich, die Belastbarkeit mithilfe einfacher sportmotorischer bzw. -medizinischer Tests zu überprüfen, um den richtigen Belastungsumfang und die richtige Belastungsintensität zu ermitteln:

- Bei einer eher **geringen Belastbarkeit** eignen sich Bewegungsformen/Sportarten mit geringem Beanspruchungsniveau, z. B. Sitzgymnastik mit koordinativen und kräftigenden Übungs- und Spielformen bzw. Übungen zur Verbesserung der Beweglichkeit bei geringer Ausdauerbeanspruchung.
- Bei **mittlerer bis guter Belastbarkeit** sind variable Übungs- und Spielformen mit steigender Belastungsanforderung sinnvoll: Durch ein dosiertes und systematisch aufgebautes Nordic-Walking-Programm kann beispielsweise die Ausdauerleistungsfähigkeit verbessert werden. Wird Pressatmung

vermieden, kann auch ein Kräftigungsprogramm sinnvoll sein. Das kreative Auseinandersetzen mit variablen Handgeräten kann beispielsweise die Koordinationsfähigkeit verbessern, eine mobilisierende Thoraxgymnastik die Atmung erleichtern.

Für viele Patienten bietet sich im Anschluss oder manchmal auch parallel zur Standardtherapie die Anbindung an eine ambulante Sportgruppe in der Krebsnachsorge an, um unter fachkundiger Anleitung am Bewegungsprogramm teilzunehmen.

18.2.2 Therapiemaßnahmen

Viele Patienten können, mit kleineren Einschränkungen, an fast allen Sportarten und -aktivitäten in dosierter Form teilnehmen. Für die meisten Betroffenen eignet sich hierzu die Teilnahme an einer der wohnortnahen **Krebsnachsorge-Sportgruppen**, in der gemeinsam mit anderen Betroffenen die sportlichen Aktivitäten (aus)geübt werden. Werden tumorspezifische Einschränkungen berücksichtigt (**Tab. 18.2**), so ist auch eine **Wiederaufnahme** bereits etablierter Sportgewohnheiten, beispielsweise die Rückkehr in die Laufgruppe oder in das Fitness-Studio, in vielen Fällen möglich.

Praktische Hinweise

Das **inhaltliche Spektrum** eines Sportangebots in der Krebsnachsorge sollte sehr vielschichtig sein (**Tab. 18.3**) und der Belastbarkeit des Einzelnen entsprechen.

Zur **Verbesserung der körperlichen Fitness** wird neben einem Training zur Steigerung der Ausdauerleistungsfähigkeit die Ausbildung eines adäquaten Muskelkorsetts, insbesondere der Rumpf- und Beinmuskulatur, durch Übungen mit und ohne Handgerät empfohlen. Dieses häufig sehr funktionsorientierte Training wird ergänzt durch Elemente zur Verbesserung der Beweglichkeit und der koordinativen Fähigkeiten. Zur Steigerung der Motivation der Teilnehmer und der Gruppendynamik kann dies auch in spielerischer Form gestaltet werden (Baumann u. Schüle 2008).

Tab. 18.3 Allgemeine Empfehlungen für den Sport in der Krebsnachsorge.

Zielsetzung	Praxisinhalte	Durchführungshinweise
Verbesserung der **Ausdauerleistungsfähigkeit**	Wandern, Nordic Walking, Radfahren, Jogging, Schwimmen, Aquajogging, Skiwandern, Skilanglauf	Orientierung am subjektiven Belastungsempfinden: • etwas anstrengend • Wohlbefinden, Wohlfühlen • adäquate Belastung (ohne zu sehr außer Atem zu geraten)
Erarbeiten eines **Muskelkorsetts**: • funktionale Gelenksicherung • Kompensation der Kraftabnahme im Alter • Vermeidung von Dysbalancen • Ausgleich muskulärer Schwächen	Kräftigungsübungen für die Bauch-, Rücken-, Schultergürtel- und Gesäßmuskulatur	ganzheitliches und stabilisierendes Training: • rumpfnahe vor -fernen Muskelgruppen • kontrollierte Bewegungsausführung • Beachten der richtigen Atmung
Erhalt bzw. Verbesserung der **Beweglichkeit** der großen Gelenke und **Dehnfähigkeit** wichtiger Muskelgruppen	Lockerungs- und Dehnungsgymnastik	kontrollierte, langsame Bewegungsausführung unter Beachtung der Symmetrie
Verbesserung der **Bewegungskoordination**: • adäquates muskuläres Zusammenspiel • Anpassung an veränderte Situationen	Spielformen und kleine Spiele mit und ohne Handgerät, tänzerische Gymnastik, Tanz	Anforderungen in differenzierten Schwierigkeitsgraden
Verbesserung der **Körperwahrnehmung und Atemfunktion**	Entspannungstraining, Tai-Chi, Yoga, Atemgymnastik	ruhige und entspannte Atmosphäre

Literatur

Baumann FT, Schüle K. Bewegungstherapie und Sport bei Krebs. Leitfaden für die Praxis. Köln: Deutscher Ärzte-Verlag; 2008

Friedenreich CM, Orenstein MR. Physical activity and cancer prevention: etiologic evidence and biological mechanisms. J Nutr 2002; 132 (Suppl.): S 3456 – S 3464

Galvão DA, Newton RU. Review of exercise intervention studies in cancer patients. J Clin Oncol 2005; 23: 899 – 909

Holmes MD, Chen WY, Feskanich D et al. Physical activity and survival after breast cancer diagnosis. JAMA 2005; 293: 2479 – 2486

Kirshbaum MN. A review of the benefits of whole body exercise during and after treatment for breast cancer. J Clin Nurs 2006; 16: 104 – 121

Lee IM. Physical activity and cancer prevention – data from epidemiological studies. Med Sci Sports Exerc 2003; 35: 1823 – 1827

Meyerhardt JA, Giovannucci EL, Holmes MD et al. Physical activity and survival after colorectal cancer diagnosis. J Clin Oncol 2006; 24: 3527 – 3534

Peters C, Lötzerich H, Niemeier B et al. Influence of a moderate exercise training on natural killer cytotoxicity and personality traits in cancer patients. Anticancer Res 1994; 14: 1033 – 1036

Peters C, Lötzerich H, Schüle K et al. Auswirkungen eines Ausdauertrainings auf die Phagozytoseaktivität von Monozyten bei Brustkrebspatientinnen. Phys Med Rehab Kuror 1995; 5: 42 – 45

Schüle K, Nieland P. Bewegungstherapie und physikalische Therapie in der Palliativmedizin. In: Aulbert E, Zech D, Hrsg. Lehrbuch der Palliativmedizin. Stuttgart: Schattauer; 1997: 899 – 906

Schulz T, Michna H, Peters C. Körperliche Aktivität in der Krebstherapie. Integrative Onkologie 2005; 1: 15 – 21

Vogt L, Neumann A, Hrsg. Sport in der Prävention. Köln: Deutscher Ärzte-Verlag; 2006

19 Traditionelle Chinesische Medizin, einschließlich Akupunktur

Hans Lampe

In der komplementären Onkologie werden kombinierte Therapiekonzepte von westlicher Medizin und Traditioneller Chinesischer Medizin (TCM) zunehmend erforscht und angewendet. Vom Vorgehen her stellen sie eine sinnvolle Ergänzung dar: Der wesentliche Zielpunkt der westlichen Medizin ist die Tumorzelle selbst, während der Hauptansatzpunkt der TCM die Stabilisierung des Patienten bei seiner individuellen Auseinandersetzung mit der Erkrankung ist.

19.1 Grundlagen

Die TCM ist ein über viele Jahrtausende im asiatischen Raum herangereiftes Medizinsystem. Seit dem 18. Jahrhundert gelangte mit den Missionaren die westliche Medizin nach China und verdrängt mit ihren neuen Methoden die traditionelle Medizin. Mit der Erkenntnis, dass auch die naturwissenschaftliche Medizin Grenzen hat, hat sich in den letzten Jahrzehnten in China wie auch in Europa und Nordamerika ein zunehmendes Interesse insbesondere an der Kombination beider Medizinsysteme entwickelt.

19.1.1 Wirkmechanismen

Die TCM fußt auf dem daoistischen Gedankengebäude. Während im westlichen Kulturkreis die Betrachtung der aktuellen Situation nach dem Ursache-Wirkungs-Prinzip vorherrschend ist, denkt man in China eher in funktionellen Zusammenhängen. Dazu werden die verschiedenen Erscheinungen des Lebens in Funktionskreisen geordnet, die sich in der Natur und beim gesunden Menschen im Gleichgewicht befinden. Anhaltende Störungen dieses Gleichgewichts bedingen Krankheiten. Und wie in der Natur die Jahreszeiten ineinander übergehen, sich gegenseitig bedingen und stützen, sind bei einem gesunden Menschen die verschiedenen Funktionskreise in einem harmonischen Gleichgewicht (**Abb. 19.1**).

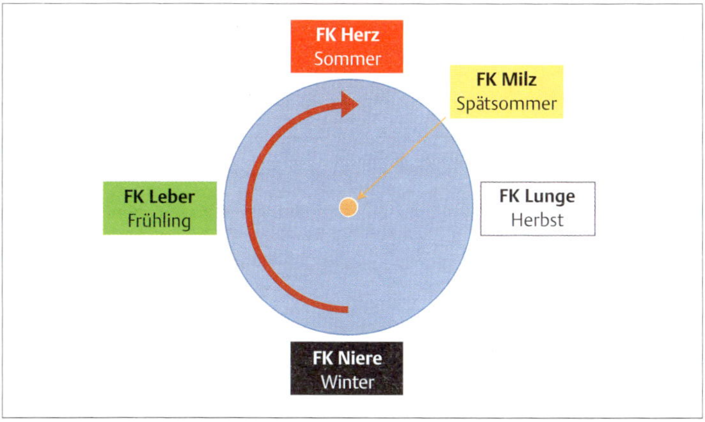

Abb. 19.1 Funktionskreise (FK) dienen in der TCM zur diagnostischen Einordnung funktioneller Störungen.

Funktionskreise des Körpers

Die Funktionskreise von Herz, Lunge, Leber usw. entsprechen nicht den anatomisch definierten Organen, sondern repräsentieren Funktionen des Körpers. Dabei gibt es keine Trennung zwischen körperlichen und psychischen Befunden in der TCM (**Tab. 19.1**).

Leitkriterien

Krankheiten entsprechen in diesem Gedankengebäude einem Ungleichgewicht zwischen den Funktionskreisen oder Abweichungen innerhalb eines Funktionskreises. Diese Abweichungen werden durch die Leitkriterien definiert. Bei diesen handelt es sich um Kategorien, die qualitative Abweichungen von Körperfunktionen darstellen (**Abb. 19.2**). Sie sind nicht mit den bekannten physikalischen Phänomenen gleichzusetzen. Bei einem gesunden Menschen müssen Wärme und Kälte gleichermaßen vorhanden sein. Anhaltende Abweichungen in eine Richtung zeigen Krankheiten an und weisen die Richtung zur Therapie.

So können durch Benennung des betroffenen Funktionskreises und der durch die Leitkriterien charakterisierten Abweichungen Krankheiten präzise beschrieben werden.

Tab. 19.1 Zuordnung einiger wesentlicher Aspekte zu den Funktionskreisen der TCM mit Bezug zur Onkologie (Beispiele).

Funktionskreis	Jahreszeit	Lebensalter	Bedeutung
Leber	Frühling	Geburt	• „Heerführer": zeigt Entschlusskraft, Initiative • Schädigung durch starke Emotionen (intern) und Toxine (extern) • Schwäche äußert sich oft in Kopf- und Oberbauchbeschwerden. • oft Stützung und Harmonisierung notwendig
Herz	Sommer	Ausbildung	• „Fürst": regiert mit Verstand und Gefühl (Ausstrahlung) • Schädigung durch unterdrückte Emotionen (intern) und Energieverbrauch • Schwäche äußert sich in Ängstlichkeit, Palpitationen. • Stützung notwendig
Milz (Mitte)	Spätsommer	Reife	• „Zwischenspeicher": dient der Aufnahme, Verarbeitung und Verteilung • Schädigung durch lange Krankheit (intern) und Toxine (extern) • Schwäche zeigt sich besonders im Magen-Darm-Trakt (Appetit, Übelkeit, Verdauung). • Stützung und Harmonisierung notwendig
Lunge	Herbst	Nachreife	• „Minister": erhält die rhythmische Ordnung • Bezug zur Oberfläche (Haut, Schleimhäute) • Schädigung durch unregelmäßige Lebensgewohnheiten (intern) und Klima/Infektionen (extern) • Schwäche zeigt sich in Ruhelosigkeit, Husten. • Stützung oder Harmonisierung notwendig
Niere	Winter	Alter	• „angeborenen Konstitution": zeigt sich besonders in Knochen und Knochenmark • Schädigung durch lange, anstrengende Krankheit • Schwäche äußert sich in Kraftlosigkeit, Rückenschmerzen. • Stützung notwendig

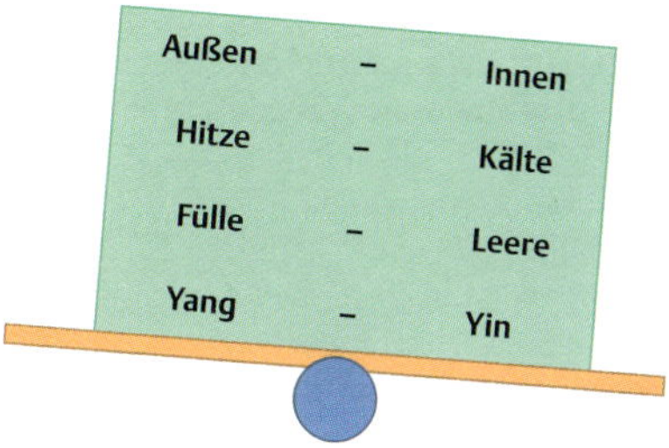

Abb. 19.2 Leitkriterien dienen in der TCM zur Beschreibung von Abweichungen von der normalen/gesunden Entwicklung.

19.1.2 Diagnostik

Die TCM ist auf die zum aktuellen Zeitpunkt bestehenden Störungen und die sie beeinflussenden Faktoren ausgerichtet. Die Krankheitsvorgeschichte tritt dabei in den Hintergrund, bei der Befragung des Patienten interessieren v. a. die aktuellen Symptome. Damit können in der Regel der betroffene Funktionskreis und die Art der Abweichung eingegrenzt werden. Bei der Befunderhebung dominieren die Zungen- und Pulsdiagnose, die die Verdachtsdiagnose stützen müssen. Technischen Untersuchungen kommt eine untergeordnete Bedeutung zu, da sich die TCM nicht an interpersonellen Normwerten orientiert, sondern die zum jeweiligen Zeitpunkt vorliegende individuelle, qualitative Abweichung von der gesunden Entwicklung diagnostiziert.

19.1.3 Einsatzbereiche

Bei einer Tumorerkrankung findet eine kontinuierliche Auseinandersetzung zwischen den gesunden Körperanteilen und dem Tumorgeschehen statt. Die tumorspezifische Therapie der westlichen Medizin zielt auf eine Zerstörung maligner Zellen ab. Der dadurch ausgelöste Zellzerfall sowie die notwendigerweise in Kauf zu nehmenden Nebenwirkungen führen zu einer weiteren Störung im Gleichgewicht der Funktionskreise.

Das Hauptziel der TCM liegt hier in der Unterstützung der gesunden Körperanteile in der Auseinandersetzung mit dem Tumorgeschehen. Hierzu dient die **pharmakologische Behandlung** mit Kombinationen verschiedener pflanzlicher, tierischer und mineralischer Bestandteile. Ihre Anwendung sollte insbesondere zwischen Chemotherapien sowie nach Abschluss der tumorspezifischen Therapie (Operation, Chemotherapie, Bestrahlung) erfolgen, um den Patienten zu stabilisieren. Beim gleichzeitigen Einsatz sind Wechselwirkungen (insbesondere Wirkungsabschwächungen der tumorspezifischen Behandlung) zu beachten. Da hierzu bisher ausreichende Daten fehlen, sollte sie nur in begründeten Ausnahmefällen erfolgen (s. S. 205).

Die spezifische Tumorwirksamkeit von in der TCM eingesetzten Substanzen zeigt sich an den aus altbewährten Rezepturen isolierten **Monosubstanzen**, die heute in der Tumorbehandlung eingesetzt werden (All-trans-Retinolsäure, Arsentrioxid, Indirubin in der Leukämiebehandlung, Camptothecinderivate bei soliden Tumoren). Es gibt bisher keine Vergleichsstudien zur Wirksamkeit von Monosubstanzen und klassischen Dekokten. Bei den engen Therapiebereichen in der Onkologie sind die Monosubstanzen generell besser zu steuern. Bei Tumoren mit unzureichenden Therapieoptionen können sich jedoch neue Möglichkeiten eröffnen (Hydroxycamptothecin beim Leberzellkarzinom).

Die **Akupunktur** spielt in der Therapie maligner Tumoren eine geringe Rolle. Sie findet v. a. Anwendung bei der Behandlung von lokalisierten Schmerzen (s. Kap. 17.2, S. 183 f.) sowie von Nebenwirkungen der Standardtherapien wie Übelkeit/Erbrechen und funktionelle Beschwerden (z. B. Meteorismus und Obstipation). Hier ist immer der Allgemeinzustand des Patienten zu beachten.

19.1.4 Mögliche Einschränkungen

Interaktionen zwischen den einzelnen Arzneistoffen der TCM sind durch die jahrtausendealte Erfahrung in der Regel gut dokumentiert und bei Anwendung der Rezepturen bekannt. Zu Interaktionen einzelner Arzneien und Rezepturen der TCM mit Arzneimitteln der westlichen Medizin, hier insbesondere mit zytotoxischen Substanzen, liegen wenige Erfahrungen vor.

Cave *Die gleichzeitige Gabe von Dekokten und Standardtherapeutika bedarf einer genauen Kenntnis der zu erwartenden Wirkungen und einer sorgfältigen Überwachung. Die korrekte Durchführung der Standardbehandlung darf nicht beeinträchtigt werden.*

Da die Verordnung nicht krankheitsbezogen ist, sondern auf die Auseinandersetzung des Körpers mit dem Krankheitsgeschehen abzielt, sind unerwünschte Wirkungen davon abhängig, wie präzise das Krankheitsgeschehen erfasst wurde. Sie können durch Änderungen der Rezeptur in der Regel beeinflusst werden.

Komplikationen

Komplikationen der **pharmakologischen Behandlung** resultierten in der Vergangenheit meist aus Verwechslungen der Arzneistoffe, da diese teilweise nur durch ihre chinesischen Namen präzise voneinander zu unterscheiden sind. Da nicht bekannt ist, ob eine Pflanze auch beim Anbau in Europa die gleichen Inhaltsstoffe enthält, sollte mit den aus der angegebenen Region in China stammenden Arzneipflanzen gearbeitet werden. Dadurch ergeben sich Probleme mit Verunreinigungen und Rückständen. Eine entsprechende Kontrolle durch ein anerkanntes Labor ist daher notwendig.

Bei der **Akupunktur** sind durch die Verletzungen der Haut Blutungen und Infektionen möglich, in der Praxis jedoch von geringer Bedeutung. Bei falscher oder zu tiefer Nadelung können unter Umständen innere Organe verletzt werden, was bei korrekter Anwendung nicht geschehen sollte.

Während und nach der Akupunktur kann es zu einer vorübergehenden Ermüdung kommen, die in der Regel nur wenige Minuten anhält, aber die Straßenverkehrstauglichkeit beeinträchtigen kann.

Nebenwirkungen

Die eingesetzten Dekokte können für den europäischen Geschmack ungewohnt und irritierend sein und in Einzelfällen Übelkeit bis zum Erbrechen auslösen.

Es ist bis heute nicht abschließend zu beurteilen, ob bei Epileptikern durch Akupunktur Krampfanfälle ausgelöst werden können.

Kontraindikationen

Für den Einsatz von Dekokten ist zu beachten, dass kaum publizierte Untersuchungen zur Anwendung während der **Schwangerschaft und Stillzeit** vorliegen. Auch dürfen bestimmte Akupunkturpunkte während der Schwangerschaft nicht genutzt werden.

Bei vorliegenden **Gerinnungsstörungen** (Thrombozyten < 30 000 Zellen/µl) oder dem Einsatz gerinnungshemmender Medikamente muss der Nutzen einer Akupunktur gegen das Blutungsrisiko abgewogen werden.

19.1.5 Therapieziele

Mithilfe der TCM ist es möglich, das gestörte Gleichgewicht zwischen den Funktionskreisen des Körpers wieder zu harmonisieren. Es lassen sich die in **Tab. 19.2** genannten Therapieziele formulieren.

Tab. 19.2 Therapieziele der TCM.

Therapieziel	Vorgehen	Belege für Wirksamkeit
Verlängerung der Überlebenszeit	Verstärkung der Therapieeffekte, zusätzliche Behandlungsmöglichkeiten	Erfahrungsberichte aus China, keine Vergleichsstudien
Verhinderung von Krankheitsrückfällen und Verlängerung der krankheitsfreien Zeit	Stabilisierung der gesunden Körperanteile; zusätzliche tumorzelltoxische Effekte durch isolierte Monosubstanzen	Erfahrungsberichte aus China, keine Vergleichsstudien; kleine Beobachtungsstudien
Verbesserung der Lebensqualität	Stabilisierung des Patienten und Therapie spezifischer Nebenwirkungen	Erfahrungsberichte aus China und Europa, kleine Beobachtungsstudien

19.2 Klinische Studien

Die Leberzirrhose stellt einen erheblichen Risikofaktor für die Entwicklung eines **hepatozellulären Karzinoms** dar. Die angegebene Studie von Oka et al. (1995) zeigte bei 260 Patienten mit histologisch gesicherter Leberzirrhose, dass durch das Dekokt Sho-saiko-to (TJ-9) der Übergang in ein hepatozelluläres Karzinom bei HBsAg-negativen Patienten (HBsAg: Hepatitis-B surface antigen) signifikant gesenkt werden kann.

Die platinbasierte zytotoxische Behandlung ist die wirksamste Therapie zur Beeinflussung des **fortgeschrittenen NSCLC**. In der Metaanalyse von McCulloch et al. (2006) wurde der Einfluss verschiedener Radix-Astragali(Huang-Qi)-Präparationen auf die Behandlung untersucht. Dabei zeigte sich zwar ein Trend zur Verbesserung der Behandlungserfolge, der jedoch nur begrenzt aussagekräftig ist, da in den einzelnen berücksichtigten Studien verschiedene Therapiekonzepte zur Anwendung kamen.

Xiao et al. (2002) zeigten in ihrer Arbeit, wie aus einem altbewährten Dekokt der TCM (Dang Gui Long Hui Wan) eine **Monosubstanz** (Indirubin) entwickelt werden konnte, die die neue Medikamentengruppe der zyklinabhängigen Kinasen begründet.

Zum wichtigsten Einsatzgebiet der TCM, der Stützung der gesunden Körperfunktionen und Regulation der Funktionskreise im Rahmen onkologischer Behandlungskonzepte, liegen eine Fülle von Einzelfallbeschreibungen und kleinen Beobachtungsstudien vor, deren Aussagekraft jedoch nicht zur Etablierung von Standards ausreicht. Insbesondere fehlen große, kontrollierte Studien.

19.3 Praktische Anwendung

19.3.1 Allgemeine Richtlinien

Die Anwendungsmöglichkeiten der TCM im Rahmen onkologischer Behandlungskonzepte sind in **Abb. 19.3** wiedergegeben.

Das Haupteinsatzgebiet in China, zu dem die meisten Erfahrungen vorliegen, ist die unterstützende Behandlung zwischen zytotoxischen Therapiezyklen und im Anschluss an die spezifische tumorzelltoxische Behandlung.

Neben der allgemeinen Schwäche können spezifische Nebenwirkungen wie Übelkeit und Erbrechen, Störungen der Leber-und Nierenfunktion, Knochenmarksuppression sowie Strahlenfolgen an der Lunge oder am Gehirn behandelt werden.

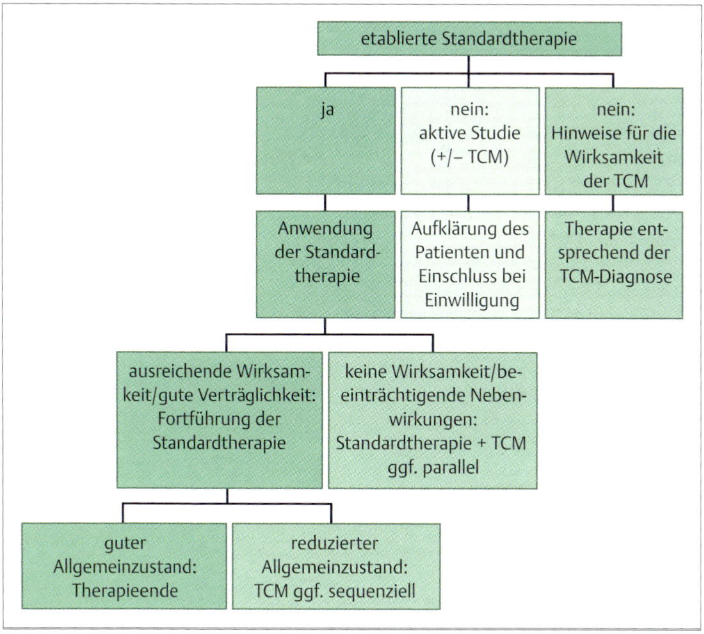

Abb. 19.3 Anwendungsmöglichkeiten der TCM in der Onkologie.

Tab. 19.3 Einsatzmöglichkeiten der verschiedenen Methoden der TCM.

	Einsatzmöglichkeiten	Belege zur Wirksamkeit
pharmakologische Behandlung (Dekokte)	zwischen und nach der Standardbehandlung, ggf. parallel	zahlreiche Einzelfallbeschreibungen, kleine Beobachtungsstudien
Akupunktur	spezielle Probleme wie Übelkeit, Erbrechen; lokalisierte Schmerzen	Studienbelege zur Schmerzbehandlung, Übelkeit
TuiNa	spezielle Probleme wie lokalisierte Schmerzen; muskuläre Verhärtungen	Erfahrungen in China
Qigong	Lernphasen während der Therapie, anschließend Fortführung	Erfahrungen in China, Daten zu physiologischen Parametern
Ernährung	während und nach der Therapie	Erfahrungen in China

Die Einsatzmöglichkeiten der erwähnten Verfahren der TCM sind in **Tab. 19.3** zusammengefasst, wobei sich die **pharmakologische Behandlung** an folgenden Kriterien orientieren sollte:

- **Allgemein gilt:** Die Verabreichung von geeigneten Dekokten sollte vorzugsweise nach dem Ende der Standardtherapie erfolgen, um den Patienten zu stabilisieren und mögliche unerwünschte Effekte der Operation, Chemo- und Strahlentherapie zu behandeln. So können mögliche Wechselwirkungen und entsprechend eine Beeinträchtigung der Standardtherapie ausgeschlossen werden.
- **Ausnahme:** Wenn erhebliche Nebenwirkungen (Störungen des Befindens oder der Organfunktion) eine zeitgerechte Durchführung der Standardtherapie nicht zulassen, müssen diese Nebenwirkungen gegen mögliche Wechselwirkungen abgewogen werden.

19.3.2 Therapiemaßnahmen

Die TCM ist ein über viele Jahrhunderte entwickeltes Medizinsystem, welches auf einer fundierten und in sich schlüssigen Theorie beruht. Zu ihrer Anwendung bedarf es – wie in allen ausgreiften Medizinsystemen – einer genauen Diagnostik, aus welcher sich die therapeutischen Möglichkeiten ergeben.

Im Rahmen onkologischer Therapien dominiert die **pharmakologische Behandlung**, wobei pflanzliche, tierische und mineralische Substanzen verwendet werden. Während in der westlichen Medizin überwiegend isolierte Einzelsubstanzen zum Einsatz kommen, setzt die TCM bewusst auf die komplexen Wechselwirkungen verschiedener Inhaltstoffe. So besteht eine Rezeptur häufig aus 5 – 15 Einzelsubstanzen, kann aber auch wesentlich umfangreicher gestaltet sein. Die Rezeptur wird als Abkochung (Dekokt) zubereitet und über den Tag verteilt getrunken. Dabei sind die Abkochvorschriften entsprechend der Inhaltstoffe genau einzuhalten.

Für viele Zustandsbilder existieren etablierte Standardrezepturen, die jedoch immer an den individuellen Zustand des Patienten angepasst werden müssen. Im Verlauf der Behandlung ergeben sich zudem Veränderungen, welche eine erneute Anpassung der Rezeptur notwendig machen können. Speziell bei der Kombination von Rezepturen der TCM mit westlicher Medizin sind Wechselwirkungen zu erwarten, welche dem behandelnden Arzt bekannt sein müssen.

Cave *Die TCM ist grundsätzlich nicht zur Selbstmedikation bei bedrohlichen Erkrankungen geeignet. Hier ist die sichere Diagnose entscheidend, welche der Therapie vorausgehen muss.*

Die **Akupunktur** findet hauptsächlich bei der Schmerzbehandlung sowie bei lokalisierten Beschwerden Anwendung. In ähnlicher Weise können die speziellen Massagetechnicken des **TuiNa** eingesetzt werden, insbesondere bei lokalen Stauungen, die sich meist in Form von Schmerzen oder muskulären Verhärtungen äußern.

Eine hohe Bedeutung kommt der **Ernährung** zu. Nährstoffe können wie Arzneistoffe bezüglich der Beeinflussung der Funktionskreise charakterisiert werden. Dieses Wissen wird sowohl während der Behandlung, indem die Arzneitherapie unterstützt bzw. abgeschwächt werden kann, als auch nach der Behandlung zur Stabilisierung genutzt.

Insbesondere nach Abschluss der Behandlung können die Therapieerfolge durch die chinesischen Bewegungskünste unterstützt und erhalten werden. Sowohl die in das chinesische Alltagsleben integrierten **Tai-Chi-Übungen** als auch die für den medizinischen Bereich entwickelten ruhigeren **Qigong-Übungen** helfen den Patienten, sich bereits während der Behandlung intensiver mit ihrem Körper zu beschäftigen, und können nach Abschluss der Therapie fortgeführt werden, um eine weitere Stabilisierung zu erreichen.

Danksagung

Ich möchte mich bei den Kollegen der Shandong Academy of Medical Sciences und des Shandong Tumor Hospital & Institute für die interessanten Diskussionen bedanken, welche die Ausführungen zu den klinischen Anwendungsmöglichkeiten beeinflusst haben. Insbesondere seien genannt: Xing Laitian, Yu Jinming, Li Min und Xiao Jun.

Literatur

Hempen CH. Die Medizin der Chinesen. München: Goldmann; 1991

Kaptchuk T. Das große Buch der Chinesischen Medizin. Frankfurt a. M.: OW Barth; 2005

Lampe H, Jun X, Micke O et al: Traditionelle Chinesische Medizin in der Onkologie. Onkologe 2007; 13: 499 – 508

Li P. Management of Cancer with Chinese Medicine. Herts, UK: Donica Publishing: 2003

McCulloch M, See C, Shu XJ et al. Astragalus-based chinese herbs and planitum-based chemotherapy for advanced non-small-cell lung cancer: a meta-analyses of randomised trails. J Clin Oncol 2006; 24: 419 – 30

Oka H, Yamamoto S, Kuroki T et al. Prospective study of chemoprevention of hepatocellular carcinoma with Sho-saiko-to (TJ-9). Cancer 1995; 76: 743 – 749

Porkert M. Die theoretischen Grundlagen der chinesischen Medizin. Stuttgart: Hirzel; 1982

Porkert M. Lehrbuch der chinesischen Diagnostik. Heidelberg: Haug; 1983

Porkert M. Die chinesische Medizin. München: Econ; 1987

Schmincke C. Chinesische Medizin für die westliche Welt. Berlin: Springer; 2007

Xiao Z, Hao Y, Lui B et al. Indirubin and meisoindigo in the treatment of chronic myelogenous leukemia in China. Leuk Lymphoma 2002; 43: 1763 – 1768

Yanfu Z, ed. Science of chinese materia medica. Shanghai: Shanghai University of Traditional Chinese Medicine; 2003

Teil 3

Praxisbezogenes Fallmanagement

20 Komplementäre Onkologie in der Praxis – Einführung Fallbeispiele

Peter Holzhauer

Die folgenden Fallbeispiele zeigen gängige Therapieschemata zu verschiedenen Tumorentitäten auf, zu denen die in der Checkliste behandelten komplementärmedizinischen Diagnose- und Therapieverfahren exemplarisch eingebunden wurden. Dabei liegt der Schwerpunkt in einer möglichst umfassenden Darstellung möglicher Interventionen. Diese kann ausdrücklich nur als Orientierungshilfe zu verstehen sein, da die Behandlung an jeden Fall individuell angepasst werden muss, so an die Ausprägung der Symptome, den individuellen Therapieverlauf sowie nicht zuletzt an die Präferenzen und Wünsche der Patienten.

Besonders berücksichtigt werden Therapiephasen und Leitsymptome als oft wesentliche Auswahlkriterien für komplementärmedizinische Verfahren, mit denen zumeist nicht das eigentliche Krebsgeschehen, sondern vielmehr die durch die Standardtherapien ausgelösten unerwünschten Nebenwirkungen behandelt werden können. Spezielle Diagnoseergebnisse werden der Übersichtlichkeit halber nicht vorgestellt, da sie weder auf weitere Patienten übertragbar sind, noch dem exemplarischen Charakter der Ausführungen entsprechen.

Die Zusammenstellung und Konzeption der Fallbeispiele erfolgten durch die Herausgeber, die Ergänzungen zu den komplementärmedizinischen Verfahren in der Regel durch die jeweiligen Beitragsautoren aus Teil 2 (Ausnahme: Enzyme durch Uwe Gröber). Die Verfahren sind unterteilt in komplementäre (supportive) Maßnahmen, die sich vordergründig mit dem akuten Nebenwirkungsmanagement befassen und dadurch von besonderer klinischer Relevanz sind, sowie weitere komplementärmedizinische Maßnahmen, die in das Gesamttherapiekonzept eingebunden werden können. Auf eine Darstellung der zumeist obligaten Schmerztherapie wurde aufgrund ihrer Komplexität verzichtet – hierzu sei auf entsprechende Lehrbücher verwiesen (s. Kap. 17, S. 187 f.).

Es folgt eine ergänzende Orientierung in Anlehnung an die jeweilige Krankheits- bzw. Behandlungsphase und die in dieser Situation häufig auftretenden relevanten Leitsymptome der Krankheit oder unerwünschten Folgeerscheinungen von medizinischen Interventionen, die in den Fallbeispielen eingehender behandelt werden.

20.1 Therapiephasen und Leitsymptome

Die unterschiedlichen Phasen einer Tumorerkrankung erstrecken sich zeitlich über individuell variierende Abschnitte, in denen krankheits- oder therapiebezogene Symptome bzw. Probleme auftreten können. Ein typisches Muster oder Cluster solcher Symptome kann bei entsprechenden Tumorerkrankungen (z. B. bei malignen Erkrankungen des gastrointestinalen Trakts) vorliegen, kann aber andererseits auch sehr individuellen Krankheitsverläufen unterliegen.

Das Erkennen, Beachten, Diagnostizieren und letztlich gezielte Behandeln von Leitsymptomen und unerwünschten Therapieeffekten ist eine Kernaufgabe und Kernkompetenz der komplementären Onkologie, die hier ganz im wirklichen Sinne ihrer Bezeichnung die etablierten, konventionellen supportiven Maßnahmen aus den Bereichen Diagnostik und Therapie an der jeweils geeigneten Schnittstelle ergänzt.

In **Abb. 20.1** werden die unterschiedlichen Krankheitsphasen einer Tumorerkrankung durch eine Zeitschiene, die von links nach rechts verläuft, dargestellt. Die Phasen beginnen mit der Diagnosestellung der Erkrankung und können, je nach dem individuellen Verlauf, grundsätzlich in jeder Krankheits- oder Behandlungsphase enden.

In der oberen Hälfte der Grafik sind eine Vielzahl typischer **Leitsymptome** aufgelistet, die in der jeweiligen Krankheitsphase als Ausdruck der Erkrankung (klinische Symptomatik) auftreten können. Die Auswahl kann nicht repräsentativ für alle Tumorerkrankungen sein, gibt aber einen Überblick über die häufigsten und relevantesten Leitsymptome, mit denen Patienten und ihre behandelnden Ärzte konfrontiert werden können.

In der unteren Hälfte der Abbildung sind den durch die Erkrankung verursachten Symptomen zusätzlich die durch diagnostische Maßnahmen und die potenziell mit den verschiedenen Formen der Tumortherapie (z. B. Chemotherapie, Strahlentherapie, chirurgische Interventionen, molekulare Therapien etc.) einhergehenden Belastungen oder **unerwünschten Nebeneffekte** der Behandlung, aufgezählt. Diese unerwünschten Folgeerscheinungen der Tumortherapie, aber auch die psychologischen Belastungen der Patienten können in den jeweiligen Zeitabschnitten (Phasen) die durch die Erkrankung selbst schon vorgegebenen Symptome verstärken.

Für den behandelnden Arzt kann diese **phasenorientierte Betrachtungsweise**, die sich immer mit höchster Priorität an den Problemen der Patienten orientiert, ein hilfreiches Werkzeug bei der Systematisierung der Krankengeschichte sein.

Diagnostische Phase

Die Diagnose oder die diagnostische Phase – hier bezogen auf die Onkologie – ist die erste ärztliche Handlung, deren Erkenntnisse dann später zur gezielten

Diagnose	Primärtherapie neoadjuvant/ primär/ adjuvant	aktive Nachsorge	Rezidivtherapie	Palliativmedizin
Angst Depression Orientierung Schmerzen Anorexie Kachexie Fatigue	Angst Depression Orientierung Schmerzen Anorexie Kachexie Fatigue Obsipation Diarrhöe Aszites...	Angst Depression Mangelernährung Orientierung? Sinnfindung Fatigue chronisch Lebensstil? Selbsthilfe	Angst Depression Verzweiflung Mangelernährung und Kachexie Schmerzen Fatigue chronisch Obstipation Diarrhöe...	Angst Depression Verzweiflung Mangelernährung und Kachexie Schmerzen Fatigue chronisch Obstipation Diarrhöe...
krankheitsbedingte Leitsymptome/Problemkonstellationen/Fragestellungen				
Diagnostik/therapiebedingte unerwünschte Effekte/Symptome				
Nausea Anorexie Gewichtsabnahme Schmerzen Angst Unwissenheit mangelndes Verständnis Allergien...	Toxizitäten: kardial nephrogen gastrointestinal neurologisch dermatologisch u.a. Nausea Gewicht Schmerzen Fatigue akut Alopezie...	residuelle Toxizitäten: z.B. Neuropathien Hämatotoxizität Pneumonitis Fatigue chronisch Chemobrain (kognitive Einschränkungen) Post-Therapie- Syndrom	therapiebedingte Toxizitäten: z.B. Neuropathien Hämatotoxizität Organotoxizität Nausea Anorexie Kachexie	lindernde, symptomorientierte medikamentöse Therapie, z.B. Schmerztherapie Mundtrockenheit Obstipation...

Abb. 20.1 Phasenadaptiertes Fallmanagement – Zeitschiene.

Behandlung einer Erkrankung führen sollen. Zur Erstellung einer Diagnose bedient man sich in der Medizin der verschiedenen **diagnostischen Methoden**. Durch sie werden Symptome oder Krankheitsmerkmale zusammengestellt und systematisch geordnet. Ist die Summe aller diagnostischen Merkmale kennzeichnend und übereinstimmend mit der aktuellen Beschreibung einer spezifischen Erkrankung, dann ist die medizinische Diagnose gestellt.

Nicht selten ist die Zuordnung der erhobenen diagnostischen Details aber nicht eindeutig. Ein vorliegendes Muster von Krankheitszeichen könnte für verschiedene Erkrankungen zutreffen:

- Der Prozess der **Differenzialdiagnose** subsumiert dann alle einzelnen Diagnosen, die für die vorliegenden Symptome oder Krankheitszeichen infrage kämen.
- Der Prozess der Abklärung, Abgrenzung, Gewichtung und Bewertung aller möglichen Diagnosen wird **Ausschlussdiagnose** genannt.

Diese Abfolge von zunächst sehr theoretischen Schritten hat aus der Sicht des Patienten durchaus reale und erlebbare Seiten, die nicht selten mit physischen und seelischen Belastungen einhergehen können.

Neben der physischen und psychischen Stressexposition durch die oft existenziell bedrohliche Situation der Diagnosestellung einer Krebserkrankung können weitere Belastungen durch die eingesetzten diagnostischen Methoden selbst bedingt sein.

Häufig führt nicht nur ein Symptom direkt zur Diagnose, sondern es werden wie in einem Puzzle Einzelbefunde erhoben, die in ihrer Gesamtheit dann die Erstellung der Diagnose ermöglichen. Dabei kommt es häufig zu einer Abfolge von zahlreichen diagnostischen Maßnahmen, die bei entsprechender Konstellation und Konstitution des Patienten schon vorher bestehende Probleme wie z. B. eine präklinisch manifeste Mangelernährung oder eine Depression verstärken können.

Wir kennen heute verschiedene und zahlreiche diagnostische Methoden. Der Arzt wird den diagnostischen Prozess in der Regel mit der Erhebung der Krankengeschichte und der einfachen körperlichen Untersuchung des Patienten beginnen. Neben Labordiagnostik können auch diagnostische Proben aus Geweben oder Körperflüssigkeiten erforderlich sein.

Die ständig zunehmende Zahl und Verfügbarkeit der heute möglichen und etablierten bildgebenden diagnostischen Verfahren hat die Möglichkeiten und den Umfang der Diagnostik erheblich erweitert. Auf die potenziell damit verbundenen Belastungen wurde bereits hingewiesen.

Primärtherapie

Der Begriff der Primärtherapie in der Onkologie beschreibt die Behandlungsphase, in der die ersten Therapiemaßnahmen unmittelbar nach der Diagnosestellung eingeleitet werden. In diesem Sinne ist Primärtherapie ein Oberbegriff für eine erste Therapiephase, während der verschiedene Behandlungsmodule simultan oder auch sequenziell eingesetzt werden können. Diese Behandlungsmodule können aus chirurgischer, medikamentöser und/oder Strahlentherapie bestehen.

In aktuellen und innovativen Behandlungskonzepten werden zunehmend auch **molekulare Therapien** in die Primärtherapie integriert. Ein heute etabliertes Beispiel dafür ist der Einsatz des monoklonalen Antikörpers Trastuzumab in der adjuvanten Therapie des Mammakarzinoms.

In dieser zeitlichen Zuordnung ist die **neoadjuvante Therapie** erster Teil der Primärtherapie. Auch die **adjuvante Therapie**, die bei einigen Tumorentitäten indiziert ist und in der Regel einem operativen Eingriff folgt, ist der Primärtherapie zuzuordnen.

Die Terminologie wird hier durchaus unterschiedlich genutzt und ist daher gelegentlich irreführend. So wird immer wieder, häufig in der gynäkologischen Onkologie, der Begriff **primäre Chemotherapie** für den präoperativen, also neoadjuvanten Einsatz einer Chemotherapie verwendet.

Die Behandlungsstrategie und das Behandlungsziel der Primärtherapie ist in der Regel **kurativ**, also heilend, ausgerichtet.

Bei zum Zeitpunkt der Erstdiagnose schon weit fortgeschrittenen, z. B. metastasierenden Tumorerkrankungen kann die Primärtherapie mit ihren einzelnen Behandlungsmaßnahmen manchmal leider nur noch palliative Effekte bewirken.

Neoadjuvante Therapie

Die neoadjuvante Therapie ist in der Regel ein Teil der Primärtherapie. In der zeitlichen Sequenz ist die neoadjuvante Therapie der erste Behandlungsschritt, der in der Onkologie vor einem geplanten, späteren operativen Eingriff zur **Reduktion der Tumorgröße** mit dem Ziel einer besseren Operabilität durchgeführt wird.

Neoadjuvante Behandlungskonzepte haben sich bei verschiedenen Tumorentitäten in speziellen Krankheitsphasen bewährt und teilweise evidenzbasiert etabliert (**Tab. 20.1**).

Eine neoadjuvante Therapie kann als **medikamentöse Therapie** oder als **Strahlentherapie** durchgeführt werden. Auch der kombinierte Einsatz von medikamentöser und Strahlentherapie ist möglich.

Das Ziel ist eine möglichst umfangreiche Tumorverkleinerung von größeren, vorher schlecht oder nicht operablen Tumorlokalisationen, um sie dann in einem nachgeschalteten Behandlungsschritt – als Komponente der Primärtherapie – chirurgisch zu entfernen.

Die Therapiestrategie einer neoadjuvanten Therapie ist in den meisten Fällen auf Kuration ausgerichtet. Dennoch sind auch palliativ ausgerichtete, neoadjuvante Therapien grundsätzlich möglich und sinnvoll.

Tab. 20.1 Neoadjuvante Therapieschemata bei verschiedenen Tumorentitäten (Beispiele).

Tumorentität	Therapieprotokoll
Kopf-Hals-Karzinom	Docetaxel, Cisplatin und 5-FU
NSCLC	Cisplatin und Docetaxel Cisplatin und Gemcitabin Cisplatin, Ifosfamid und Mitomycin C Cisplatin und Vinorelbin
SCLC	Adriamycin, Cyclophosphamid und Etoposid Adriamycin, Cyclophosphamid und Vincristin (ACO) Cisplatin, Etoposid und Vincristin Epirubicin, Cyclophosphamid und Vincristin (EPICO) Ifosfamid und Etoposid Irinotecan und Cisplatin
Ösophaguskarzinom	Cisplatin und 5-FU
Magenkarzinom	Cisplatin und 5-FU Docetaxel, Cisplatin und 5-FU (DCF) Folinsäure, 5-FU und Oxaliplatin (FOLFOX) Oxaliplatin, Capecitabin und Epirubicin
Rektumkarzinom	5-FU und Strahlentherapie Capecitabin und Strahlentherapie Capecitabin, Oxaliplatin und Strahlentherapie
Mammakarzinom	4 × Epirubicin und Cyclophosphamid (EC)/4 ×Docetaxel 3 × FEC/3 Docetaxel 6 × FEC oder 5-FU, Doxorubicin und Cyclophosphamid (FAC)

Adjuvante Therapie

Eine adjuvante Therapie wird in der Onkologie bei einigen, bezüglich dieser Indikation entsprechend wissenschaftlich untersuchten Tumorentitäten zur Konsolidierung des Erfolgs der vorausgegangenen Primärtherapie, z. B. der Kombination einer neoadjuvanten Therapie und einem nachfolgenden operativen Eingriff, im Anschluss an die Primärtherapie durchgeführt.

Die Zielsetzung ist die möglichst vollständige **Zerstörung von verbliebenen Mikrometastasen**, um damit die größte Aussicht auf eine Heilung zu erreichen. Die Strategie einer adjuvanten Behandlung ist in der Regel immer kurativ. Problematisch ist dabei der Aspekt, dass durch die Primärtherapie möglicherweise zu einem hohen Anteil geheilte Patienten mit toxischen und/oder nebenwirkungsreichen Substanzen und Verfahren behandelt werden müssen.

Tab. 20.2 Adjuvante Therapieschemata bei verschiedenen Tumorentitäten (Beispiele).

Tumorentität	Therapieprotokoll	
Mammakarzinom	zytostatisch	Adriamycin und Cyclophosphamid (AC) EC, FAC, FEC sequenziell FEC-Docetaxel simultan Docetaxel, Doxorubicin, Cyclophosphamid (TAC) u. a.
	antihormonell	Tamoxifen Anastrozol Exemestan
	radiologisch	Strahlentherapie nach OP und Chemotherapie
NSCLC	zytostatisch	4 × Cisplatin und Vinorelbin (II a oder II b)
	radiologisch	plus Strahlentherapie nach Operation und Chemotherapie (III)
Pankreaskarzinom	zytostatisch	Gemcitabin, 6 Zyklen
Kolonkarzinom Stadium Dukes III/ UICC III	zytostatisch	FOLFOX, 6 Monate
Ovarialkarzinom FIGO Ia, Ib, Ic–IIa	zytostatisch	Carboplatin und Paclitaxel, 6 – 8 Zyklen
Harnblasenkarzinom	zytostatisch	Cisplatin und Gemcitabin (noch kein Standard)

Adjuvante Therapiemaßnahmen umfassen medikamentöse Maßnahmen wie Chemotherapie, antihormonelle Therapie, Immuntherapie mit monoklonalen Antikörpern, Zytokinen wie INF-α sowie Strahlentherapie, sequenziell oder simultan eingesetzt (**Tab. 20.2**).

Rezidiv- und Palliativtherapie

Wenn eine Tumorerkrankung nach der Primärtherapie **rezidiviert**, also wenn der Tumor an seiner primären Lokalisation wieder auftritt, oder wenn die Krebserkrankung systemisch relevant geworden ist, d. h., wenn **Metastasen** in Organen oder anderen Strukturen des Körpers nachgewiesen werden, dann ist in den meisten Fällen nur noch eine palliative Ausrichtung der Therapiestrategie möglich. Eine Heilungsoption durch erneute operative oder kombinierte chemo- und/oder strahlentherapeutische Maßnahmen ist auf wenige Tumorentitäten beschränkt.

Wir sprechen in einer solchen Situation von einer Rezidivtherapie oder einer palliativen Therapie, die notgedrungen eine andere Zielsetzung als die Heilung des Patienten verfolgt. Im Vordergrund steht jetzt die **Symptomkontrolle** der Krankheit oder auch die antizipierende Kontrolle zukünftiger Beschwerden, die bei schnell fortschreitender Erkrankung von großer Bedeutung sein kann. Die Therapieführung sowie die Auswahl der einzusetzenden Mittel orientiert sich an vorliegenden Leitlinien, ist aber innerhalb dieses Rahmens möglichst individuell zu gestalten. Das heißt, sie orientiert sich an der aktuell vorliegenden Evidenz der verfügbaren Behandlungsmethoden, aber auch zumindest gleichwertig am Zustand der Patienten, deren Zielvorstellungen und möglicherweise vorhandenen Krankheitskonzepten.

Die Therapiemethoden der Rezidivtherapie ähneln denen der primären Therapie. Zum Einsatz kommen Substanzen der medikamentösen Tumortherapie wie z. B. Chemotherapie, antihormonelle Therapie bei hormonempfindlichen Erkrankungen, moderne molekular ausgerichtete Therapieverfahren wie monoklonale Antikörper, Tyrosinkinaseinhibitoren und andere molekulare Therapien, sog. „targeted therapies“.

Dosierung, Therapieintervalle und Therapiedichte sind im Vergleich zur Primärtherapie individueller auszuwählen, da sich die Intensität einer palliativen Therapie neben den anderen Zielen unbedingt an der allgemeinen Verfassung des Patienten, am Alter und an den potenziell durch Krankheit und/oder Alter eingeschränkten Organfunktionen orientieren muss.

20.2 Toxizitäten unter medikamentöser Tumortherapie

Medikamentöse Tumortherapien, wie die Behandlung mit klassischen Zytostatika oder mit neueren Substanzen aus dem Spektrum der **molekularen Therapien**, führen häufig zu mehr oder weniger stark ausgeprägten Toxizitäten an verschiedenen Organsystemen und Körperstrukturen (**Tab. 20.3**). Mithilfe der klinischen Symptomatik und geeigneter diagnostischer Untersuchungsmethoden werden diese festgestellt und dokumentiert. Zur Beschreibung des Schweregrads einer Toxizität stehen heute international drei Klassifizierungssysteme zur Verfügung:

- WHO-Klassifikation
- CTC-Kriterien
- RTOG- (Radiation Therapy Oncology Group) und EORTC-Kriterien (European Organisation for Research and Treatment of Cancer)

Alle Klassifikationssysteme verwenden eine Graduierung von 1 – 4.

Tab. 20.3 Auswahl einiger Zytostatika mit ihren wichtigsten Toxizitäten und Nebenwirkungen. Die Liste erhebt keinen Anspruch auf Vollständigkeit, sondern orientiert sich an den im Rahmen dieser Checkliste besprochenen Toxizitäten. Weiterführende Informationen sind der gängigen Literatur zu den Standardtherapien der Onkologie zu entnehmen (z. B. Keilholz et al. 2006).

Wirkstoffklasse (Wirkmechanismus)	Freiname	Toxizitäten, Nebenwirkungen, Begleittherapie
Antimetaboliten		
Folsäureantagonisten	Methotrexat	Nephrotoxizität, Hepatotoxizität; Diarrhöe, Mukositis Folinsäure-Rescue ab einer Dosis von 100 mg/m²
	Pemetrexed	Myelotoxizität; gastrointestinale Beschwerden (Diarrhöe, Mukositis), Fatigue-Syndrom obligate Prämedikation mit Folsäure, Vitamin B_{12} und Dexamethason
Antagonisten der Purinsynthese	Cladibrin	Hämatotoxizität
	Fludarabin	Hämatotoxizität
	Mercaptopurin	Myelotoxizität, Hepatotoxizität keine parallele Gabe von Allopurinol (Wirkungsverstärkung)
	Pentostatin	Hämatotoxizität, potenzielle Kardiotoxizität
Antagonisten der Pyrimidinsynthese	5-FU	Neurotoxizität, dermatologische Toxizität (Hand-Fuß-Syndrom*), potenzielle Hämatotoxizität, Kardiotoxizität; erhöhtes Risiko von Nervenschäden, Laktatazidose, Wernicke-Enzephalopathie, Stomatitis, Mukositis, Diarrhöe
	Capecitabin	dermatologische Toxizität (Hand-Fuß-Syndrom*), potenzielle Hämatotoxizität; Stomatitis, Mukositis, Diarrhöe
	Cytarabin	dermatologische Toxizität, Hämatotoxizität; Übelkeit/Erbrechen, Mukositis, Diarrhöe, Appetitlosigkeit
	Gemcitabin	Hämatotoxizität; rheumatische Beschwerden, grippeähnliche Symptome, Übelkeit/Erbrechen
	Tegafur/Uracil	Mukositis, Diarrhöe

Fortsetzung ►

Tab. 20.3 **Fortsetzung.**

Wirkstoffklasse (Wirkmechanismus)	Freiname	Toxizitäten, Nebenwirkungen, Begleittherapie
alkylierende Zytostatika		
Stickstoff-Lost-Derivate/ Oxazaphosphorine	Cyclophosphamid	Urotoxizität, Nephrotoxizität; Zystitis, Übelkeit/Erbrechen Begleittherapie mit Mesna
	Ifosfamid	Nephrotoxizität, Kardiotoxizität, Myelotoxizität, zentrale Neurotoxizität (Enzephalopathie), Urotoxizität; akute Zystitis Uroprotektion mit Mesna, Enzephalopathieprophylaxe mit Methylenblau bzw. Piracetam
	Trofosfamid	Begleittherapie mit Mesna (nur bei höherer Dosierung), bei metronomer Gabe von 150 mg/d meist nicht notwendig
	Bendamustin	Hämatotoxizität; günstiges Nebenwirkungsprofil
Aziridine/ Ethylenimin-derivate	Busulfan	pulmonale Toxizität, Myelotoxizität; Übelkeit/Erbrechen, Diarrhöe
N-Nitroso-harnstoff-derivate	Carmustin	pulmonale Toxizität, Hepatotoxizität, verspätete Hämatotoxizität, Nephrotoxizität; Übelkeit/Erbrechen
	Lomustin	Hämatotoxizität, pulmonale Toxizität (Lungenfibrose), Nephrotoxizität, Hepatotoxizität; Alopezie, Stomatitis, Übelkeit/Erbrechen
	Nimustin	Hämatotoxizität, Nephrotoxizität, Hepatotoxizität; Stomatitis
Platin-komplexe	Cisplatin	Nephrotoxizität, Neurotoxizität, Hämatotoxizität, Ototoxizität; Übelkeit/Erbrechen, Diarrhöe, Alopezie therapiebegleitende Hydratation nach Dosis
	Carboplatin (Dosierung nach AUC)	Nephrotoxizität, Neurotoxizität, Hämatotoxizität, Ototoxizität; Übelkeit/Erbrechen
	Oxaliplatin	Neurotoxizität; Diarrhöe, Mukositis

Fortsetzung ►

Tab. 20.3 Fortsetzung.

Wirkstoffklasse (Wirkmechanismus)	Freiname	Toxizitäten, Nebenwirkungen, Begleittherapie
weitere alkylierende Zytostatika	Procarbazin	gastrointestinale Toxizität, Hepatotoxizität, Neurotoxizität, dermatologische Toxizität, Myelotoxizität
	Dacarbazin	dermatologische Toxizität; Alopezie, Stomatitis, Übelkeit/Erbrechen
	Temozolomid	Hämatotoxizität, Neurotoxizität; Übelkeit/Erbrechen
Topoisomerasehemmstoffe		
Topoisomerase-1-Hemmstoffe	Irinotecan	Hämatotoxizität, Hepatotoxizität; akutes cholinerges Syndrom, protrahierte Diarrhöe
	Topotecan	Hepatotoxizität, Hämatotoxizität
Topoisomerase-2-Hemmstoffe	Etoposid	Hepatotoxizität, Neurotoxizität; Alopezie, Übelkeit/Erbrechen, Mukositis
	Teniposid	Neurotoxizität, Hepatotoxizität; Alopezie
Tyrosinkinaseinhibitoren	Erlotinib	dermatologische Toxizität (Exantheme, trockene Haut, akneförmige Dermatose); in höheren Dosierungen: Diarrhöe, gastrointestinale Beschwerden, Fatigue-Syndrom
	Gefitinib	dermatologische Toxizität (Exantheme, trockene Haut); leichte Diarrhöe
	Imatinib	dermatologische Toxizität (Exantheme, trockene Haut); Übelkeit/Erbrechen, Diarrhöe, Myalgie, Muskelkrämpfe
	Sorafenib	dermatologische Toxizität (Exantheme, trockene Haut); Diarrhöe, Fatigue-Syndrom
	Sunitinib	dermatologische Toxizität (Exantheme, trockene Haut); Fatigue-Syndrom

Fortsetzung ►

Tab. 20.3 Fortsetzung.

Wirkstoffklasse (Wirkmechanismus)	Freiname	Toxizitäten, Nebenwirkungen, Begleittherapie
Antikörper	Bevacizumab	arterielle Hypertonie, thromboembolische Ereignisse, erhöhtes Risiko für Blutungen wie gastrointestinale und tumorassoziierte Blutungen, Epistaxis und in seltenen Fällen (Plattenepithelkarzinom-NSCLC) auch tödliche Hämoptyse erforderlicher prä- und postoperativer Sicherheitsabstand von 6 – 8 Wochen
	Cetuximab	dermatologische Toxizität (Exantheme, trockene Haut); allergische Reaktionen
	Panitumumab	dermatologische Toxizität (Exantheme, trockene Haut)
	Trastuzumab	Kardiotoxizität durch Blockade des Her2-Rezeptors** auf Myokardzellen engmaschiges kardiologisches Monitoring
Mitosehemmstoffe		
Vinca-Alkaloide (Hemmung des Aufbaus der Kernspindel)	Vinblastin	Hämatotoxizität, Neurotoxizität; Obstipation/paralytischer Ileus, Bronchospasmus bei Kombination mit Mitomycin
	Vincristin	Neurotoxizität; Mukositis Dosisbegrenzung (2 mg, ab 65 Jahre 1 mg)
	Vindesin	Neurotoxizität; Übelkeit/Erbrechen, Obstipation, Ileus, rheumatische Beschwerden, Bronchospasmus bei Kombination mit Mitomycin
	Vinorelbin	Neurotoxizität, Hämatotoxizität (Granulozytopenie); paralytischer Ileus, gelegentlich auch als Mononeuritis, lokale mikroangiopathische Phlebitis
Taxane (Hemmung des Abbaus der Kernspindel)	Docetaxel	Neurotoxizität, Hämatotoxizität, Hepatotoxizität; Flüssigkeitsretention, Stomatitis, grippeähnliche Symptome Docetaxel nur mit Kortikoidprämedikation (capillary leak syndrom)
	Paclitaxel	Neurotoxizität, Kardiotoxizität, Hepatotoxizität; Myalgien, rheumatische Beschwerden, Alopezie, Nagel- und Nagelbettveränderungen, Fatigue-Syndrom Placlitaxel mit allergenem Lösungsvermittler, Gabe von Kortikoiden, H1- und H2-Rezeptorenblockern als Prämedikation

Fortsetzung ►

Tab. 20.3 Fortsetzung.

Wirkstoffklasse (Wirkmechanismus)	Freiname	Toxizitäten, Nebenwirkungen, Begleittherapie
Antibiotika mit zytostatischer Wirkung		
Actinomycine	Dactinomycin	Myelotoxizität, Hepatotoxizität; Übelkeit/Erbrechen, Mukositis
Anthrazykline	Adriamycin bzw. Doxorubicin	Kardiotoxizität, gastrointestinale Toxizität; Alopezie
	Daunorubicin	Kardiotoxizität; Übelkeit/Erbrechen, Mukositis
	Epirubicin	Kardiotoxizität, Hepatotoxizität; Übelkeit/Erbrechen, Mukositis
	Idarubicin	ausgeprägte Hämatotoxizität, Kardiotoxizität, Hepatotoxizität, gastrointestinale Toxizität
Anthracenderivate	Mitoxantron	Kardiotoxizität, Hepatotoxizität, gastrointestinale Toxizität
Acridinderivate	Amsacrin	Hämatotoxizität (Panzytopenie), Kardiotoxizität, Neurotoxizität, dermatologische Toxizität
Glykoside	Bleomycin	pulmonale Toxizität, Nephrotoxizität; Übelkeit/Erbrechen, Diarrhöe, Mukositis
Aziridinderivate	Mitomycin C	pulmonale Toxizität; Übelkeit/Erbrechen, Mukositis zur Prophylaxe des hämolytisch-urämischen Syndroms Prämedikation mit Prednison (100 – 250 mg)
Hormone, Hormonantagonisten		
Antiöstrogene	Tamoxifen	Zyklusveränderungen, Ausbleiben der Regelblutung, Hitzewallungen, Sehstörungen, Netzhautentzündungen, Thrombose, Embolie, Knochenschmerzen, Hypertriglyzeridämie, Übelkeit, Wassereinlagerungen im Gewebe
Aromatasehemmer	Anastrozol	Hitzewallungen, Übelkeit/Erbrechen, Ermüdbarkeit, Gelenkschmerzen, Alopezie, Hautausschlag, Diarrhöe, Kopfschmerzen
	Exemestan	Hitzewallungen, Übelkeit/Erbrechen, Appetitlosigkeit, Kopfschmerzen, Bauchschmerzen, Obstipation, Müdigkeit, Wassereinlagerungen in den Beinen
	Letrozol	Schweißausbrüche, Gelenkschmerzen, Hitzewallungen, Müdigkeit, Schwächegefühl

* PPE: palmar-plantare Erythrodysästhesie
** Her2: human epidermal growth factor receptor 2

Zur Prophylaxe und Therapie der verschiedenen Toxizitäten stehen zahlreiche Behandlungsmethoden aus dem umfangreichen Repertoire der modernen supportiven Therapie zur Verfügung. Diesbezüglich verweisen wir auf die einschlägigen Lehrbücher der onkologischen Supportivtherapie.

Die nachstehende kurze Beschreibung wichtiger durch Zytostatika induzierter Toxizitäten sowie die im Rahmen der Fallbeschreibungen dargestellten supportiven Behandlungsmethoden (s. S. 228 ff.) beschränken sich auf ein Toxizitätsspektrum, das durch einzelne, besonders geeignete Methoden aus dem Bereich der Komplementärmedizin ergänzt werden kann.

Dermatologische Toxizität

Toxische Schädigungen der **Haut**, der **Schleimhäute** und der sog. **Hautanhangsgebilde** wie Haare und Nägel im Gefolge einer zytotoxischen Therapie, einer Therapie mit „zielgericheteten" Substanzen (monoklonale Antikörper, small molecules) oder Strahlentherapie werden unter dem Begriff dermatologische Toxizität subsumiert. Diese Hornstrukturen sind durch ihren relativ hohen Proliferationsindex (Haarwachstum ca. 0,1 – 0,5 mm/d, Nagelwachstum ca. 0,1 mm/d) aus den dafür vorgesehenen Epidermiszellen prädestiniert für eine Beschädigung durch Zytostatika. Das Ausmaß der Schädigung ist u. a. abhängig von der Eigenschaft der antineoplastischen Substanz, der applizierten Dosis, eventuellen Kombinationspartnern und der patientenspezifischen Prädisposition.

Besonders gravierend sind die dermatologischen Auswirkungen einer gegen den **EGF-Rezeptor** (EGF: epidermal growth factor) gerichteten modernen Therapie mit monoklonalen Antikörpern wie Cetuximab und Panitumumab und sog. „small molecules" wie Erlotinib und Gefitinib.

Durch den in den letzten Jahren sehr intensiven Einsatz solcher Substanzen konnten auch effektive Strategien des substanzspezifischen Nebenwirkungsmanagements entwickelt werde. Hier gehen konventionelle Behandlungsansätze wie z. B. topische Salben mit komplementärmedizinischen Behandlungsmaßnahmen wie z. B. Hanföl, Vitamin B_6 und Benfotiamin beim Hand-Fuß-Syndrom (s. Fall 11, S. 305 f.) durchaus Hand in Hand.

Neurotoxizität

Unter Neurotoxizität (CIPN: chemotherapy-induced peripheral neuropathy) werden die schädigenden Folgeerscheinungen einer zytostatischen Chemotherapie oder einer anderen zytotoxischen medikamentösen Tumortherapie auf das **periphere** und/oder das **zentrale Nervensystem** subsumiert. Diese kann sich neben der Funktionsstörung auch als Schmerzsyndrom präsentieren. Abhängig von der zytostatischen Substanz und deren neurotoxischem Potenzial kann die Schädigung akut oder zeitlich versetzt, z. B. nach Überschreiten einer akkumulierenden Grenzdosis, eintreten. Besonders lang anhaltende, chronische Verläufe, wie sie nach Behandlung mit Platinderivaten und Taxanen auftreten, können zu erheblichen Einschränkungen von Funktionen und der Lebensqualität führen.

Effektive und etablierte klassische prophylaktische und/oder therapeutische Behandlungsmaßnahmen stehen nicht in ausreichendem Maß zur Verfügung.

Die komplementäre Onkologie sieht hier z. B. den Einsatz von Magnesium-Kalzium-Infusionen, L-Carnitin, α-Liponsäure und Benfotiamin vor. Für diese Substanzen liegen wissenschaftliche Publikationen aus kleineren Untersuchungen mit leider noch nicht zufriedenstellendem Evidenzniveau vor (s. Kap. 5.3.1, S. 56 f.).

Organtoxizität

Neben verschiedenen möglichen Organtoxizitäten (z. B. gastrointestinale, hepatische, pulmonale Toxizität) stehen hauptsächlich folgende Organschäden im Rahmen zytostatischer Behandlungen im Vordergrund.

Kardiotoxizität

Die Schädigung von Herzmuskelzellen in der Folge einer zytostatischen Therapie mit Anthrazyklinen wie z. B. Doxorubicin und Epirubicin wird als **toxische Kardiomyopathie** bezeichnet. Neben einer **akuten Toxizität**, die sich z. B. als Herzrhythmusstörung oder thorakale Stenokardie bzw. akutes Koronarsyndrom manifestieren kann, kennen wir chronische Spätfolgen im Sinne einer **kongestiven Kardiomyopathie** mit Einschränkung der LVEF. Das Risiko einer toxischen Kardiomyopathie steigt mit dem Überschreiten einer kumulativen Gesamtdosis für Doxorubicin von 500 mg/m^2 und Epirubicin von 900 mg/m^2. Die toxischen Effekte werden vermutlich über anthrazyklininduzierte hochreaktive Superoxidradikale vermittelt (s. Kap. 6.2.2, S. 71 f.).

Zu berücksichtigen sind zusätzliche Effekte vermittelt durch Kofaktoren wie z. B. thorakale oder mediastinale Bestrahlung sowie die Komedikation mit anderen potenziell kardiotoxischen Medikamenten wie z. B. 5-FU oder Trastuzumab. Trastuzumab ist dabei nicht selbst kardiotoxisch, sondern der schädigende Effekt wird wahrscheinlich über die Blockade des Her2-Rezeptors auf den Myozyten und damit dem Verlust von protektiven, über die Rezeptoraktivität vermittelten regulären Stoffwechselaktivitäten ausgeübt. Neben schweren klinisch manifesten Verläufen sind aus Studien zahlreich subklinische Verläufe bekannt, die mit echokardiografisch dokumentierter Einschränkung der LVEF einhergehen können.

Die Prophylaxe ist im sorgfältigen **kardiologischen Monitoring** während des Therapieverlaufs (Echokardiografie, Ventrikelszintigrafie oder „gated blood pool") sowie dem Beachten der kumulativen Grenzdosis zu sehen. Im konventionellen Bereich wird der Einsatz des Eisen-Chelat-Bildners Dexrazoxan immer noch kontrovers diskutiert.

Aus dem Bereich der komplementären Onkologie werden sowohl für L-Carnitin (s. Kap. 6, S. 63 ff.) als auch für Natriumselenit (s. Kap. 8, S. 82 ff.) zytoprotektive Eigenschaften beschrieben.

Nephrotoxizität

Die Nephrotoxizität verschiedener antineoplastischer Medikamente kann sich in **akuter** oder **subakuter Schädigung der Nierenfunktion** manifestieren. Ähnlich wie bei der Kardiotoxizität besteht auch hier eine Beziehung zu hohen kumulativen Dosen oder sehr hohen Einzeldosen von Zytostatika. Die für die Nephrotoxizität relevantesten Substanzen sind Cisplatin, Ifosfamid und hoch dosiertes Methotrexat.

Die eigentliche Schädigung betrifft das proximale und distale **Tubulussystem der Nieren**. Im Rahmen der Schädigung kommt es zu einer Einschränkung der Nierenfunktion und zu weiteren messbaren Veränderungen von Laborparametern.

Als prophylaktische und protektive Maßnahmen haben sich heute die prätherapeutische Bestimmung und **Verlaufsbestimmung der Kreatinin-Clearance** mit einer eventuellen Dosisanpassung des Zytostatikums sowie eine peritherapeutisch ausreichende Hydrierung nach den gängigen etablierten Schemata bewährt. Konventionell medikamentös steht die Thiolverbindung Amifostin mit gut dokumentiertem nephroprotektivem Effekt für den Einsatz zur Verfügung. Zu beachten ist der hohe Preis und das Nebenwirkungsspektrum dieser Substanz.

Aus dem Bereich der komplementären Onkologie wird Natriumselenit mit Evidenz zur Zytoprotektion der durch Cisplatin induzierten Nephrotoxizität eingesetzt (s. Kap. 8.3, S. 90 ff., und Kap. 5.3.1, S. 55 f.).

Hämatotoxizität

Der Begriff Hämatotoxizität beschreibt die Summe der unerwünschten Effekte einer medikamentösen Tumortherapie wie Chemotherapie oder Therapie mit Tyrosinkinaseinhibitoren und anderen molekularen Therapien oder einer Strahlentherapie auf die **Hämatopoese** und kann somit potenziell alle Zelllinien bzw. die entsprechenden Stammzellen der jeweiligen Zelllinie betreffen. Durch die Entwicklung neuer Zytostatika mit unterschiedlichen Nebenwirkungsspektren und der Einführung von sequenz- und dosisintensivierten Therapieprotokollen, v. a. auch in der adjuvanten Therapiephase, sind die Auswirkungen auf die Hämatopoese sehr relevant.

Daher nimmt das Management dieser Toxizitäten heute einen ganz besonderen Stellenwert im Rahmen der medikamentösen Tumor- und der Strahlentherapie ein. Die konventionellen supportiven Medikamente umfassen den effektiven therapeutischen und auch prophylaktischen Einsatz von koloniestimulierenden Wachstumsfaktoren zur Stimulation hämatopoetischer Stammzellen. Für deren Einsatz liegen entsprechende Leitlinien der Fachgesellschaften vor.

Die Anämie bei Tumorpatienten kann neben sehr komplexen funktionellen Störungen oder einer Knochenmarksinfiltration durch maligne Zellen auch Ausdruck der toxischen, medikamentösen oder durch Strahlentherapie induzierten Schädigung der **Erythropoese** sein. Zur Behandlung stehen hier neben Bluttransfusionen die verschiedenen Erythropoetine zur Verfügung. Deren Indikation ist durch die Empfehlungen und Leitlinien der entsprechenden Fachgesellschaften geregelt.

Aus dem Bereich der komplementären Onkologie werden zytoprotektive Substanzen wie Natriumselenit (s. Kap. 8, S. 82 ff.) und xenogene Peptide mit potenziell myeloprotektiven Eigenschaften (s. Kap. 15, S. 156 ff.) auf unterschiedlichem Evidenzniveau begleitend zur Strahlentherapie oder zur medikamentösen Tumortherapie eingesetzt.

Literatur

Keilholz U, Knoth H, Sauer H. Substanzprofile: Zytostatika, Hormone, Zytokine. In: Schmoll H-J, Höffken K, Possinger K, Hrsg. Kompendium Internistische Onkologie. Band 1. 4. Aufl. Berlin: Springer; 2006: 1547 – 1727

21 Fall 1 Kombinierte Radiochemotherapie des lokalen Ösophaguskarzinoms

Diagnose und bisheriger Krankheitsverlauf

Bei einem 62-jährigen Patienten wird bei entsprechender Beschwerdesymptomatik eine endoskopische Diagnostik durch Ösophagogastroduodenoskopie durchgeführt und dabei ein hochsitzendes, proximales T 2-Plattenepithelkarzinom des Ösophagus gesichert. Durch weitere bildgebende Diagnostik kann eine Fernmetastasierung ausgeschlossen werden.

Anamnese, Krankengeschichte, Lebensstil

Der Patient berichtet über eine langjährige Nikotin- und Alkoholanamnese sowie über Beschwerden im Sinne einer chronischen Refluxerkrankung (GERD). Obwohl ein Leistungsverlust mit doch erheblicher Gewichtsabnahme (7 kg) in den letzten 6 Wochen beschrieben wird, ist der Patient mit einem BMI von 28,4 kg/m^2 bei einer Größe von 1,80 m und einem Gewicht von 92 kg noch übergewichtig. Eine qualitative Erfassung des Ernährungszustands durch BIA-Messung steht noch aus.

Aktuelle Problematik, klinische Symptomatik

Der Patient klagt über Schluckstörungen, Appetitlosigkeit mit Gewichtsverlust, zunehmenden Leistungsverfall und Müdigkeit im Sinne eines tumorassoziierten Fatigue-Syndroms.

Therapiekonzept

Bei proximaler Tumorlokalisation und durch bildgebende Verfahren (PET/CT) dokumentierter Metastasenfreiheit ist das Behandlungskonzept, auch auf intensiven Wunsch des Patienten, **kurativ** ausgerichtet. Es ist die Durchführung einer Chemotherapie mit 75 mg/m^2 Cisplatin kombiniert mit 5-FU 1000 mg/m^2 an 5 konsekutiven Tagen in den Behandlungswochen 1, 5, 8 und 11 vorgesehen (**Tab. 21.1**). Bei der kurativ ausgerichteten, kombinierten Radiochemotherapie wird die Chemotherapie in den ersten 5 – 6 Wochen parallel durch eine Strahlentherapie mit 2 Gy/d ergänzt.

Tab. 21.1 Cisplatin, 5-FU und Strahlentherapie (Cooper et al. 1999).

Cisplatin	75 mg/m²	2-h-Infusion, i. v.	Tag 1
5-FU	1000 mg/m²	24-h-Infusion, i. v.	Tag 1, 2, 3, 4
Behandlungsintervall	Woche 1, 5, 8, 11		
Strahlentherapie	2 Gy/d, 5 ×/Woche, parallel zur Chemotherapie in den ersten 5 – 6 Wochen		

Toxizitätsprofil

Die Therapie mit **Cisplatin** erfordert aufgrund der möglichen **Neuro- und Nephrotoxizität** neben den prätherapeutisch notwendigen diagnostischen Maßnahmen wie Hörtest (Ototoxizität) und Kontrolle der Nierenfunktion (Kreatinin-Clearance), eine ausreichende Hydratation, den Einsatz von Dexamethason, 5-HT_3-Antagonisten, unter Umständen den zusätzlichen Einsatz von Aprepitant im Rahmen der supportiven antiemetischen Therapie. Bei intensiver Hydratation ist auf einen ausreichenden Ersatz von Kalium und Magnesium zu achten (s. u.).

Das Nebenwirkungsspektrum des Kombinationspartners **5-FU** umfasst im Wesentlichen **Mukositis** sowie in der Folge Diarrhöe und Dehydratation. Es ist damit zu rechnen, dass diese Toxizität durch die begleitende Strahlentherapie verstärkt wird.

Hinweis *Bei starker Diarrhöe kann komplementärmedizinisch neben den üblichen konventionellen Maßnahmen (Loperamid, Budenosid, Opiumtropfen) der hoch dosierte infusionale Einsatz von Escherichia-coli-Wandextrakten (Colibiogen) hilfreich sein.*

Konventionelle supportive Therapiemaßnahmen

- ausreichende antiemetische Prophylaxe und Therapie
- Dexamethason, 5-HT_3-Antagonisten, Aprepitant
- Budenosid
- ausreichende Hydratation vor und nach Cisplatingabe

Interaktionen mit Mikronährstoffen, Nebenwirkungsmanagement

Cisplatin und Selen

Nephrotoxizität. Das Platinderivat Cisplatin und das Stickstoff-Lost-Derivat Ifosfamid können dosisabhängig zu schweren akuten und subakuten Nierenschäden führen (s. Kap. 5.3.1, S. 55 f.). Als potenzielle protektive Wirkungen des Selens werden diskutiert:

- Erhöhung der renalen Selen- und Glutathionspiegel
- Metabolisierung zu Methylselenol
- Bildung von Cisplatin-Selenol-Komplexen in den Nieren

Hinweis *Die orale und intravenöse Applikation von Selen (z. B. 1000 – 2000 µg Selen als Natriumselenit in 100 – 200 ml 0,9 %iger NaCl-Lösung, i. v., 1 h vor der Chemotherapie) kann die cisplatininduzierte Nephrotoxizität deutlich mildern, ohne die zytotoxische Aktivität des Cisplatins zu beeinträchtigen. An den Tagen vor und nach der Chemotherapie empfiehlt sich die orale Supplementierung von Selen (z. B. 500 µg/d, p. o.). Zielwert für die Selensubstitution ist ein Selenspiegel im Vollblut von 140 µg/l.*

Cisplatin und L-Carnitin

Carnitindepletion und Neurotoxizität. Cisplatin wirkt nephrotoxisch, hemmt die renale Rückresorption von L-Carnitin und kann die Carnitinausscheidung (freies Carnitin und Acylcarnitin) mit dem Urin bei Tumorpatienten um den Faktor 10 steigern. Die Nieren haben für die Homöostase des Carnitinhaushalts eine zentrale Bedeutung. Über 95 % des ultrafiltrierten Carnitins werden wieder rückresorbiert. Die Clearance-Rate für Acylcarnitin liegt deutlich höher (> 3-fach) als für freies Carnitin. Eine Störung der renalen Rückresorption und/oder vermehrte Bildung von Acylcarnitin ist daher mit erhöhten renalen Carnitinverlusten assoziiert, die wiederum im Zusammenhang mit dem Auftreten von Neuropathien stehen (Gröber 2007). Durch einen Ausgleich dieser Verluste über eine intravenöse Applikation von (Acetyl-)L-Carnitin kann die Häufigkeit einer cisplatinassoziierten Neuropathie verringert werden (s. Kap. 5.3.1, S. 56 f.).

Hinweis *Die Supplementierung von (Acetyl-)L-Carnitin (z. B. 2 g L-Carnitin in 200 ml 0,9 %iger NaCl-Lösung, i. v.) vor einer Chemotherapie mit Cisplatin wirkt einem sekundären Carnitindefizit entgegen und kann das Ausmaß einer chemotherapieinduzierten peripheren Neuropathie signifikant reduzieren. Daneben empfiehlt sich die orale Supplementierung von L-Carnitin (z. B. 2 – 3 g/d, p. o., als Carnitintartrat, 3 Tage vor bis 3 Tage nach der Chemotherapie) zur Vermeidung von iatrogen induzierten L-Carnitinmangelzuständen (s. Kap. 6, S. 63 ff.) und damit zur Prophylaxe eines Fatigue-Syndroms.*

Cisplatin und Elektrolyte (Magnesium und Kalium)

Hypomagnesiämie. Im Rahmen der cisplatininduzierten Nephrotoxizität ist weiterhin mit Störungen des Elektrolythaushalts zu rechnen, die sich v. a. in einem Abfall der Magnesium- und Kaliumblutspiegel äußern können. Cisplatin stört dabei den Magnesiumspareffekt der Nieren, sodass Magnesium vermehrt über diese ausgeschieden wird. Die Störung des Magnesiumhaushalts zieht eine Störung des Kaliumhaushalts nach sich, da Magnesium den zellulären Kaliumhaushalt reguliert. Die Elektrolytverschiebungen können sich durch Muskelkrämpfe, Parästhesien, Tremoren und Dyslipoproteinämie (z. B. Triglyzeridämie) äußern. Die parenterale Applikation von Magnesium (z. B. als Magnesiumsulfat) beugt cisplatininduzierten Elektrolytstörungen vor und kann auch die nephrotoxische Wirkung von Cisplatin verringern (Bodnar et al. 2008).

Hinweis *Die parenterale Applikation von Magnesium (z. B. 2 – 4 g Magnesiumsulfat in 100 – 200 ml 0,9 %iger NaCl-Lösung, langsam i. v.) kurz vor der Cisplatininfusion wirkt den Elektrolytstörungen (z. B. Hypomagnesiämie) entgegen. Daneben empfiehlt sich die regelmäßige orale Supplementierung von Magnesium (z. B. 200 mg/d, p. o., als Magnesiumcitrat).*

Komplementäre Therapiemaßnahmen

- **labordiagnostische Kontrolle** des Selen- und Vitamin-D-Status sowie des Elektrolythaushalts (z. B. Magnesium im Vollblut):
  - Optimierung des Selenspiegels im Vollblut: Zielwert 140 µg/l
  - Optimierung des Vitamin-D-Status (Calcidiol im Serum): Zielwert 80 – 160 nmol/l
- adäquate Basisversorgung mit **bilanzierten Mikronährstoffen** (v. a. Selen, Vitamin D)
- anorganisches **Natriumselenit** direkt vor Chemotherapie (1000 – 2000 µg, i. v.) bzw. 1 h vor Strahlentherapie (500 – 1000 µg) – adaptiert an den aktuellen Selenspiegel
- **L-Carnitin** (als Carnitintartrat) 2 – 3 g/d, p. o.; vor Chemotherapie 2 – 4 g, i. v.
- **Magnesium** (z. B. als Magnesiumcitrat) 200 – 300 mg/d, p. o.; vor und nach der Chemotherapie Magnesiumsulfat (z. B. 2 g), i. v.

Weitere komplementärmedizinische Maßnahmen und Methoden

Klassische Naturheilverfahren

- an therapiefreien Tagen **atemtherapeutische Maßnahmen**
- in Abhängigkeit vom Allgemeinbefinden Erlernen einfacher **Entspannungstechniken** (z. B. PME)

Ernährungstherapie

- Der Patient ist zwar mit einem BMI von 28,5 kg/m^2 noch übergewichtig, hat aber mit 7 kg in 6 Wochen bereits stark an Gewicht verloren (> 5 % des Körpergewichts). Da er außerdem unter Appetitlosigkeit leidet und eine weitere

Gewichtsabnahme unter der Tumortherapie zu erwarten ist, sollte sofort mit einer Ernährungstherapie begonnen werden.

- **Schritt 1:**
  - Ernährungsberatung zur **Umstellung auf modifizierte Mischkost** (fettreich, kalorienreich) und Auswahl einer geeigneten Trinknahrung (proteinreich, hochkalorisch)
  - **regelmäßige Erfolgskontrolle** (Gewichtsbestimmung, BIA-Messung, Abfrage der Nahrungsaufnahme/Menge der Trinknahrung)
  - bei ausreichender Kalorienmenge: Fortsetzung der eingeleiteten Maßnahmen, wenn nicht folgt Schritt 2
- **Schritt 2:**
  - **enterale Ernährung mittels Sonde** (kurzfristig: Nasensonde möglich; langfristig: bei nach der Operation zu erwartender unzureichender Nahrungszufuhr ggf. Anlage einer PEG)
  - **regelmäßige Erfolgskontrolle** (Gewichtsbestimmung, BIA-Messung, Abfrage der Nahrungsaufnahme/Menge der Sondenkost)
  - bei ausreichender Kalorienmenge: Fortsetzung der eingeleiteten Maßnahmen, wenn nicht folgt Schritt 3
- **Schritt 3:**
  - **teilparenterale Ernährung**, um einer Verschlechterung des Ernährungszustands unter der Tumortherapie vorzubeugen

Enzyme

- Therapiebegleitend kann die Supplementierung einer Kombination von proteolytischen Enzymen erfolgen (z. B. Papain 90 mg, Trypsin 48 mg, Chymotrypsin 40 mg und Selen 8 µg/Tabl.: 3 × 2 Tabl. täglich **oder** Bromelain 100 mg, Papain 100 mg und lektinreicher Linsenextrakt 5 mg/Tabl.: 2 × 2 Tabl. täglich).
- Enzymkombinationen ohne Bromelain sollten durch ein Bromelainpräparat im Dosierungsbereich von 200 – 400 mg Bromelain/d ergänzt werden (Präparate: **Tab. 10.1**, S. 103).
- Enzympräparate sollten mindestens 30 – 45 min vor bzw. 1,5 h nach dem Essen eingenommen werden.

Hyperthermie

- Studien aus Japan zeigten **höhere Komplettremissionen** und **längere Überlebenszeiten** bei Ösophaguskarzinom in der Kombinationstherapie mit Strahlentherapie plus lokoregionaler Hyperthermie (Hulshof et al. 2009).
- **Praktisches Vorgehen:** Jeden 2. Tag die Strahlentherapie mit der lokoregionalen Hyperthermie über die gesamte Strahlentherapiezeit begleiten (**Tab. 21.2**).

Tab. 21.2 **Hyperthermieschema für solitäre Tumoren außerhalb des Kopfes.**

250er-Elektrode oben/unten	**Sitzung 1**	**Sitzung 2**	**Sitzung 3**	**Sitzung 4**	**Sitzung 5+**
Sitzungsdauer gesamt	ca. 55 min	ca. 55 min	ca. 55 min	ca. 55 min	ca. 55 min
Stufe 1 Dauer/Leistung	15 min 30 W	15 min 40 W	15 min 50 W	15 min 60 W	15 min 60 W
Stufe 2 Dauer/Leistung	10 min 50 W	10 min 50 W	10 min 70 W	10 min 80 W	10 min 80 W
Stufe 3 Dauer/Leistung	10 min 70 W	10 min 70 W	10 min 80 W	10 min 100 W	10 min 100 W
Stufe 4 Dauer/Leistung	10 min 80 W	10 min 90 W	10 min 100 W	10 min 120 W	10 min 130 W
Stufe 5 Dauer/Leistung	10 min 90 W	10 min 100 W	10 min max. tolerable Leistung	10 min max. tolerable Leistung	10 min max. tolerable Leistung
kJoule gesamt	210 kJ	222 kJ	mind. 255 kJ	mind. 306 kJ	mind. 318 kJ

Immundiagnostik

- NK-Funktionstest
- zellulärer Immunstatus
- immunitätsmodulierender Faktor: Glutathion
- Entzündungsmarker: CRPs

Mikrobiologische Therapie

- **Mukosaschutz/komplementäre Therapie bei Mukositis:**
  - regelmäßige Einnahme hochkonzentrierter, stoffwechselaktiver Milchsäurebildner in Verbindung mit Colipeptiden zur Stabilisierung des mikroökologischen Darmmilieus, Immunmodulation und zum Mukosaschutz (Vorgehen s. Begleittherapie: **Tab. 13.3**, S. 138)
  - regelmäßige Ballaststoffaufnahme
  - ggf. begleitende Substitution von Glutamin, Zink und Dexpanthenol bei erhöhter Schleimhautpermeabilität (erhöhtes α-1-Antitrypsin im Stuhl)

  - bevorzugter Verzehr milchsauer vergorener Nahrungsmittel oder Getränke
  - allgemeine Ernährungsumstellung
- **Diagnostik**:
  - Florastatus
  - α-1-Antitrypsin im Stuhl
  - Calprotectin im Stuhl
  - sIgA im Stuhl

Misteltherapie

- Eine Misteltherapie entfällt bis **nach Abschluss der Chemotherapie**, könnte aber ggf. schon in den letzten Wochen nach Ende der Bestrahlung in den therapiefreien Wochen erfolgen.
- **Dosierung:** z. B. 2 ×/Woche 1 Amp. lektinnormierter Mistelextrakt, s. c. an der Bauchdecke
- **Ziel:** Immunregeneration und Verbesserung der Lebensqualität

Xenogene Peptide

- Begleitend zur Radiochemotherapie empfiehlt sich die Anwendung von **Leber-Milz-Peptiden** (Antiemese).
- Die **Dosierung** kann an die tatsächliche Verträglichkeit der Behandlung angepasst werden:
  - z. B. zunächst 2 ×/Woche 1 – 2 Amp. à 2 ml, s. c. (Präparate: **Tab. 15.2**, S. 160)
  - falls notwendig: Steigerung auf tägliche Applikation
  - falls weiter notwendig: zusätzlich an den Tagen mit Chemotherapie 10 ml i. v., spätestens 1 h vor der Zytostatikagabe

Psychoonkologie

Grundsätzlich gelten die allgemeinen Richtlinien psychoonkologischer Therapien (s. Kap. 16.3.1, S. 172). Konkret sind in diesem Fall folgende Maßnahmen angezeigt:
- Das **psychosoziale Belastungsprofil** des Patienten erstellen und die individuelle Krankheitsverarbeitung abklären.
- Klären, ob und inwieweit **soziale Ressourcen** für die Krankheitsverarbeitung zur Verfügung stehen.
- In Bezug auf die **Fatigue-Problematik** sind folgende Schritte erforderlich:
  - interdisziplinäre Diagnostik der Symptomatik zur Abklärung möglicher medikamentöser Behandlung
  - allgemeine Information des Patienten über Fatigue-Symptome (Broschüre zum Fatigue-Syndrom)

- individuelle Hilfestellungen zur Bewältigung der Fatigue im Alltag
- bei Bedarf zusätzlich psychoedukative Maßnahmen im Hinblick auf die Bewältigung der Fatigue-Problematik
- Hinweise auf ergänzende sporttherapeutische Maßnahmen

Sport und Bewegungstherapie

Grundsätzlich gelten die allgemeinen Richtlinien bewegungstherapeutischer Maßnahmen (s. Kap. 18.2.1, S. 194 f.). Für diesen Fall sind folgende Maßnahmen angezeigt:

- Erheben eines **physischen Belastungsprofils** des Patienten und Abklären der sportlichen Vorerfahrung
- In Phasen **geringerer Belastbarkeit** steht der Erhalt der Leistungsfähigkeit bzw. eine Verlangsamung des Leistungsabbaus im Vordergrund:
  - Thoraxgymnastik im Sitzen oder Stehen
  - leichtes Gehtraining bei moderatem Gehtempo über mehrere Minuten, ggf. leichtes Fahrradergometertraining
- In Phasen **mittlerer bis höherer Belastbarkeit** wird neben einer Mobilisierung eine Verbesserung der kardiopulmonalen Leistungsfähigkeit sowie ein rehabilitatives Muskelaufbautraining angestrebt:
  - Thoraxgymnastik im Sitzen oder Stehen
  - Gehtraining bei moderatem Gehtempo mit Steigerung des Belastungsumfangs, ggf. auch als Fahrradergometertraining
  - Kräftigung der Bauch-, Rücken-, Schulter- und Gesäßmuskulatur
  - Kräftigung der Beinmuskulatur, z. B. durch Treppensteigen und Haltungsschulung
- Vorschlag zur Teilnahme an einer **Krebsnachsorge-Sportgruppe** nach der Therapie

Traditionelle Chinesische Medizin

- Als zugrunde liegende Störung wird eine **Stauung des Qi** angesehen. Im weiteren Krankheitsverlauf führen Ernährungsprobleme und die geplante Radiochemotherapie zu **Störungen in den Funktionskreisen von Milz und Magen**. Dadurch sind der Allgemeinzustand des Patienten und speziell der Magen-Darm-Trakt betroffen.
- Eine Regulation des Qi und Behandlung der vorliegenden Störungen kann mithilfe **angepasster Dekokte** unter Beachtung der allgemeinen Therapierichtlinien erfolgen (s. Kap. 19.3.1, S. 205 f.).
- Geeignet ist der Einsatz von Dekokten v. a. im **Anschluss an die Standardtherapie**, um den Patienten zu stärken und die eventuellen Nebenwirkungen der Chemo- und Strahlentherapie zu behandeln. Die Rezeptur muss dabei an den individuellen Krankheitsverlauf angepasst und kann durch individuelle Ernährungsempfehlungen unterstützt werden.

Literatur

Bodnar L, Wcislo G, Gasowska-Bodnar A et al. Renal protection with magnesium subcarbonate and magnesium sulphate in patients with epithelial ovarian cancer after cisplatin and paclitaxel chemotherapy: a randomised phase II study. Eur J Cancer 2008; 44: 2608 – 2614

Cooper JS, Guo MD, Herskovic A et al. Radiation Therapy Oncology Group. Chemoradiotherapy of locally advanced esophageal cancer: long-term follow-up of a prospective randomized trial (RTOG 85-01). JAMA. 1999; 281: 1623 – 1627

Gröber U. Arzneimittel und Mikronährstoffe. Medikationsorientierte Supplementierung. Stuttgart: Wissenschaftliche Verlagsgesellschaft; 2007

Hulshof MC, Van Haaren PM, Van Lanschot JJ et al. Preoperative chemoradiation combined with regional hyperthermia for patients with resectable esophageal cancer. Int J Hyperthermia 2009; 25: 79 – 85

22 Fall 2 Neoadjuvante Chemotherapie des lokalen Magenkarzinoms

Diagnose und bisheriger Krankheitsverlauf

Eine 59-jährige Patientin stellt sich mit unklaren Oberbauchschmerzen vor, die bereits seit 4 Wochen andauern und zunächst hausärztlich betreut wurden. Die Schmerzsymptomatik ist neu aufgetreten und begleitet von Inappetenz, Abneigung gegen Fleisch und einem ausgeprägten Gewichtsverlust. Es wird eine Endosonografie und eine Magenspiegelung durchgeführt und ein lokal fortgeschrittenes, primär nicht resektables Magenkarzinom diagnostiziert. Die histologische Untersuchung ergibt ein Siegelringzellkarzinom. Durch bildgebende Verfahren kann eine Fernmetastasierung ausgeschlossen werden.

Anamnese, Krankengeschichte, Lebensstil

Die Patientin war bisher nie ernsthaft krank gewesen. Die Schmerzsymptomatik trat vor etwa 4 Wochen aus völliger Beschwerdefreiheit heraus auf. In der Familienanamnese existiert ein Fall von Magenkarzinom beim Großvater mütterlicherseits. Die Patientin trägt die Blutgruppe A. Die bisherige Ernährung der Patientin ist durch einen geringen Frischkostanteil (Obst und Gemüse) und durch eine häufige Verwendung von Fertiggerichten v. a. aufgrund intensiver beruflicher und zeitlicher Belastung gekennzeichnet.

Aktuelle Problematik, klinische Symptomatik

Die Oberbauchbeschmerzen beeinträchtigen die Patientin. Hinzu kommt eine Abneigung gegen Fleisch, die von einer ausgeprägten Inappetenz begleitet wird. Der Gewichtsverlust in den letzten 6 Wochen beträgt 8 kg. Das frühere Normalgewicht lag bei 56 kg bei einer Körpergröße von 1,60 m. Das aktuelle Gewicht beträgt 50 kg; das ergibt einen erniedrigten BMI von 19,5 kg/m^2 zum Zeitpunkt der Diagnosestellung und damit einen ersten Hinweis auf eine vorliegende Mangelernährung. Die Ernährungsanamnese wird noch durch BIA-Messung genauer quantifiziert.

Therapiekonzept

Nach Ausschluss einer Fernmetastasierung durch bildgebende Verfahren wird der Patientin eine präoperative, neoadjuvante Chemotherapie mit 4 Zyklen Docetaxel, Cisplatin und 5-FU vorgeschlagen, da mehrere neuere Publikationen

Tab. 22.1	DCF (Roth u. Ajani 2003).		
Docetaxel	75 mg/m²	1-h-Infusion, i. v.	Tag 1
Cisplatin	75 mg/m²	1-h-Infusion, i. v.	Tag 1
5-FU	750 mg/m²	24-h-Infusion, i. v.	Tag 1, 2, 3, 4, 5
Behandlungs-intervall	Wiederholung Tag 22		

zur Therapie des lokal fortgeschrittenen, chirurgisch irresektablen Magenkarzinoms eine verbesserte Resektabilität (um 60%) und ein gesteigertes Langzeitüberleben nach neoadjuvanter Chemotherapie mit verschiedenen Protokollen zeigten. In diesem Kontext wird der Patientin eine kurativ intendierte präoperative Chemotherapie mit einer hochwirksamen Dreierkombination bestehend aus Docetaxel, Cisplatin und 5-FU angeboten (**Tab. 22.1**). Ziel war das Erreichen einer postchemotherapeutischen Operabilität.

Toxizitätsprofil

Das potenzielle Nebenwirkungsspektrum ist durch die **Neurotoxizität** (Cisplatin, Docetaxel), **Nephrotoxizität** (Cisplatin) sowie die 5-FU-assoziierte **gastrointestinale Toxizität** gekennzeichnet (s. Fall 1, S. 229). Subjektiv dürfte die größte Belastung durch die kombinierte Neurotoxizität zweier Substanzen hervorgerufen werden. Sie manifestiert sich als sensorische periphere Polyneuropathie. Konventionelle prophylaktische Maßnahmen sind nicht bekannt.

Konventionelle supportive Therapiemaßnahmen

- antiemetische Prophylaxe und Therapie nach Leitlinien
- ausreichende Hydratation vor und nach Cisplatin
- Gabapentin oder Pregabalin bei Polyneuropathie

Interaktionen mit Mikronährstoffen, Nebenwirkungsmanagement

Cisplatin und Selen

Nephrotoxizität. Erläuterungen s. Fall 1 (S. 229 f.).

Hinweis *Die orale und intravenöse Applikation von Selen (z. B. 1000 – 2000 µg Selen als Natriumselenit in 100 – 200 ml 0,9%iger NaCl-Lösung, i. v., 1 h vor der Chemotherapie) kann die cisplatininduzierte Nephrotoxizität deutlich mildern, ohne die zytotoxische Aktivität des Cisplatins zu beeinträchtigen. An den Tagen vor und* *nach der Chemotherapie empfiehlt sich die orale Supplementierung von Selen (z. B. 500 µg/d, p. o.). Zielwert für die Selensubstitution ist ein Selenspiegel im Vollblut von 140 µg/l.*

Cisplatin und L-Carnitin

Carnitindepletion und Neurotoxizität. Cisplatin wirkt nephrotoxisch, hemmt die renale Rückresorption von L-Carnitin und kann die Carnitinausscheidung (freies Carnitin und Acylcarnitin) mit dem Urin bei Tumorpatienten um den Faktor 10 steigern (Gröber 2007). Die intravenöse Applikation von (Acetyl-)L-Carnitin kann die Häufigkeit einer cisplatinassoziierten Neuropathie verringern (s. Kap. 5.3.1, S. 56 f.).

Hinweis *Die Supplementierung von (Acetyl-)L-Carnitin (z. B. 2 g L-Carnitin in 200 ml 0,9 %iger NaCl-Lösung, i. v.) vor einer Chemotherapie mit Cisplatin wirkt einem sekundären Carnitindefizit entgegen und kann das Ausmaß einer chemotherapieinduzierten peripheren Neuropathie signifikant reduzieren. Es empfiehlt sich auch die orale Supplementierung von L-Carnitin (z. B. 2 – 3 g/d, p. o., als Carnitintartrat, 3 Tage vor bis 3 Tage nach der Chemotherapie).*

Cisplatin und L-Glutathion

Neurotoxizität. Unter einer Chemotherapie mit Cisplatin treten häufig neurotoxische Störungen auf. Typische Symptome sind Kribbeln oder Parästhesien in den Extremitäten. Als Ursache wird eine progredienter Zelluntergang der Hinterwurzelganglien mit Demyelinisierung und axonaler Degeneration sowie die cisplatinassoziierte mitochondriale Toxizität diskutiert. Experimentelle Studienergebnisse und eine Reihe von kontrollierten Humanstudien legen den Schluss nahe, dass die intravenöse Applikation von L-Glutathion eine cisplatininduzierte Neurotoxizität signifikant verringern kann (Block et al. 2007; Cvitkovic 1998). L-Glutathion weist zudem ausgeprägte endothel- und nephroprotektive Eigenschaften auf (s. Kap. 7, S. 76 ff.).

Hinweis *Die intravenöse Applikation von L-Glutathion (z. B. 1,5 – 3 g L-Glutathion/m^2 in 100 – 200 ml 0,9 %iger NaCl-Lösung, i. v., 15 min vor der Chemotherapie) kann die cisplatininduzierte Neurotoxizität verringern, ohne die zytotoxische Aktivität des Cisplatins zu beeinträchtigen.*

5-FU und Vitamin B_1

Vitamin-B_1-Antagonismus und Neurotoxizität. 5-FU hemmt die Phosphorylierung und damit die koenzymatische Aktivierung von Thiamin zum stoffwechselaktiven Thiamindiphosphat (Gröber 2007). Darüber hinaus steigert 5-FU den zellulären Thiaminmetabolismus und beeinträchtigt die endogene Utilisation von Vitamin B_1. Bei der Pathogenese der 5-FU-induzierten Neurotoxizität dürfte die

Blockade des Citratzyklus durch Fluoroacetat und -citrat sowie eine Störung thiaminabhängiger Enzyme (z. B. PDH) eine wichtige Rolle spielen (Kondo et al. 1996).

In Studien wird unter einer 5-FU-haltigen Chemotherapie vermehrt das Auftreten eines Thiaminmangels mit den entsprechenden neurologischen Störungen beschrieben (Aksoy et al. 1980).

Hinweis *Unter einer Chemotherapie mit 5-FU sollte der Thiaminstatus (Aktivität der erythrozytären Transketolase, Vollblutspiegel) engmaschig kontrolliert und ggf. durch die Supplementierung des lipophilen Thiamin-Prodrug Benfotiamin (z. B. 300 mg/d, p. o.) kompensiert werden. Beim Auftreten einer chemotherapieinduzierten peripheren Neuropathie sollte der Vitamin-B_{12}-Status kontrolliert und ggf. kompensiert werden. Weiterhin ist die Supplementierung von neurotropen B-Vitaminen (z. B. 600 mg Benfotiamin/d, 200 mg Vitamin B_6/d) und α-Liponsäure (z. B. 600 – 1200 mg/d, p. o.) sinnvoll.*

Komplementäre Therapiemaßnahmen

- **labordiagnostische Kontrolle** des Selen- und Vitamin-D-Status sowie des Elektrolythaushalts (z. B. Magnesium im Vollblut):
  - Optimierung des Selenspiegels im Vollblut: Zielwert 140 µg/l
  - Optimierung des Vitamin-D-Status (Calcidiol im Serum): Zielwert 80 – 160 nmol/l
- adäquate Basisversorgung mit **bilanzierten Mikronährstoffen**
- anorganisches **Natriumselenit** direkt vor Chemotherapie (1000 – 2000 mg, i. v.); Erhaltungsdosis: 300 – 500 µg an chemotherapiefreien Tagen (Kontrolle des Selenspiegels!)
- **L-Carnitin** 2 – 4 g vor Chemotherapie, i. v.; Erhaltungsdosis: 2 – 3 g/d, p. o. (z. B. als Carnitintartrat)
- **L-Glutathion** 1,5 – 3 g/m^2, i. v., 15 min vor Chemotherapie
- **Benfotiamin** 300 – 600 mg und **Pyridoxin** 100 – 200 mg

Weitere komplementärmedizinische Maßnahmen und Methoden

Klassische Naturheilverfahren

- Prophylaxe/Therapie Neurotoxizität durch **physikalische Maßnahmen** wie „Eis-Lolli“, Eisabreibungen und kalte (Schlauch-)Güsse
- Prophylaxe/Therapie Neurotoxizität durch **elektrotherapeutische Maßnahmen** wie die transkutane elektrische Nervenstimulation (TENS; eventuell Wasser-TENS)

Ernährungstherapie

- Die Patientin ist mit einem BMI von 19,5 kg/m² **noch normalgewichtig**. Da sie aber bereits stark an Gewicht verloren hat (8 kg entsprechen 14% des Körpergewichts in 6 Wochen), unter Appetitlosigkeit leidet und eine weitere Gewichtsabnahme unter der Tumortherapie zu erwarten ist, sollte sofort mit einer Ernährungstherapie begonnen werden.
- **Schritt 1:**
  - Ernährungsberatung zur **Umstellung auf modifizierte Mischkost** (fettreich, kalorienreich, häufige kleine Mahlzeiten) und Auswahl einer geeigneten Trinknahrung (proteinreich, hochkalorisch)
  - **regelmäßige Erfolgskontrolle** (Gewichtsbestimmung, BIA-Messung, Abfrage der Nahrungsaufnahme/Menge der Trinknahrung)
  - bei ausreichender Kalorienmenge: Fortsetzung der eingeleiteten Maßnahmen, wenn nicht folgt Schritt 2
- **Schritt 2:**
  - Um einen weiteren Gewichtsverlust zu vermeiden, sollte eine **periphere teilparenterale Ernährungstherapie** eingeleitet werden.
  - Da es auch nach der Operation noch einige Zeit problematisch sein kann, oral ausreichend Kalorien zuzuführen, ist die **Anlage eines Portsystems** ratsam, um eine zentralvenöse parenterale Ernährungstherapie zu ermöglichen.

Enzyme

- Therapiebegleitend kann die Supplementierung einer Kombination von proteolytischen Enzymen erfolgen (z. B. Papain 90 mg, Trypsin 48 mg, Chymotrypsin 40 mg und Selen 8 µg/Tabl.: 3 × 2 Tabl. täglich **oder** Bromelain 100 mg, Papain 100 mg und lektinreicher Linsenextrakt 5 mg/Tabl.: 2 × 2 Tabl. täglich).
- Enzymkombinationen ohne Bromelain sollten durch ein Bromelainpräparat im Dosierungsbereich von 200 – 400 mg Bromelain/d ergänzt werden (Präparate: **Tab. 10.1**, S. 103).
- Enzympräparate sollten mindestens 30 – 45 min vor bzw. 1,5 h nach dem Essen eingenommen werden.
- Aufgrund möglicher Blutgerinnungsstörungen ist die Enzymgabe rechtzeitig (1 – 2 Wochen) vor dem geplanten operativen Eingriff zu beenden.

Hyperthermie

- in der Chemotherapiewoche täglich **lokoregionale Hyperthermie**
- 2 ×/Woche kombiniert mit **moderater Ganzkörperhyperthermie** (wenn apparative Ausstattung vorhanden)
- Wiederholung ab Tag 22

Immundiagnostik

- NK-Funktionstest
- zellulärer Immunstatus
- immunitätsmodulierender Faktor: Glutathion
- Entzündungsmarker: CRPs, IL-8

Mikrobiologische Therapie

- **Mukosaschutz/komplementäre Therapie bei Mukositis:**
  - regelmäßige Einnahme hochkonzentrierter, stoffwechselaktiver Milchsäurebildner in Verbindung mit Colipeptiden zur Stabilisierung des mikroökologischen Darmmilieus, Immunmodulation und zum Mukosaschutz (Vorgehen s. Begleittherapie: **Tab. 13.3**, S. 138)
  - regelmäßige Ballaststoffaufnahme
  - ggf. begleitende Substitution von Glutamin, Zink und Dexpanthenol bei erhöhter Schleimhautpermeabilität (erhöhtes α-1-Antitrypsin im Stuhl)
  - bevorzugter Verzehr milchsauer vergorener Nahrungsmittel oder Getränke
  - allgemeine Ernährungsumstellung
- **Diagnostik**:
  - Florastatus
  - α-1-Antitrypsin im Stuhl
  - Calprotectin im Stuhl
  - sIgA im Stuhl

Misteltherapie

- erst nach Abschluss der Chemotherapie
- **Dosierung:** z. B. 2 ×/Woche 1 Amp. lektinnormierter Mistelextrakt, s. c. an der Bauchdecke
- **Ziel:** Immunstimulation und Verbesserung der Lebensqualität

Xenogene Peptide

- Begleitend zur Chemotherapie empfiehlt sich die Anwendung von **Leber-Milz-Peptiden** (Antiemese).
- Die **Dosierung** kann an die tatsächliche Verträglichkeit der Behandlung angepasst werden:
  - z. B. zunächst 2 ×/Woche 1 – 2 Amp. à 2 ml, s. c. (Präparate: **Tab. 15.2**, S. 160)
  - falls notwendig: Steigerung auf tägliche Applikation
  - falls weiter notwendig: zusätzlich an den Tagen mit Chemotherapie 10 ml i. v., spätestens 1 h vor der Zytostatikagabe

- Da bereits eine Mangelernährung vorliegt, werden die Leber-Milz-Peptide auch unter dem Aspekt der **Roborierung** gegeben, und man kann sehr schnell zur hoch dosierten Applikation (i. v.) übergehen.

Psychoonkologie

Grundsätzlich gelten die allgemeinen Richtlinien psychoonkologischer Therapien (s. Kap. 16.3.1, S. 172). Konkret sind in diesem Fall folgende Maßnahmen angezeigt:

- Das **psychosoziale Belastungsprofil** der Patientin erstellen, insbesondere das Ausmaß depressiver Verstimmung oder Angststörung abklären.
- Den aktuellen **Stand der Auseinandersetzung** mit der fortgeschrittenen Erkrankung abklären.
- Familiäre und partnerschaftliche Unterstützung durch **Paar- und Familienberatung** anbieten bzw. durchführen.
- **Aktive Verarbeitungsstrategien** zur Verbesserung der Lebensqualität vermitteln.
- Motivation zu **gesundheitsfördernden Verhaltensweisen** im Hinblick auf Ernährung anregen bzw. den Aufbau solcher Verhaltensweisen unterstützen.

Sport und Bewegungstherapie

Grundsätzlich gelten die allgemeinen Richtlinien bewegungstherapeutischer Maßnahmen (s. Kap. 18.2.1, S. 194 f.). Für diesen Fall sind folgende Maßnahmen angezeigt:

- Erheben eines **physischen Belastungsprofils** der Patientin und Abklären der sportlichen Vorerfahrung
- in Abhängigkeit von der Belastbarkeit und Therapieverträglichkeit:
  - sanfte Bewegungsformen, z. B. eine leichte Ganzkörpergymnastik, Qigong, Tai-Chi oder Tanztherapie
  - dosierte Kräftigung der Rumpf- und Beinmuskulatur
  - leichtes Gehtraining
- Vorschlag zur Teilnahme an einer **Krebsnachsorge-Sportgruppe** nach der Therapie

Traditionelle Chinesische Medizin

- Als zugrunde liegende Störung wird eine **Stauung des Qi** angesehen. Im weiteren Krankheitsverlauf führen Ernährungsprobleme und die geplante Radiochemotherapie zu **Störungen in den Funktionskreisen von Milz und Magen.** Dadurch sind der Allgemeinzustand der Patientin und speziell der Magen-Darm-Trakt betroffen.

- Eine Regulation des Qi und Behandlung der vorliegenden Störungen kann mithilfe **angepasster Dekokte** unter Beachtung der allgemeinen Therapierichtlinien erfolgen (s. Kap. 19.3.1, S. 205 f.).
- Geeignet ist der Einsatz von Dekokten v. a. im **Anschluss an die Standardtherapie**, um die Patientin zu stärken und die eventuellen Nebenwirkungen der Chemo- und Strahlentherapie zu behandeln. Die Rezeptur muss dabei an den individuellen Krankheitsverlauf angepasst und kann durch individuelle Ernährungsempfehlungen unterstützt werden.

Literatur

Aksoy M, Basu TK, Brient J et al. Thiamin status of patients treated with drug combinations containing 5-fluorouracil. Eur J Cancer 1980; 16: 1041 – 1045

Block KI, Koch AC, Mead MN et al. Impact of antioxidant supplementation on chemotherapeutic efficacy: a systematic review of the evidence from randomized controlled trials. Cancer Treat Rev 2007; 33: 407 – 418

Cvitkovic E. Cumulative toxicities from cisplatin therapy and current cytoprotective measures. Cancer Treat Rev 1998; 24: 265 – 268

Gröber U. Arzneimittel und Mikronährstoffe. Medikationsorientierte Supplementierung. Stuttgart: Wissenschaftliche Verlagsgesellschaft; 2007

Kondo K, Fujiwara M, Murase M et al. Severe acute metabolic acidosis and Wernicke's encephalopathy following chemotherapy with 5-fluorouracil and cisplatin: case report and review of the literature. Jpn J Clin Oncol 1996; 26: 234 – 236

Roth RD, Ajani JA. Docetaxel-based chemotherapy in the treatment of gastric cancer. Ann Oncol 2003;14 (Suppl. 2): 41 – 44 [review]

23 Fall 3 Primärtherapie des inoperablen, nichtkleinzelligen Bronchialkarzinoms

Diagnose und bisheriger Krankheitsverlauf

Ein 66-jähriger Patient klagt über zunehmenden Husten, schon seit mehreren Wochen, thorakale Schmerzen, gelegentliche Heiserkeit und Gewichtsabnahme von 4 kg in den letzten 6 Wochen. Bei einer Körpergröße von 1,70 m und 80 kg Gewicht ist er mit einem BMI von 27,7 kg/m^2 noch übergewichtig. Der Appetit ist aber schlecht. Der Patient isst nur noch 75 % der normalen Portionen. Eine durch den Hausarzt veranlasste Röntgen-Thorax-Aufnahme führt zur Verdachtsdiagnose eines fortgeschrittenen zentralen Bronchialkarzinoms. Durch Bronchoskopie mit Biopsie wird die Diagnose eines Plattenepithelkarzinoms der Lunge bestätigt. Eine Thorax-CT-Untersuchung zeigt eine bilaterale fortgeschrittene Ausdehnung und damit eine Inoperabilität.

Anamnese, Krankengeschichte, Lebensstil

Die Familienanamnese ist in Bezug auf Lungenkrebs unauffällig. Der Patient hat seit seinem 18. Lebensjahr etwa 20 – 30 Zigaretten/d geraucht. Sein beruflicher Einsatz im Bereich der Kfz-Wartung und -Reparatur machen eine zusätzliche Belastung mit kanzerogenen Stoffen wie Asbest und polyzyklischen aromatischen Wasserstoffen möglich. In der Ernährung spielte Obst und Gemüse keine große Rolle. Der Patient ist alleinstehend und hat meist in der Werkskantine gegessen.

Aktuelle Problematik, klinische Symptomatik

Die klinische Beschwerdesymptomatik umfasst Husten und Heiserkeit, gelegentliche thorakale Schmerzen und ungewollten Gewichtsverlust.

Therapiekonzept

Bei primär fortgeschrittener Erkrankung ist eine Operabilität nicht mehr gegeben. Das angebotene Therapiekonzept beinhaltet eine kombinierte Chemotherapie mit Cisplatin und Vinorelbin (**Tab. 23.1**). Es sind zunächst 3 Zyklen geplant. Danach wird das Therapieansprechen durch bildgebende Verfahren überprüft und die weitere Strategie geplant. Das Therapieziel ist leider nur noch palliativ.

Tab. 23.1	Cisplatin und Vinorelbin (Le Chevalier et al. 1994).		
Cisplatin	100 mg/m²	1-h-Infusion, i. v.	Tag 1
Vinorelbin	25 mg/m²	10-min-Infusion, i. v.	Tag 1, 8
Behandlungsintervall	Wiederholung Tag 22		

Toxizitätsprofil

Die Therapie mit **Cisplatin** geht mit der schon in Fall 1 (S. 229) und 2 (S. 238) beschriebenen **Oto-, Nephro- und Neurotoxizität** einher.

Vinorelbin ist ein Vinca-Alkaloid der neueren Generation. Es zeichnet sich in der Regel durch eine gute subjektive Verträglichkeit aus. Selten treten neuropathische Nebenwirkungen (paralytischer Ileus, gelegentlich auch als Mononeuritis) auf. Die lokale **mikroangiopathische Phlebitis** (Entzündung eines venösen Gefäßes) bei Applikation in eine periphere Vene kann mit einer Inzidenz von etwa 15% auftreten. Sie wird mit einem Score-System mit den Schweregraden 1 – 4 klassifiziert (nach Gralla).

Konventionelle supportive Therapie

- ausreichende antiemetische Prophylaxe und Therapie
- Dexamethason, 5-HT_3-Antagonisten
- ausreichende Hydratation vor und nach Cisplatinapplikation

Interaktionen mit Mikronährstoffen, Nebenwirkungsmanagement

Auch bei dem vorliegenden Protokoll kommt prinzipiell das gleiche Nebenwirkungsmanagement wie in Fall 1 (S. 229 ff.) und 2 (S. 238 ff.) zum Einsatz. Zusätzlich sind folgende Aspekte wichtig.

Vitamin D

Epidemiologische Studien zeigen, dass ein guter Vitamin-D-Status mit einer verminderten Häufigkeit und Mortalität für zahlreiche Krebserkrankungen wie Brust-, Darm-, Lungen, Ovarial-, Prostatakarzinom und Non-Hodgkin-Lymphom assoziiert ist (Gröber 2009).

Hinweis *Der Vitamin-D-Status (Calcidiolspiegel im Serum) sollte in jedem Fall kontrolliert und ggf. durch gezielte Supplementierung (z. B. 1000 – 3000 IE Vitamin D/d, p. o.) kompensiert werden.*

Cisplatin und L-Glutathion

Neurotoxizität. Erläuterungen s. Fall 1 (S. 229 f.).

Hinweis *Die intravenöse Applikation von L-Glutathion (z. B. 1,5 – 3 g L-Glutathion/m² in 100 – 200 ml 0,9 %iger NaCl-Lösung, i. v., 15 min vor der Chemotherapie) kann die cisplatininduzierte Neurotoxizität verringern, ohne die zytotoxische Aktivität des Cisplatins zu beeinträchtigen.*

Vinorelbin und Selen

Vinorelbininduzierte Phlebitis. Das Vinca-Alkaloid Vinorelbin weist eine hohe Gewebetoxizität auf. Eine charakteristische Nebenwirkung ist die lokale Phlebitis als Ausdruck einer mikroangiopathischen Entzündung. Als Kofaktor der Glutathionperoxidase greift Selen an verschiedenen Stellen regulierend in den Entzündungsstoffwechsel ein (z. B. Schutz von NF-κB vor oxidativer Aktivierung). Selen beugt dabei der Akkumulation gewebe- und gefäßtoxischer Sauerstoffspezies vor und verhindert dadurch die Aktivierung der Arachidonsäurekaskade mit konsekutiver Synthese von Entzündungsmediatoren (z. B. Leukotrienen, Zytokinen).

Hinweis *Die intravenöse Applikation von Natriumselenit (Kurzinfusion mit 1000 µg Selen als Natriumselenit in 200 ml 0,9 %iger NaCl-Lösung) unmittelbar vor der Vinorelbinapplikation stellt eine wirkungsvolle supportive Therapieoption zur Vermeidung der vinorelbinassoziierten Phlebitis dar (Holzhauer 2002).*

Komplementäre Therapiemaßnahmen

- **labordiagnostische Kontrolle** des Selen- und Vitamin-D-Status sowie des Elektrolythaushalts (z. B. Magnesium im Vollblut):
  - Optimierung des Selenspiegels im Vollblut: Zielwert 140 µg/l
  - Optimierung des Vitamin-D-Status (Calcidiol im Serum): Zielwert 80 – 160 nmol/l
- adäquate Basisversorgung mit **bilanzierten Mikronährstoffen** (v. a. Selen, Vitamin D)
- anorganisches **Natriumselenit** direkt vor Chemotherapie (1000 – 2000 µg, i. v.); Erhaltungsdosis: 300 – 500 µg/d an chemotherapiefreien Tagen – adaptiert an Selenspiegel und Glutathiongabe
- **L-Carnitin** 2 – 4 g vor Chemotherapie; Erhaltungsdosis: 2 – 3 g/d, p. o. (z. B. als Carnitintartrat)
- **L-Glutathion** 1,5 – 3 g/m², i. v., 15 min vor Chemotherapie

Weitere komplementärmedizinische Maßnahmen und Methoden

Klassische Naturheilverfahren

- **Atemtherapie**
- Prophylaxe/Therapie Neurotoxizität durch **physikalische Maßnahmen** wie „Eis-Lolli", Eisabreibungen und kalte (Schlauch-)Güsse
- Prophylaxe/Therapie Neurotoxizität durch **elektrotherapeutische Maßnahmen** (TENS, eventuell Wasser-TENS)

Ernährungstherapie

- Der Patient ist mit 80 kg bei einer Körpergröße von 1,70 m (BMI = 27,7 kg/m^2) **noch übergewichtig**. Allerdings leidet er unter Appetitlosigkeit und hat bereits 4 kg Gewicht verloren. Mithilfe der BIA-Messung kann überprüft werden, ob die Körperzell- bzw. Muskelmasse bereits reduziert ist.
- Da die orale Nahrungsaufnahme nur 75 % beträgt, sollte zunächst eine Ernährungsberatung zur **Umstellung auf modifizierte Mischkost** (kalorienreich, häufige kleine Mahlzeiten) und Auswahl einer geeigneten Trinknahrung (proteinreich, hochkalorisch) erfolgen.
- Eine **regelmäßige Erfolgskontrolle** (Gewichtsbestimmung, BIA-Messung, Abfrage der Nahrungsaufnahme/Menge der Trinknahrung) ist erforderlich.
- Sollte die orale Nahrungsaufnahme noch schlechter werden (< 50 %) und die Trinknahrung nicht ausreichen (progredienter Gewichtsverlust), sollte kurzfristig auch eine **teilparenterale Ernährung** erwogen werden.

Enzyme

- Therapiebegleitend kann die Supplementierung einer Kombination von proteolytischen Enzymen erfolgen (z. B. Papain 90 mg, Trypsin 48 mg, Chymotrypsin 40 mg und Selen 8 µg/Tabl.: 3 × 2 Tabl. täglich **oder** Bromelain 100 mg, Papain 100 mg und lektinreicher Linsenextrakt 5 mg/Tabl.: 2 × 2 Tabl. täglich).
- Enzymkombinationen ohne Bromelain sollten durch ein Bromelainpräparat im Dosierungsbereich von 200 – 400 mg Bromelain/d ergänzt werden (Präparate: **Tab. 10.1**, S. 103).
- Enzympräparate sollten mindestens 30 – 45 min vor bzw. 1,5 h nach dem Essen eingenommen werden.

Hyperthermie

- über die gesamte Therapiezeit jeden 2. (3.) Tag **lokoregionale Hyperthermie**

- am Tag 2 und 9 **moderate Ganzkörperhyperthermie** (1 ×/Woche; wenn apparative Ausstattung vorhanden)

Immundiagnostik

- NK-Funktionstest
- ITT (T-Zellfunktion)
- immunitätsmodulierende Faktoren: Glutathion, TGF-β
- Entzündungsmarker: CRPs, IL-8, sIL2r

Mikrobiologische Therapie

- **Mukosaschutz/komplementäre Therapie bei Mukositis:**
  - regelmäßige Einnahme hochkonzentrierter, stoffwechselaktiver Milchsäurebildner in Verbindung mit Colipeptiden zur Stabilisierung des mikroökologischen Darmmilieus, Immunmodulation und zum Mukosaschutz (Vorgehen s. Begleittherapie: **Tab. 13.3**, S. 138)
  - regelmäßige Ballaststoffaufnahme
  - ggf. begleitende Substitution von Glutamin, Zink und Dexpanthenol bei erhöhter Schleimhautpermeabilität (erhöhtes α-1-Antitrypsin im Stuhl)
  - bevorzugter Verzehr milchsauer vergorener Nahrungsmittel oder Getränke
  - allgemeine Ernährungsumstellung
- **Diagnostik**:
  - Florastatus
  - α-1-Antitrypsin im Stuhl
  - Calprotectin im Stuhl
  - sIgA im Stuhl

Misteltherapie

- nach Abschluss der tumorreduktiven Maßnahmen
- **Dosierung:** z. B. 2 ×/Woche 1 Amp. lektinnormierter Mistelextrakt, s. c. an der Bauchdecke
- **Ziel:** Immunstimulation und Verbesserung der Lebensqualität

Xenogene Peptide

- Begleitend zur Chemotherapie empfiehlt sich die Anwendung von **Leber-Milz-Peptiden** (Antiemese).
- Die **Dosierung** kann an die tatsächliche Verträglichkeit der Behandlung angepasst werden:

- z. B. zunächst 2×/Woche 1–2 Amp. à 2 ml, s. c. (Präparate: **Tab. 15.2**, S. 160)
- falls notwendig: Steigerung auf tägliche Applikation
- falls weiter notwendig: zusätzlich an den Tagen mit Chemotherapie 10 ml i. v., spätestens 1 h vor der Zytostatikagabe

- Da bereits eine starke Gewichtsabnahme erfolgt und somit eine Mangelernährung nicht auszuschließen ist, werden die Leber-Milz-Peptide auch unter dem Aspekt der **Roborierung** gegeben, und man kann sehr schnell zur hoch dosierten Applikation (i. v.) übergehen.
- Bei solchen palliativen Fällen können xenogene Peptide und Mistelextrakte parallel, aber an unterschiedlichen Tagen gegeben werden.

Psychoonkologie

Grundsätzlich gelten die allgemeinen Richtlinien psychoonkologischer Therapien (s. Kap. 16.3.1, S. 172). Konkret sind in diesem Fall folgende Maßnahmen angezeigt:

- Das individuelle **psychosoziale Belastungsprofil** erstellen.
- Klären, inwieweit Anzeichen für eine **depressive vs. verleugnende (dissimulierende) Form** der Krankheitsverarbeitung erkennbar sind.
- Je nach Stand der Verarbeitung der fortgeschrittenen Erkrankung Hilfestellungen für die Auseinandersetzung mit der **Angst vor Tod und Sterben** geben.
- Klären, inwieweit Bezugspersonen aus dem **sozialen Umfeld** des Patienten stützend wirksam werden können oder aber selbst belastet sind.
- Bei Bedarf und vorliegender Motivation begleitende psychoonkologische **Einzelbehandlung** oder **niedrigschwellige Beratung**, ggf. auch über einen längeren Zeitraum, durchführen.

Sport und Bewegungstherapie

Grundsätzlich gelten die allgemeinen Richtlinien bewegungstherapeutischer Maßnahmen (s. Kap. 18.2.1, S. 194 f.). Für diesen Fall sind folgende Maßnahmen angezeigt:

- Erheben eines **physischen Belastungsprofils** des Patienten und Abklären der sportlichen Vorerfahrung
- in Abhängigkeit von der kardiopulmonalen Belastbarkeit, der Dyspnoe und Therapieverträglichkeit (s. **Tab. 18.2**, S. 193):
  - Atemgymnastik
  - Thoraxgymnastik im Sitzen, Stehen oder Liegen
  - ggf. Wassergymnastik
  - Haltungsschulung
  - sanfte Bewegungsformen, z. B. eine leichte Ganzkörpergymnastik, Qigong, Tai-Chi oder Tanztherapie

- bei sportlicher Vorerfahrung und guter Therapieverträglichkeit ggf. leichtes Ausdauertraining als extensives Intervalltraining bei geringer Belastungsintensität bzw. Geschwindigkeit, z. B. als Gehtraining oder Fahrradergometertraining

Traditionelle Chinesische Medizin

- Ursächlich ist hier eine **Stauung des Qi**, im weiteren Verlauf dominiert häufig ein **Yin-Mangel des Funktionskreises der Lunge**. Die sich entwickelnden Symptome sind Husten, oft mit zähem Schleim und teilweise Blut, sowie Atemnot und Schmerzen. Therapiebedingt sind im Verlauf Störungen des Magen-Darm-Trakts zu erwarten.
- Eine Behandlung der vorliegenden Störungen kann mithilfe von **Dekokten** unter Beachtung der allgemeinen Therapierichtlinien erfolgen (s. Kap. 19.3.1, S. 205 f.), die an die geschilderte Symptomatik angepasst werden.
- Der Effekt einer zytotoxischen Standardtherapie ist nach wenigen Zyklen zu beurteilen, sodass entschieden werden kann, ob eine zusätzliche Behandlung notwendig ist oder eine erfolgreiche Therapie möglicherweise behindert.
- Insbesondere im Hinblick auf die pulmonale Symptomatik sind Qigong-Übungen Erfolg versprechend. Der Patient kann die Wirksamkeit nach wenigen Wochen selbst beurteilen.

Literatur

Gröber U. Mit Vitamin D_3 chronischen Erkrankungen vorbeugen. Dtsch Apoth Ztg 2009; 25: 62 – 69

Holzhauer P. Kann durch die prophylaktische Gabe von Natriumselenit die Inzidenz und der Schweregrad der durch Vinorelbin induzierten lokalen Phlebitis beeinflusst werden? Dtsch Z Onkol 2002; 34: 14 – 16

Le Chevalier T, Pujol JL, Douillard JY et al. A three-arm trial of vinorelbine (Navelbine) plus cisplatin, vindesine plus cisplatin, and single-agent vinorelbine in the treatment of non-small cell lung cancer: an expanded analysis. Semin Oncol 1994; 21 (Suppl. 10): 28 – 33 [discussion 33 – 34]

24 Fall 4 Primärtherapie des fortgeschrittenen, nichtkleinzelligen Bronchialkarzinoms

Diagnose und bisheriger Krankheitsverlauf

Eine 56-jährige Patientin bemerkt seit einigen Wochen morgendlichen blutigen Auswurf und Husten. Sie klagt über Appetitlosigkeit und ständige Müdigkeit. Der konsultierte Hausarzt veranlasst eine Thorax-CT-Untersuchung. Diese ergibt den dringenden Verdacht auf ein fortgeschrittenes Bronchialkarzinom. Diese Diagnose wird durch eine nachfolgende Biopsie im Rahmen einer Bronchoskopie bestätigt. Die histologische Untersuchung ergibt ein Adenokarzinom der Lunge (NSCLC). Die Stadieneinteilung wird mit T 3, N 3, M 0, Stadium III b festgelegt.

Anamnese, Krankengeschichte, Lebensstil

Die Patientin war früher nie ernsthaft krank gewesen. Auch die Familienanamnese ist in Bezug auf Lungenkrebs unauffällig. Die Patientin hat sich nach eigenen Angaben normal ernährt und als Hausfrau für die eigene Familie eine gesunde Mischkost bereitet. Es liegt eine negative Anamnese für Nikotin und Alkohol vor. Trotz der beschriebenen Appetitlosigkeit ist es noch nicht zu einem deutlichen Gewichtsverlust gekommen. Das Körpergewicht zum Zeitpunkt der Diagnose beträgt 60 kg bei einer Körpergröße von 1,68 m. Daraus ergibt sich ein normaler BMI von 21,6 kg/m^2 ohne klinische Zeichen einer Mangelernährung. Eine BIA-Messung wird ergänzend noch durchgeführt.

Aktuelle Problematik, klinische Symptomatik

Die Patientin ist noch in einem guten Allgemein- und Ernährungszustand. Die subjektive Beschwerdesymptomatik beschränkt sich auf Husten mit gelegentlich blutigem Auswurf sowie Müdigkeit.

Therapiekonzept

Das vorliegende Stadium III b beschreibt eine schon fortgeschrittene Lungenkrebserkrankung mit Befall der Pleura und kontralateralem Lymphknotenbefall. Diese Situation ist inoperabel. Das Therapiekonzept ist palliativ ausgerich-

Tab. 24.1 **Paclitaxel, Carboplatin und Bevacizumab (Laskin u. Sandler 2005).**

Paclitaxel	200 mg/m²	3-h-Infusion	Tag 1
Carboplatin	AUC 6	1-h-Infusion	Tag 1
Bevacizumab	15 mg/kg KG	Infusion	Tag 1
Behandlungsintervall	Wiederholung Tag 22		

tet, eine Heilung ist in diesem Stadium nicht möglich. Die Patientin ist sehr kooperativ und drängt auf ein modernes Behandlungskonzept und ist auch bereit, mögliche Nebenwirkungen einer intensiven Chemotherapie zu akzeptieren. Bei noch gutem Allgemeinzustand, Nikotinabstinenz und hohem Motivationsgrad ist eine moderne kombinierte Chemotherapie mit Paclitaxel, Carboplatin und dem antiangiogenetisch wirksamen anti-VEGF-Antikörper Bevacizumab geplant (**Tab. 24.1**). Basis dafür ist die Zulassung dieser Chemotherapie-Antikörper-Kombination für die First-Line-Therapie des NSCLC. Eine signifikante Verbesserung der Überlebenszeit durch die Hinzunahme des Antikörpers Bevacizumab konnte von O'Brien et al. (2008) gezeigt werden.

Toxizitätsprofil

Die Behandlung mit **Carboplatin** ist im Allgemeinen subjektiv verträglicher als die Therapie mit Cisplatin. Auch bei Carboplatin stehen die **Oto-, Nephro- und Hämato- sowie die Neurotoxizität** im Vordergrund, die jedoch etwas weniger ausgeprägt sind als bei Cisplatin. Die Hämatotoxizität betrifft meist die Reihe der Thrombozyten. Bei der Kombination mit einem Taxan – in diesem Fall mit **Paclitaxel** – kann die **Neurotoxizität**, die sich sowohl als periphere sensorische wie auch potenziell als motorische Neuropathie manifestiert, das führende Leitsymptom darstellen.

Beim Einsatz des monoklonalen Antikörpers **Bevacizumab** sind das Auftreten von **arterieller Hypertonie** und **Blutungen** wie gastrointestinale Blutungen, Epistaxis und in seltenen Fällen (Plattenepithelkarzinom-NSCLC) auch tödliche Hämoptysen beschrieben. Das Risikopotenzial dieser möglichen Nebenwirkungen ist bei der in diesem Fall grundsätzlich vorliegenden palliativen Therapiestrategie sorgfältig gegen den therapeutischen Nutzen abzuwägen.

Konventionelle Therapiemaßnahmen

- ausreichende antiemetische Prophylaxe und Therapie
- Dexamethason und 5-HT_3-Antagonisten
- Prämedikation vor Paclitaxel:

- Dexamethason 20 mg, p. o., 12 und 6 h vor Paclitaxel
- H_2-Antagonist, z. B. Cimetidin oder Ranitidin 50 mg, i. v., 60 min vor Paclitaxel
- H_1-Antagonist, z. B. Clemastin 2 mg, i. v., 30 – 60 min vor Paclitaxel

Interaktionen mit Mikronährstoffen, Nebenwirkungsmanagment

Antioxidanzien

In einer randomisierten Studie an Patienten mit fortgeschrittenem NSCLC war die Response-Rate der Tumoren auf die Therapie in der Gruppe, die zusätzlich zur Chemotherapie (Cisplatin und Paclitaxel) eine Kombination definierter Antioxidanzien erhielten, besser als in der Gruppe, die nur mit Chemotherapie behandelt wurde (Pathak 2002, Gröber 2009; s. Kap. 5, S. 53 f.).

Vitamin D

Der Vitamin-D-Status ist nach einigen Untersuchungen mit einer besseren Überlebensrate von Patienten im frühen Stadium des NSCLC assoziiert (Zhou et al. 2007).

Hinweis *Der Vitamin-D-Status (Calcidiolspiegel im Serum) sollte in jedem Fall kontrolliert und ggf. durch gezielte Supplementierung (z. B. 1000 – 3000 IE Vitamin D/d, p. o.) kompensiert werden.*

Paclitaxel und L-Carnitin

Neurotoxizität. Unter einer Chemotherapie mit Paclitaxel treten häufig periphere Neuropathien mit Parästhesien (z. B. Kribbeln, Brennen, nadelstichähnliche Symptome) an den Händen und Fingern auf. Die intravenöse Applikation von (Acetyl-)L-Carnitin kann die Häufigkeit einer paclitaxelassoziierten Neuropathie verringern (s. Kap. 5.3.1, S. 56 f.).

Hinweis *Die Supplementierung von (Acetyl-)L-Carnitin (z. B. 2 g L-Carnitin in 200 ml 0,9 %iger NaCl-Lösung, i. v.) vor einer Chemotherapie mit Paclitaxel kann das Ausmaß einer chemotherapieinduzierten peripheren Neuropathie signifikant reduzieren. Beim Auftreten einer chemotherapieinduzierten peripheren Neuropathie sollte außerdem der Vitamin-B_{12}-Status kontrolliert und ggf. kompensiert werden. Weiterhin ist die Supplementierung von neurotropen B-Vitaminen (z. B. 600 mg Benfotiamin/d, p. o., und 200 mg Vitamin B_6/d, p. o.) und α-Liponsäure (z. B. 600 – 1200 mg/d, p. o.) sinnvoll.*

Komplementäre Therapiemaßnahmen

- **labordiagnostische Kontrolle** des Selen- und Vitamin-D-Status sowie des Vitamin-B_1- und Vitamin-B_{12}-Status:
  - Optimierung des Selenspiegels im Vollblut: Zielwert 140 µg/l
  - Optimierung des Vitamin-D-Status (Calcidiol im Serum): Zielwert 80 – 160 nmol/l
- adäquate Basisversorgung mit **bilanzierten Mikronährstoffen** (v. a. Antioxidanzien, Vitamin D)
- anorganisches **Natriumselenit** direkt vor Chemotherapie (1000 µg in 100 ml 0,9 %iger NaCl-Lösung, i. v.); Erhaltungsdosis: 300 – 500 µg/d an chemotherapiefreien Tagen – adaptiert an Selenspiegel
- **L-Carnitin** 2 – 4 g vor Chemotherapie, i. v.; Erhaltungsdosis: 2 – 3 g/d, p. o. (z. B. als Carnitintartrat)
- **Benfotiamin** 300 – 600 mg, p. o.
- **α-Liponsäure** 600 – 1200 mg, i. v./p. o.

Weitere komplementärmedizinische Maßnahmen und Methoden

Klassische Naturheilverfahren

- **Entspannungsübungen** (PME)
- Prophylaxe/Therapie Neurotoxizität durch **physikalische Maßnahmen** wie „Eis-Lolli", Eisabreibungen und kalte (Schlauch-)Güsse
- Prophylaxe/Therapie Neurotoxizität durch **elektrotherapeutische Maßnahmen** (TENS, eventuell Wasser-TENS)

Ernährungstherapie

- Die Patientin ist mit einem BMI von 21,6 kg/m^2 **normalgewichtig.** Trotz der Appetitlosigkeit liegt noch kein Gewichtsverlust vor. Mithilfe der BIA-Messung kann überprüft werden, ob es bereits zu einer Verschiebung innerhalb der Körperkompartimente gekommen ist (Abnahme der Körperzellmasse, Zunahme der Extrazellulärmasse bei gleichbleibendem Körpergewicht):
- Liegt die Körperzellmasse im **Normalbereich**, ist eine Ernährungstherapie nicht notwendig.
- Hat bereits eine Verschiebung stattgefunden und ist der Appetit weiterhin schlecht, sollte eine Ernährungsberatung zur **Umstellung auf modifizierte Mischkost** (fettreich, kalorienreich, häufige kleine Mahlzeiten) und zur Auswahl einer geeigneten Trinknahrung (proteinreich, hochkalorisch) durchgeführt werden.

- Eine **regelmäßige Erfolgskontrolle** (Gewichtsbestimmung, BIA-Messung, Abfrage der Nahrungsaufnahme/Menge der Trinknahrung) ist auch ohne Ernährungstherapie notwendig.

Enzyme

Cave *Patienten, die mit Bevacizumab (Halbwertzeit: ca. 20 Tage) behandelt werden, haben ein erhöhtes Risiko für Blutungen, insbesondere tumorassoziierte Blutungen. Daher sollte die Supplementierung von proteolytischen Enzyme nicht mit Bevacizumab kombiniert werden.*

- Nach Abschluss der Chemotherapie kann eine Enzymtherapie empfohlen werden: Supplementierung einer Kombination von proteolytischen Enzymen (z. B. Papain 90 mg, Trypsin 48 mg, Chymotrypsin 40 mg und Selen 8 µg/Tabl.: 3 × 2 Tabl. täglich **oder** Bromelain 100 mg, Papain 100 mg und lektinreicher Linsenextrakt 5 mg/Tabl.: 2 × 2 Tabl. täglich).
- Enzymkombinationen ohne Bromelain sollten durch ein Bromelainpräparat im Dosierungsbereich von 200 – 400 mg Bromelain/d ergänzt werden (Präparate: **Tab. 10.1**, S. 103).
- Enzympräparate sollten mindestens 30 – 45 min vor bzw. 1,5 h nach dem Essen eingenommen werden.

Hyperthermie

- In der Regel wird die Hyperthermie bei inoperablem Brochialkarzinom in Kombination mit der Strahlen- und Chemotherapie durchgeführt.
- über die gesamte Strahlentherapiezeit jeden 2. Tag **lokoregionale Hyperthermie**
- am Tag 2 **moderate Ganzkörperhyperthermie** (wenn apparative Ausstattung vorhanden)

Immundiagnostik

- NK-Funktionstest
- ITT (T-Zellfunktion)
- Nachweis disseminierter Tumorzellen (MAGE)
- immunitätsmodulierende Faktoren: Glutathion, TGF-β
- Entzündungsmarker: CRPs, sIL2r, TNF-α

Mikrobiologische Therapie

- **Mukosaschutz/komplementäre Therapie bei Mukositis:**
  - regelmäßige Einnahme hochkonzentrierter, stoffwechselaktiver Milchsäurebildner in Verbindung mit Colipeptiden zur Stabilisierung des mi-

kroökologischen Darmmilieus, Immunmodulation und zum Mukosaschutz (Vorgehen s. Begleittherapie: **Tab. 13.3**, S. 138)
- regelmäßige Ballaststoffaufnahme
- ggf. begleitende Substitution von Glutamin, Zink und Dexpanthenol bei erhöhter Schleimhautpermeabilität (erhöhtes α-1-Antitrypsin im Stuhl)
- bevorzugter Verzehr milchsauer vergorener Nahrungsmittel oder Getränke
- allgemeine Ernährungsumstellung

- **Diagnostik**:
  - Florastatus
  - α-1-Antitrypsin im Stuhl
  - Calprotectin im Stuhl
  - sIgA im Stuhl

Misteltherapie

- nach Abschluss der Primärtherapie
- **Dosierung:** z. B. 2 ×/Woche 1 Amp. lektinnormierter Mistelextrakt, s. c. an der Bauchdecke
- **Ziel:** Immunstimulation und Verbesserung der Lebensqualität

Xenogene Peptide

- Begleitend zur Chemotherapie empfiehlt sich die Anwendung von **Leber-Milz-Peptiden** (Antiemese).
- Die **Dosierung** kann an die tatsächliche Verträglichkeit der Behandlung angepasst werden:
  - z. B. zunächst 2 ×/Woche 1 – 2 Amp. à 2 ml, s. c. (Präparate: **Tab. 15.2**, S. 160)
  - falls notwendig: Steigerung auf tägliche Applikation
  - falls weiter notwendig: zusätzlich an den Tagen mit Chemotherapie 10 ml i. v., spätestens 1 h vor der Zytostatikagabe
- Da die anhaltende Appetitlosigkeit zu einer Mangelernährung führen kann, werden die Leber-Milz-Peptide auch unter dem Aspekt der **Roborierung** gegeben, und man kann sehr schnell zur hoch dosierten Applikation (i. v.) übergehen.
- Bei solchen palliativen Fällen können xenogene Peptide und Mistelextrakte parallel, aber an unterschiedlichen Tagen gegeben werden.

Psychoonkologie

Grundsätzlich gelten die allgemeinen Richtlinien psychoonkologischer Therapien (s. Kap. 16.3.1, S. 172). Konkret sind in diesem Fall folgende Maßnahmen angezeigt:

- Das **individuelle Belastungsprofil** der Patientin erstellen.
- Abklären der vorherrschenden Form der **Krankheitsverarbeitung**; sofern vorhanden, ein Hadern mit der Diagnose aufgrund des Fehlens von einschlägigen Risikofaktoren bearbeiten.
- In Anbetracht der palliativen Situation auf Anzeichen **depressiver vs. verleugnender (dissimulierender) Formen** der Krankheitsverarbeitung achten.
- Klären, inwieweit die Patientin über ein **persönlich-soziales Umfeld** verfügt, das unterstützend wirksam werden kann oder aber selbst belastet ist.
- Bei Bedarf **stützende Einzelgespräche** anbieten bzw. durchführen, ggf. auch über einen längeren Zeitraum.
- In der Auseinandersetzung mit **Tod und Sterben** unterstützen.

Sport und Bewegungstherapie

Grundsätzlich gelten die allgemeinen Richtlinien bewegungstherapeutischer Maßnahmen (s. Kap. 18.2.1, S. 194 f.). Für diesen Fall sind folgende Maßnahmen angezeigt:

- Erheben eines **physischen Belastungsprofils** der Patientin und Abklären der sportlichen Vorerfahrung
- in Abhängigkeit von der kardiopulmonalen Belastbarkeit, der Dyspnoe und Therapieverträglichkeit (s. **Tab. 18.2**, S. 193):
  - Atemgymnastik
  - Thoraxgymnastik im Sitzen, Stehen oder Liegen
  - ggf. Wassergymnastik
  - Haltungsschulung
  - sanfte Bewegungsformen, z. B. eine leichte Ganzkörpergymnastik, Qigong, Tai-Chi oder Tanztherapie
  - bei sportlicher Vorerfahrung und guter Therapieverträglichkeit ggf. leichtes Ausdauertraining als extensives Intervalltraining bei geringer Belastungsintensität bzw. Geschwindigkeit, z. B. als Gehtraining oder Fahrradergometertraining

Traditionelle Chinesische Medizin

- Ursächlich ist hier eine **Stauung des Qi**, im weiteren Verlauf dominiert häufig ein **Yin-Mangel des Funktionskreises der Lunge**. Die sich entwickelnden Symptome sind Husten, oft mit zähem Schleim und teilweise Blut, sowie Atemnot und Schmerzen. Therapiebedingt sind im Verlauf Störungen des Magen-Darm-Trakts zu erwarten.
- Eine Behandlung der vorliegenden Störungen kann mithilfe von **Dekokten** unter Beachtung der allgemeinen Therapierichtlinien erfolgen (s. Kap. 19.3.1, S. 205 f.), die an die geschilderte Symptomatik angepasst werden.

- Der Effekt einer zytotoxischen Standardtherapie ist nach wenigen Zyklen zu beurteilen, sodass entschieden werden kann, ob eine zusätzliche Behandlung notwendig ist oder eine erfolgreiche Therapie möglicherweise behindert.
- Insbesondere im Hinblick auf die pulmonale Symptomatik sind Qigong-Übungen Erfolg versprechend. Die Patientin kann die Wirksamkeit nach wenigen Wochen selbst beurteilen.

Literatur

Gröber U. Antioxidants and other micronutrients in complementary oncology. Breast Care 2009; 4: 13 – 20

Laskin JJ, Sandler AB. First-line treatment for advanced non-small-cell lung cancer. Oncology (Williston Park) 2005; 19: 1671 – 1676 [discussion 1678 – 1680, review]

O'Brien ME, Socinski MA, Popovich AY et al. Randomized phase III trial comparing single-agent paclitaxel Poliglumex (CT-2103, PPX) with single-agent gemcitabine or vinorelbine for the treatment of PS 2 patients with chemotherapy-naïve advanced non-small cell lung cancer. J Thorac Oncol 2008; 3: 728 – 734

Pathak AK, Singh N, Khanna N et al. Potentiation of the effect of paclitaxel and carboplatin by antioxidant mixture on human lung cancer h520 cells. J Am Coll Nutr 2002; 21: 416 – 421

Zhou W, Heist RS, Liu G et al. Circulating 25-hydroxyvitamin D levels predict survival in early-stage non-small-cell lung cancer patients. J Clin Oncol 2007; 25: 479 – 485

25 Fall 5 Radiochemotherapie des lokal begrenzten Analkarzinoms

Diagnose und bisheriger Krankheitsverlauf

Eine 70-jährige Patientin bemerkt Blutauflagerungen beim Stuhlgang und klagt seit einiger Zeit über Schmerzen und gehäuften Juckreiz in der Analregion. Der von der Patientin konsultierte Hausarzt führt eine äußerliche Inspektion der Analregion sowie eine digitale Untersuchung durch. Er überweist die Patientin daraufhin zum Proktologen, der bei einer Endosonografie den hochgradigen Verdacht auf ein Analkarzinom stellt. Die histologische Untersuchung einer Biopsie ergibt ein Plattenepithelkarzinom des Analkanals. Durch die ergänzend durchgeführte CT von Abdomen und Becken konnte eine Lymphknotenmetastasierung ausgeschlossen werden. Das Tumorstadium wird als T 2/3, N 0, M 0, WHO II festgelegt.

Anamnese, Krankengeschichte, Lebensstil

In der Vorgeschichte der Patientin gibt es bis auf die Diagnose und kurative Behandlung eines Zervixkarzinoms vor 15 Jahren keine Auffälligkeiten. Sie hat als junge Frau bis zu ihrem 40. Lebensjahr etwa 20 Zigaretten/d geraucht. Die Ernährungsanamnese ist normal. Das Gewicht ist mit 62 kg bei einer Körpergröße von 1,68 m immer relativ konstant gewesen. Der BMI liegt mit 21,9 kg/m^2 im Normalbereich. Es liegt kein Hinweis für eine Mangelernährung vor.

Aktuelle Problematik, klinische Symptomatik

Der Allgemeinzustand der Patientin ist altersentsprechend relativ gut. Sie klagt nicht über Leistungsverlust und kann ihren Haushalt ohne fremde Hilfe alleine führen. Gelegentlich treten beim Stuhlgang krampfartige Schmerzen im Enddarm auf; auch kommt es immer wieder zu blutigen Stuhlauflagerungen.

Therapiekonzept

In früheren Jahren bestand die Therapie des lokalen, nicht metastasierten Analkarzinoms in der operativen Entfernung. Bei ganz frühen Tumoren wurde eine lokale Exzision ohne Nachbehandlung durchgeführt. Bei größeren Tumoren war die Rektumexstirpation mit bleibendem Kolostoma erforderlich. Durch die heute durchgeführte moderne Kombination aus Strahlentherapie und simultaner Chemotherapie kann ein solch belastender operativer Eingriff

Tab. 25.1 **5-FU und Mitomycin C (Erlanger Konzept; Grabenbauer et al. 1998).**

5-FU	750 mg/m²	1-h-Infusion, i. v.	Tag 1, 2, 3 4, 5 + 29, 30, 31, 32
Mitomycin C	10 mg/m²	Bolus, i. v.	Tag 1, 29
Bestrahlung	Woche 1 – 5: 45 – 50 Gy, 1,8 – 2 Gy/d, ggf. Variationen		

vermieden werden. Der Patientin wird in kurativer Zielsetzung eine funktionserhaltende, kombinierte Radiochemotherapie mit 5 Wochen kontinuierlicher Bestrahlung, eine Chemotherapie mit 5-FU in der 1. und 5. Woche sowie die Gabe von Mitomycin C als Bolus an den Tagen 1 und 29 angeboten (**Tab. 25.1**).

Toxizitätsprofil

Das Nebenwirkungsspektrum des hier eingesetzten Therapiekonzepts ergibt sich aus der jeweiligen Einzeltoxizität der eingesetzten Zytostatika und ihrer Kombination sowie einer Potenzierung durch die Strahlentherapie. In diesem Kontext stehen **Mukositis** mit konsekutiver Diarrhöe, Zystitis und Proktitis im Vordergrund.

Hinweis *In dieser Situation liegen gute Erfahrungen für den Einsatz von Natriumselenit in pharmakologischer Dosierung begleitend zur Strahlentherapie und vor Chemotherapie vor. Eine klassische konventionelle antiemetische tägliche Behandlung ist erforderlich. Bei ausgeprägten Beschwerden, verbunden mit einer unzureichenden Nahrungsaufnahme kann zur Prophylaxe einer Mangelernährung auch eine zusätzliche teilparenterale Ernährung notwendig werden.*

Konventionelle supportive Therapie

- ausreichende antiemetische Therapie
- bei Diarrhöe: Gabe von Loperamid und Codein

Interaktionen mit Mikronährstoffen, Nebenwirkungsmanagement

Selen und Strahlentherapie

Radiogene Mukositis. In einer aktuell abgeschlossenen, aber noch nicht publizierten radioonkologischen Studie konnte der supportive Effekt auf die Verminderung einer Mukositis mit Durchfall im Rahmen einer 6-wöchigen Radiotherapie im Bereich des Beckens bei gynäkologischen Tumoren statistisch signifikant dargestellt werden (Mücke et al. 2010).

Hinweis *Die hoch dosierte Supplementierung von Selen in Form des Natriumselenits vermindert die radiotherapieinduzierte Mukositis. Die Dosierung von Natriumselenit sollte ausreichend hoch sein (500 – 1000 µg/d) und immer an den engmaschig (14-tägig) zu bestimmenden Selenspiegel adaptiert werden.*

Vitamin C und Vitamin E

Radiogene Proktitis. Bei der Entwicklung einer radiogenen Proktitis spielen durch oxidativen Stress induzierte Entzündungsprozesse eine wesentliche Rolle. In einer Anwendungsbeobachtung wurde bei Patienten mit chronischer radiogener Proktitis unter der adjuvanten Supplementierung von Vitamin C (3 × 500 mg/d, p. o.) und Vitamin E (3 × 400 IE/d, p. o.) ein signifikant positiver Effekt auf den Symptomindex (z. B. Blutungen, Durchfall) beobachtet (Kennedy et al. 2001).

Komplementäre Therapiemaßnahmen

- **labordiagnostische Kontrolle** des Selen- und Vitamin-D-Status sowie des Vitamin- und Mineralstoffhaushalts (Vollblut):
  - Optimierung des Selenspiegels im Vollblut: Zielwert 140 µg/l
  - Optimierung des Vitamin-D-Status (Calcidiol im Serum): Zielwert 80 – 160 nmol/l
- adäquate Basisversorgung mit **bilanzierten Mikronährstoffen** (v. a. Vitamin C, Vitamin E, Selen, Vitamin D), ggf. auch parenteral
- hoch dosiertes **Natriumselenit** 500 – 1000 µg/d, 1 h vor Strahlentherapie – adaptiert an Selenspiegel (14-tägige Kontrolle)
- tägliche Infusion mit **Escherichia-coli-Wandextrakten** (z. B. 3 – 5 Amp. Colibiogen in 500 ml 0,9 %iger NaCl-Lösung)
- Überwachung der Ernährungszustands durch BIA-Messung, ggf. begleitende **(teil)parenterale Ernährung**

Weitere komplementärmedizinische Maßnahmen und Methoden

Klassische Naturheilverfahren

- **Entspannungsübungen** (PME)
- **physikalische Therapie** zur allgemeinen Unterstützung des Immunssystems (Wechselgüsse an Armen und Beinen)

Ernährungstherapie

- Die Patientin ist mit einem BMI von 21,9 kg/m^2 **normalgewichtig** und leidet weder unter Appetitlosigkeit noch unter Gewichtsverlust. Eine Ernährungstherapie ist deshalb nicht notwendig. Mithilfe der BIA-Messung kann überprüft werden, ob Körperzellmasse, Körperfett und Extrazellulärmasse ebenfalls innerhalb der Normalbereiche liegen.

- Während der Tumortherapie sollte eine **regelmäßige Überprüfung des Ernährungszustands** erfolgen (Gewichtsbestimmung, BIA-Messung, Abfrage der Nahrungsaufnahme).
- Bei ausgeprägten Beschwerden, verbunden mit einer unzureichenden Nahrungsaufnahme kann kurzzeitig eine **zusätzliche teilparenterale Ernährung** erwogen werden.

Enzyme

- Therapiebegleitend kann die Supplementierung einer Kombination von proteolytischen Enzymen erfolgen (z. B. Papain 90 mg, Trypsin 48 mg, Chymotrypsin 40 mg und Selen 8 µg/Tabl.: 3 × 2 Tabl. täglich **oder** Bromelain 100 mg, Papain 100 mg und lektinreicher Linsenextrakt 5 mg/Tabl.: 2 × 2 Tabl. täglich).
- Enzymkombinationen ohne Bromelain sollten durch ein Bromelainpräparat im Dosierungsbereich von 200 – 400 mg Bromelain/d ergänzt werden (Präparate: **Tab. 10.1**, S. 103).
- Enzympräparate sollten mindestens 30 – 45 min vor bzw. 1,5 h nach dem Essen eingenommen werden.

Hyperthermie

- Bereits die ersten randomisierten multizentrischen Studien zur Hyperthermie beschäftigten sich mit Rektalkarzinomen und zeigten eine längere Überlebenszeit sowie bessere lokale Tumorkontrolle.
- über die gesamte Strahlentherapiezeit jeden 2. Tag **lokoregionale Hyperthermie**

Immundiagnostik

- NK-Funktionstest
- zellulärer Immunstatus
- immunitätsmodulierende Faktor: Glutathion
- Entzündungsmarker: CRPs, IL-8

Mikrobiologische Therapie

- **Mukosaschutz/komplementäre Therapie bei Mukositis:**
  - regelmäßige Einnahme hochkonzentrierter, stoffwechselaktiver Milchsäurebildner in Verbindung mit Colipeptiden zur Stabilisierung des mikroökologischen Darmmilieus, Immunmodulation und zum Mukosaschutz (Vorgehen s. Begleittherapie: **Tab. 13.3**, S. 138)

- regelmäßige Ballaststoffaufnahme
- ggf. begleitende Substitution von Glutamin, Zink und Dexpanthenol bei erhöhter Schleimhautpermeabilität (erhöhtes α-1-Antitrypsin im Stuhl)
- bevorzugter Verzehr milchsauer vergorener Nahrungsmittel oder Getränke
- allgemeine Ernährungsumstellung
- **Diagnostik**:
  - Florastatus
  - α-1-Antitrypsin im Stuhl
  - Calprotectin im Stuhl
  - sIgA im Stuhl

Misteltherapie

- nach Abschluss der Radio-/Chemotherapie
- **Dosierung:** z. B. 2 ×/Woche 1 Amp. lektinnormierter Mistelextrakt, s. c. an der Bauchdecke
- **Ziel:** Immunstimulation und Verbesserung der Lebensqualität

Xenogene Peptide

- Begleitend zur Chemotherapie empfiehlt sich die Anwendung von **Leber-Milz-Peptiden** (Antiemese).
- Die **Dosierung** kann an die tatsächliche Verträglichkeit der Behandlung angepasst werden:
  - z. B. zunächst 2 ×/Woche 1 – 2 Amp. à 2 ml, s. c. (Präparate: **Tab. 15.2**, S. 160)
  - falls notwendig: Steigerung auf tägliche Applikation
  - falls weiter notwendig: zusätzlich an den Tagen mit Chemotherapie 10 ml i. v., spätestens 1 h vor der Zytostatikagabe

Psychoonkologie

Grundsätzlich gelten die allgemeinen Richtlinien psychoonkologischer Therapien (s. Kap. 16.3.1, S. 172). Konkret sind in diesem Fall folgende Maßnahmen angezeigt:

- Das **individuelle Belastungsprofil** der Patientin erstellen.
- Primär **niedrigschwellige Beratungs- und Unterstützungsangebote** zur psychischen Entlastung anbieten.
- Abklären der Verfügbarkeit eines unterstützenden **sozialen Umfelds**, um ggf. mögliche zusätzliche Ressourcen bereitzustellen.
- **Selbsthilfegruppen** als mögliche zusätzliche Hilfestellung anbieten.

Sport und Bewegungstherapie

Grundsätzlich gelten die allgemeinen Richtlinien bewegungstherapeutischer Maßnahmen (s. Kap. 18.2.1, S. 194 f.). Für diesen Fall sind folgende Maßnahmen angezeigt:

- Erheben eines **physischen Belastungsprofils** der Patientin und Abklären der sportlichen Vorerfahrung
- in Abhängigkeit von der Belastbarkeit, Vorerfahrung und Therapieverträglichkeit:
  - Hockergymnastik mit Übergang zur Ganzkörpergymnastik
  - Haltungsschulung und Aufbau eines Muskelkorsetts
  - bei guter Therapieverträglichkeit leichtes Ausdauertraining als extensives Intervalltraining bei geringer Belastungsintensität bzw. Geschwindigkeit, z. B. als Gehtraining
- Vorschlag zur Teilnahme an einer **Krebsnachsorge-Sportgruppe** nach der Therapie

Traditionelle Chinesische Medizin

- Durch die standardtherapeutischen Verfahren ist mit hoher Wahrscheinlichkeit eine Heilung zu erwarten, eine TCM-Behandlung ist daher unter diesem Aspekt nicht notwendig, kann aber im Anschluss gegen therapiebedingte Schäden sinnvoll sein.
- Bei **Beschwerden im Analbereich** nach Abschluss der Radiochemotherapie können diese durch ein äußerlich anzuwendendes **Dekokt** aus folgenden Bestandteilen gebessert werden:
  - Fructus Cnidii
  - Radix Sophore Flavescentis
  - Herba Menthae
  - Radix et Rhizoma Rhei

Literatur

Grabenbauer GG, Matzel KE, Schneider IH et al. Sphincter preservation with chemoradiation in anal canal carcinoma: abdominoperineal resection in selected cases? Dis Colon Rectum 1998; 41: 441 – 450

Kennedy M, Bruninga K, Mutlu EA et al. Successful and sustained treatment of chronic radiation proctitis with antioxidant vitamins E and C. Am J Gastroenterol 2001; 96: 1080 – 1084

Mücke R, Schomburg L, Glatzel M et al. Multicenter, phase III trial comparing selenium supplementation with observation in gynecologic radiation oncology. Int J Radiat Oncol Biol Phy 2010; 76. Onlinevorabveröffentlichung am 03. 02. 2010

26 Fall 6 Primärtherapie des metastasierten kolorektalen Karzinoms

Diagnose und bisheriger Krankheitsverlauf

Ein 64-jähriger Patient bemerkt einen seit Wochen anhaltenden Leistungsabfall, klagt über Appetitlosigkeit und gelegentliche Bauchschmerzen, die keiner Ursache zuzuordnen sind. Der Hausarzt veranlasst einen Test auf Blut im Stuhl (Guajak-Test), der positiv ausfällt. Diagnostisch schließt sich eine Koloskopie an. Hier wird durch Biopsie ein Adenokarzinom des Colon sigmoideum festgestellt. Im Rahmen der weiterführenden Diagnostik durch CT des Abdomens und Beckens werden multiple Lebermetastasen festgestellt. Die Labordiagnostik ergibt erhöhte alkalische Phosphatase- und Transaminasenwerte. Die Tumormarker CEA und CA 19-9 sind deutlich erhöht.

Anamnese, Krankengeschichte, Lebensstil

Der Patient war bisher nie ernsthaft krank gewesen und hat bis zur Diagnose der Tumorerkrankung als selbstständiger Metzgermeister im eigenen Betrieb gearbeitet. Die Ernährungsweise war über viele Jahre gekennzeichnet von fast täglichem Fleischverzehr (vorzugsweise rotes Fleisch) bei geringem Obst- und Gemüsekonsum. Das aktuelle Körpergewicht beträgt 90 kg bei einer Körpergröße von 1,83 m. Daraus ergibt sich ein BMI von 26,9 kg/m^2. Aufgrund der Appetitlosigkeit (orale Nahrungsaufnahme etwa 50 %) hat der Patient bereits 6 kg Gewicht in 5 Wochen verloren. Er hat als aktiver Raucher über viele Jahre bis zu 25 Zigaretten/d geraucht und das Rauchen nach der Diagnosestellung aufgegeben. Neben der teilweise anstrengenden körperlichen Belastung durch den Beruf hat er keine sportliche Betätigung ausgeübt.

Aktuelle Problematik, klinische Symptomatik

Das Beschwerdebild des Patienten ist gekennzeichnet von einem zunehmenden Verfall der Leistungsfähigkeit, häufigem nächtlichem Schwitzen und einer bisher unbekannten Appetitlosigkeit. Unabhängig von der Nahrungsaufnahme klagt er über vorher nicht bekannte, jetzt aber regelmäßig auftretende Bauchschmerzen.

Therapiekonzept

Bei schon fortgeschrittener, hepatisch metastasierender Erkrankung ohne Symptomatik durch den endoskopisch/histologisch gesicherten Primärtumor im Colon sigmoideum wird, auch auf Wunsch des intensiv aufgeklärten Patienten, auf eine Operation des Kolonkarzinoms verzichtet. Basierend auf den Erkenntnissen aktueller Studien wurde ein modernes medikamentöses Therapiekonzept mit Irinotecan, Folinsäure sowie 5-FU in Kombination mit einer anti-VEGF-Antikörpertherapie mit Bevacizumab vorgeschlagen (**Tab. 26.1**). Diese Therapie soll durch den begleitenden Einsatz von regionaler Radiofrequenzhyperthermie optimiert werden. Eine Überprüfung des Therapieffekts (Restaging) ist nach 3 Monaten vorgesehen.

Toxizitätsprofil

Neben den üblichen Auswirkungen der Chemotherapie auf die Hämatopoese ist bei dem vorliegenden Protokoll mit Nebenwirkungen durch die Substanzen Irinotecan und 5-FU zu rechnen.

Auf die ab Tag 8 zu erwartende maximale **Verminderung der neutrophilen Granulozyten** (ANC-Nadir) unter Therapie mit **Irinotecan** ist besonders hinzuweisen. Eine potenziell akut auftretende cholinerge Reaktion, die durch Irinotecan bedingt ist, kann durch die prophylaktische Gabe von 0,25 mg Atropinsulfat meist verhindert werden. Im Vordergrund können teilweise sehr heftige, späte **Diarrhöen** auftreten, typischerweise am Tag 4 – 5 nach Applikation von Irinotecan. In der in diesem Fall gewählten wöchentlichen Applikation ist Irinotecan mit 80 mg/m^2 niedrig dosiert und in der Regel gut verträglich.

Die simultane 24-h-Infusion mit **5-FU** kann Stomatitis, Mukositis und in der Folge ebenso Diarrhöen hervorrufen.

Hinweis *Zur Prophylaxe und Therapie der Mukositis hat sich aus komplementärmedizinischer Sicht der Einsatz von Escherichia-coli-Wandextrakten (Colibiogen) bewährt.*

Tab. 26.1 Irinotecan, Folinsäure und 5-FU (IFL) sowie Bevacizumab (Claret et al. 2009).

Bevacizumab	5 mg/kg KG	90(60)-min-Infusion, i. v.	Tag 1, 15, 29
Irinotecan	80 mg/m^2	90-min-Infusion	Tag 1, 8, 15, 22, 29, 36
Folinsäure	500 mg/m^2	2-h-Infusion	Tag 1, 8, 15, 22, 29, 36
5-FU	2600 mg/m^2	24-h-Infusion	Tag 1, 8, 15, 22, 29, 36
Behandlungsintervall	Wiederholung Tag 50		

Der für die vorliegende Indikation neu zugelassene monoklonale Antikörper **Bevacizumab** ist ein sog. humanisierter Antikörper, der sich durch ein sehr geringes allergenes Potenzial auszeichnet. **Arterielle Hypertonie, thromboembolische Ereignisse** und **Blutungskomplikation** sind unter Therapie mit Bevacizumab beschrieben. Da der Patient nicht operiert wurde, kann die Kombinationstherapie unverzüglich eingeleitet werden, ohne den sonst erforderlichen postoperativen Sicherheitsabstand von 6 – 8 Wochen beim Einsatz von Bevacizumab zu beachten.

Konventionelle supportive Therapiemaßnahmen

- ausreichende antiemetische Therapie
- Atropinsulfat 0,25 mg zur Prophylaxe des akuten cholinergen Syndroms
- Loperamid 2 Kaps. nach jedem flüssigen Stuhlgang
- Octreotid 3 100 µg s. c. bei refraktärer Diarrhöe
- GCSF oder Pegfilgastrim bei Neutropenie (Nadir ab Tag 8 nach Irinotecangabe)
- ggf. Antibiotika nach Leitlinie
- Mundspülungen, Antimykotika, Xylocain viskös 2 % bei schmerzhafter Mukositis
- rekombinanter Keratinozytenwachstumsfaktor (Palifermin)

Interaktionen mit Mikronährstoffen, Nebenwirkungsmanagement

Vitamin D

Die 25-Hydroxy-Vitamin-D_3(Calcidiol)-Serumspiegel korrelieren in zahlreichen epidemiologischen und Fall-Kontroll-Studien invers mit der Inzidenz für Darm- bzw. Mastdarmkrebs (Lipworth et al. 2009). Vitamin D und Kalzium können das Risiko der Karzinogenese im Darm durch einen Anstieg der Apoptose im kolorektalen Epithel verringern (Miller et al. 2005).

Hinweis *Der Vitamin-D-Status (Calcidiolspiegel im Serum) sollte in jedem Fall kontrolliert und ggf. durch gezielte Supplementierung (z. B. 1000 – 3000 IE Vitamin D/d, p. o.) kompensiert werden.*

Vitamin-C-Hochdosis-Infusion

Die Wirkmechanismen von parenteral appliziertem Ascorbat sind in Kap. 9.1.1 (S. 96 f.) dargestellt (Gröber 2009).

Hinweis *Im Hinblick auf den zunehmenden Verfall der Leistungsfähigkeit und die multiplen Lebermetastasen ist eine adjuvante Vitamin-C-Hochdosis-Infusions-Therapie (z. B. 60 g Vitamin C, 1 – 2 ×/Woche, in 800 – 1000 ml Ringer-Laktat-Lösung, langsam i. v.: 0,5 g Vitamin C/min) nach Ausschluss eines G6PD-Mangels in Erwägung zu ziehen. Dabei wird empfohlen, die Vitamin-C-Infusions-Therapie zeitversetzt zur Chemotherapie durchzuführen.*

Komplementäre Therapiemaßnahmen

- **labordiagnostische Kontrolle** des Selenstatus:
  - Optimierung des Selenspiegels im Vollblut: Zielwert 140 µg/l
- adäquate Basisversorgung mit **bilanzierten Mikronährstoffen**
- anorganisches **Natriumselenit** 1000 µg in 100 ml 0,9 %iger NaCl-Lösung, i. v., direkt vor der Chemotherapie; Erhaltungsdosis: 300 – 500 µg an chemotherapiefreien Tagen – adaptiert an Selenspiegel
- Infusion mit **Escherichia-coli-Wandextrakten** (z. B. 3 – 5 Amp. Colibiogen in 500 ml 0,9 %iger NaCl-Lösung)

Weitere komplementärmedizinische Maßnahmen und Methoden

Klassische Naturheilverfahren

- **Entspannungsübungen** (PME)
- **physikalische Therapie** zur allgemeinen Unterstützung des Immunsystems (Wechselgüsse an Armen und Beinen)

Ernährungstherapie

- Der Patient ist mit 90 kg bei einer Körpergröße von 1,83 m (BMI = 26,9 kg/m^2) **noch leicht übergewichtig**. Allerdings leidet er unter Appetitlosigkeit und hat bereits 6 kg Gewicht verloren. Mithilfe der BIA-Messung kann überprüft werden, ob die Körperzell- bzw. Muskelmasse bereits reduziert ist.
- Da die orale Nahrungsaufnahme nur noch 50 % beträgt, sollte zunächst eine Ernährungsberatung zur **Umstellung auf eine modifizierte Mischkost** (fettreich, kalorienreich, häufige kleine Mahlzeiten) und Auswahl einer geeigneten Trinknahrung (proteinreich, hochkalorisch) erfolgen
- Es sollte eine **regelmäßige Erfolgskontrolle** (Gewichtsbestimmung, BIA-Messung, Abfrage der Nahrungsaufnahme/Menge der Trinknahrung) erfolgen.
- Sollte die orale Nahrungsaufnahme noch schlechter werden (< 50 %) und die Trinknahrung nicht ausreichen (progredienter Gewichtsverlust), sollte kurzfristig auch eine **teilparenterale Ernährung** erwogen werden. Dies gilt

ebenfalls bei refraktärer Diarrhöe oder starken Schmerzen bei der oralen Nahrungsaufnahme durch Stomatitis.

Enzyme

Cave *Patienten, die mit Bevacizumab (Halbwertzeit: ca. 20 Tage) behandelt werden, haben ein erhöhtes Risiko für Blutungen, insbesondere tumorassoziierte Blutungen. Daher sollte die Supplementierung von proteolytischen Enzyme nicht mit Bevacizumab kombiniert werden.*

- Nach Abschluss der Chemotherapie kann eine Enzymtherapie empfohlen werden: Supplementierung einer Kombination von proteolytischen Enzymen (z. B. Papain 90 mg, Trypsin 48 mg, Chymotrypsin 40 mg und Selen 8 µg/Tabl.: 3 × 2 Tabl. täglich **oder** Bromelain 100 mg, Papain 100 mg und lektinreicher Linsenextrakt 5 mg/Tabl.: 2 × 2 Tabl. täglich).
- Enzymkombinationen ohne Bromelain sollten durch ein Bromelainpräparat im Dosierungsbereich von 200 – 400 mg Bromelain/d ergänzt werden (Präparate: **Tab. 10.1**, S. 103).
- Enzympräparate sollten mindestens 30 – 45 min vor bzw. 1,5 h nach dem Essen eingenommen werden.

Hyperthermie

- Bei **Metastasenleber** (auch wenn weitere Herde vorhanden sind) ist es oft sinnvoll, eine intraarterielle Leberperfusion mit lokoregionaler Hyperthermie an der Leber durchzuführen.
- über die gesamte Therapiezeit jeden 2. (3.) Tag **lokoregionale Hyperthermie** an der Leber
- 2 ×/Woche **moderate Ganzkörperhyperthermie** (wenn apparative Ausstattung vorhanden)

Immundiagnostik

- NK-Funktionstest
- ITT (T-Zellfunktion)
- Nachweis disseminierter Tumorzellen (MAGE/EpCam)
- immunitätsmodulierende Faktoren: Glutathion, TGF-β
- Entzündungsmarker: COX-2, CRPs, IL-8, sIL2r

Mikrobiologische Therapie

- **Mukosaschutz/komplementäre Therapie bei Mukositis:**
  - regelmäßige Einnahme hochkonzentrierter, stoffwechselaktiver Milchsäurebildner in Verbindung mit Colipeptiden zur Stabilisierung des mi-

kroökologischen Darmmilieus, Immunmodulation und zum Mukosaschutz (Vorgehen s. Begleittherapie: **Tab. 13.3**, S. 138)
- regelmäßige Ballaststoffaufnahme
- ggf. begleitende Substitution von Glutamin, Zink und Dexpanthenol bei erhöhter Schleimhautpermeabilität (erhöhtes α-1-Antitrypsin im Stuhl)
- bevorzugter Verzehr milchsauer vergorener Nahrungsmittel oder Getränke
- allgemeine Ernährungsumstellung

- **Diagnostik**:
  - Florastatus
  - α-1-Antitrypsin im Stuhl
  - Calprotectin im Stuhl
  - sIgA im Stuhl

Misteltherapie

- nach Abschluss der Chemotherapie
- **Dosierung:** z. B. 2 ×/Woche 1 Amp. lektinnormierter Mistelextrakt, s. c. an der Bauchdecke
- **Ziel:** Immunstimulation und Verbesserung der Lebensqualität

Xenogene Peptide

- Begleitend zur Chemotherapie empfiehlt sich die Anwendung von **Leber-Milz-Peptiden** (Antiemese).
- Die **Dosierung** kann an die tatsächliche Verträglichkeit der Behandlung angepasst werden:
  - z. B. zunächst 2 ×/Woche 1 – 2 Amp. à 2 ml, s. c. (Präparate: **Tab. 15.2**, S. 160)
  - falls notwendig: Steigerung auf tägliche Applikation
  - falls weiter notwendig: zusätzlich an den Tagen mit Chemotherapie 10 ml i. v., spätestens 1 h vor der Zytostatikagabe
  - je nach Ergebnis des Restagings Wiederholung
- Bei **schlechtem Allgemeinzustand** sollte die Therapie zudem noch 3 Monate weitergeführt werden, mit jeweils 1 Amp. à 2 ml, s. c., 2 ×/Woche.

Psychoonkologie

Grundsätzlich gelten die allgemeinen Richtlinien psychoonkologischer Therapien (s. Kap. 16.3.1, S. 172). Konkret sind in diesem Fall folgende Maßnahmen angezeigt:

- In Anbetracht der palliativen Situation auf Anzeichen **depressiver vs. verleugnender (dissimulierender) Formen** der Krankheitsverarbeitung achten.

- **Stärken von Hoffnung** vor dem Hintergrund realistischer Therapieziele.
- Klären, inwieweit die Patientin über ein **persönlich-soziales Umfeld** verfügt, das unterstützend wirksam werden kann oder aber selbst belastet ist.
- Bei Bedarf **stützende Einzelgespräche** anbieten, ggf. auch über einen längeren Zeitraum.
- Bei eventuellem Nichtansprechen auf die geplante medizinische Therapie **entlastende Unterstützung** und Hilfe in der Auseinandersetzung mit Tod und Sterben geben.

Grundsätzlich gelten die allgemeinen Richtlinien bewegungstherapeutischer Maßnahmen (s. Kap. 18.2.1, S. 194 f.). Für diesen Fall sind folgende Maßnahmen angezeigt:

- Erheben eines **physischen Belastungsprofils** des Patienten
- in Abhängigkeit von der Belastbarkeit, Therapieverträglichkeit und Motivation:
  - leichte Ganzkörpergymnastik zur Mobilisation und Kräftigung (s. **Tab. 18.2**, S. 193)
  - sanfte Bewegungsformen, z. B. Qigong oder Tai-Chi, und/oder ein leichtes Gehtraining

Traditionelle Chinesische Medizin

- Ursächlich ist hier eine **Schwäche der Funktionskreise von Milz und Magen**, welche zu einer Hitzestauung führt. An Symptomen dominieren zumeist krampfartige Bauchschmerzen und Durchfälle, oft schleimig-blutig. Im weiteren Verlauf tritt häufig eine **Schwäche im Funktionskreis der Niere** und eine **Störung im Funktionskreis der Leber** auf. Die Allgemeinsymptome nehmen zu, und die Durchfälle können in eine Verstopfung übergehen.
- Die Therapie muss hier der individuellen Symptomatik folgen und insbesondere die Schwäche der Funktionskreise ausgleichen.
- Insbesondere die oft schlecht zu behandelnden **schweren Diarrhöen** sind mit entsprechenden Dekokten oft zu bessern, wenn man dem Symptomverlauf folgt.
- Von der Standardbehandlung ist hier eine Krankheitsstabilisierung zu erwarten. Die Therapiepausen können zur Stabilisierung des Allgemeinzustands und Besserung der Nebenwirkungen genutzt werden.

Literatur

Claret L, Girard P, Hoff PM et al. Model-Based Prediction of Phase III Overall Survival in Colorectal Cancer on the Basis of Phase II Tumor Dynamics. J Clin Oncol 2009; 27: 4103 – 4108

Gröber U. Vitamin C in complementary oncology – update 2009. Med Monatsschr Pharm 2009; 32: 263 – 267

Lipworth L, Bender TJ, Rossi M et al. Dietary vitamin D intake and cancers of the colon and rectum: a case-control study in Italy. Nutr Cancer 2009; 61: 70 – 75

Miller EA, Keku TO, Satia JA et al. Calcium, vitamin D, and apoptosis in the rectal epithelium. Cancer Epidemiol Biomarkers Prev 2005; 14: 525 – 528

27 Fall 7 Adjuvante, kurative Therapie des Ovarialkarzinoms

Diagnose und bisheriger Krankheitsverlauf

Die 48-jährige Mutter eines jetzt 14-jährigen Sohnes ist bisher immer gesund gewesen. Die Familienanamnese zeigt mit Hinblick auf das Vorliegen von Tumorerkrankungen keine Auffälligkeiten. Sie sucht ihren Hausarzt auf, da sie seit 2 – 3 Wochen über Meteorismus, mäßige Bauchschmerzen und unregelmäßigen Stuhlgang klagt. Der Hausarzt führt eine klinische Untersuchung sowie die Bestimmung des Routinelabors (ohne Tumormarker) durch. Es ergeben sich keine weiterführenden pathologischen Befunde. Die Patientin hat sich bisher regelmäßig 1 ×/Jahr gynäkologisch untersuchen lassen und sucht jetzt auf Anraten des Hausarztes ihre Frauenärztin zur weiterführenden Diagnostik auf. Eine bimanuelle rektovaginale Tastuntersuchung ergibt in Übereinstimmung mit dem abdominellen Ultraschall den dringenden Verdacht auf eine unklare Raumforderung im Bereich des linken Ovars. Die Patientin wird zur Operation und zum chirurgischen Staging stationär aufgenommen. Nach durchgeführter beidseitiger Exstirpation der Adnexen und Entfernung des Uterus ergeben die Staging-Untersuchungen (intraoperative Exploration, Zytologie, Biopsie) ein auf das kleine Becken begrenztes, linksseitiges Ovarialkarzinom. Das Ovarialkarzinom wird dem FIGO-Stadium II a zugeordnet. Bei dieser Patientengruppe besteht ein Rezidivrisiko von 12 – 44 %. Die Patientin gehört damit zur Hochrisikogruppe.

Anamnese, Krankengeschichte, Lebensstil

Die bisherige Anamnese der Patientin ist unauffällig. Es liegen keine wesentlichen Vorerkrankungen oder bestehenden Komorbiditäten vor. Die 48-jährige Patientin ist mit einem Gewicht von 68 kg bei einer Körpergröße von 1,68 m normalgewichtig (BMI = 24,1 kg/m^2). Sie ist Nichtraucherin und hat sich bisher nicht sportlich betätigt. Sie hat sich nach eigenen Angaben „normal" ernährt und nimmt weder Medikamente noch Vitaminsupplemente ein.

Aktuelle Problematik, klinische Symptomatik

Die Patientin klagt seit einigen Wochen über unklare, insgesamt noch mäßige abdominelle Beschwerden, die häufig mit Blähungen einhergehen. Auch der Stuhlgang ist in diesem Zeitraum unregelmäßig geworden. Die Leistungsfähigkeit ist nicht eingeschränkt.

Tab. 27.1	Paclitaxel und Carboplatin (AGO-Protokoll; Meerpohl et al. 1995).		
Paclitaxel	175 mg/m²	3-h-Infusion, i. v.	Tag 1
Carboplatin	AUC 5	1-h-Infusion, i. v.	Tag 1
Behandlungs-intervall	Wiederholung Tag 22, 6 Zyklen		

Therapiekonzept

Im vorliegenden FIGO-Stadium II a ist eine adjuvante Chemotherapie mit einer taxanhaltigen Kombination wie Carboplatin und Paclitaxel indiziert. Es ist zu bedenken, dass auch mit Chemotherapie in der Hochrisikokonstellation noch ein deutliches Rezidivrisiko zwischen 20 – 30 % vorliegt. Die adjuvante Chemotherapie besteht aus 6 konsekutiven Zyklen Carboplatin AUC 5 und Paclitaxel 175 mg/m² an Tag 1 (**Tab. 27.1**). Die Zyklen erfolgen in einem Abstand von 3 Wochen.

Toxizitätsprofil

Durch die Kombination der beiden Zytostatika ergeben sich potenziell auch verschiedene zu erwartende Nebenwirkungsprofile. Sowohl Paclitaxel als auch Carboplatin können eine **periphere sensorische Neuropathie** auslösen, die sich in Parästhesien, Dysästhesien und Schmerzen manifestieren kann. Daneben kann es unter der Therapie mit Paclitaxel zu Myalgien und rheumatischen Beschwerden sowie, neben einer obligatorischen Alopezie, auch zu Nagel- und Nagelbettveränderungen kommen. Viele Patienten schildern Müdigkeit und nachlassende Leistungsfähigkeit als Ausdruck einer akuten **Fatigue-Symptomatik**.

Konventionelle supportive Therapie

- antiemetische Prophylaxe und Therapie mit z. B. Ondansetron, Dexamethason, Aprepitant (verzögerte Emesis)
- Taxol-Prämedikation mit Dexamethason, Ranitidin (H_2-Antagonist), Clemastin (Tavegil) und/oder Dimetindenmaleat (Fenistil), i. v.

Interaktionen mit Mikronährstoffen, Nebenwirkungsmanagement

Paclitaxel und L-Carnitin

Neurotoxizität. Erläuterungen s. Fall 4 (S. 254).

Hinweis *Die Supplementierung von (Acetyl-)L-Carnitin (z. B. 2 g L-Carnitin in 200 ml 0,9 %iger NaCl-Lösung, i. v.) vor einer Chemotherapie mit Paciltaxel kann das Ausmaß einer chemotherapieinduzierten peripheren Neuropathie signifikant reduzieren. Beim Auftreten einer chemotherapieinduzierten peripheren Neuropathie sollte der Vitamin-B_{12}-Status kontrolliert und ggf. kompensiert werden. Weiterhin ist die Supplementierung von neurotropen B-Vitaminen (z. B. 600 mg Benfotiamin/d, 200 mg Vitamin B_6/d, p. o.) und α-Liponsäure (z. B. 600 – 1200 mg/d, p. o.) sinnvoll.*

Vitamin-C-Hochdosis-Infusions-Therapie

Die Wirksamkeit von Vitamin-C-Hochdosis-Infusions-Therapien in Kombination mit hoch dosierten diätetischen Antioxidanzien konnte beim fortgeschrittenen Ovarialkarzinom in einer klinischen Studie aufgezeigt werden (Drisko et al. 2003; Gröber 2009). Die Ergebnisse dieser Studie sind in Kap. 9.2 (S. 98) detailliert erläutert.

Hinweis *Eine adjuvante Vitamin-C-Hochdosis-Infusions-Therapie (z. B. 60 g Vitamin C, 1 – 2 ×/Woche, in 800 – 1000 ml Ringer-Laktat-Lösung, langsam i. v.: 0,5 g Vitamin C/min) ist nach Ausschluss eines G6PD-Mangels in Erwägung zu ziehen. Dabei wird empfohlen, die Vitamin-C-Infusions-Therapie zeitversetzt zur Chemotherapie durchzuführen.*

Komplementäre Therapiemaßnahmen

- **labordiagnostische Kontrolle** des Selen- und Vitamin-D-Status sowie des Vitamin- und Mineralstoffhaushalts (Vollblut):
  - Optimierung des Selenspiegels im Vollblut: Zielwert 140 µg/l
  - Optimierung des Vitamin-D-Status (Calcidiol im Serum): Zielwert 80 – 160 nmol/l
- adäquate Basisversorgung mit **bilanzierten Mikronährstoffen**
- anorganisches **Natriumselenit** direkt vor Chemotherapie (1000 µg, p. o., oder in 100 ml 0,9 %iger NaCl-Lösung, i. v.); Erhaltungsdosis: 300 – 500 µg/d an chemotherapiefreien Tagen – adaptiert an Selenspiegel
- **L-Carnitin** 2 – 4 g vor Chemotherapie, i. v.; 2 – 3 g L-Carnitin/d, p. o. (z. B. als Carnitintartrat)
- **xenogene Peptide**, z. B. als Factor AF2, 3 × 2 ml, s.c oder i. m., wöchentlich, begleitend zur Chemotherapie

Weitere komplementärmedizinische Maßnahmen und Methoden

Klassische Naturheilverfahren

- nach Abschluss der Akuttherapie **stationäre Ordnungstherapie** zum Erlernen von stabilisierenden Selbsthilfemaßnahmen mit folgenden Schwerpunkten:
  - Bewegung (Ausdauertraining)
  - Ernährung/Verdauung (Vollwertkost, Essenstraining, Kolonmassage)
  - Entspannung (PME)
- **Stabilisierung des Immunsystems** (Wechselgüsse, Atemübungen, „Organisation" des Wach-Schlaf-Rhythmus)

Ernährungstherapie

- Die Patientin ist mit einem BMI von 24,1 kg/m^2 **normalgewichtig** und leidet weder unter Appetitlosigkeit noch unter Gewichtsverlust. Eine Ernährungstherapie ist deshalb nicht notwendig. Mithilfe der BIA-Messung kann überprüft werden, ob Körperzellmasse, Körperfett und Extrazellulärmasse ebenfalls innerhalb der Normalbereiche liegen.
- Während der Tumortherapie sollte eine **regelmäßige Überprüfung des Ernährungszustands** erfolgen (Gewichtsbestimmung, BIA-Messung, Abfrage der Nahrungsaufnahme), um einer diesbezüglichen Verschlechterung frühzeitig entgegenwirken zu können.

Enzyme

- Therapiebegleitend kann die Supplementierung einer Kombination von proteolytischen Enzymen erfolgen (z. B. Papain 90 mg, Trypsin 48 mg, Chymotrypsin 40 mg und Selen 8 µg/Tabl.: 3 × 2 Tabl. täglich **oder** Bromelain 100 mg, Papain 100 mg und lektinreicher Linsenextrakt 5 mg/Tabl.: 2 × 2 Tabl. täglich).
- Enzymkombinationen ohne Bromelain sollten durch ein Bromelainpräparat im Dosierungsbereich von 200 – 400 mg Bromelain/d ergänzt werden (Präparate: **Tab. 10.1**, S. 103).
- Enzympräparate sollten mindestens 30 – 45 min vor bzw. 1,5 h nach dem Essen eingenommen werden.

Hyperthermie

- am Tag der Chemotherapie und am Tag 2 die **lokoregionale Hyperthermie**
- am Tag 2 zusätzlich **moderate Ganzkörperhyperthermie** (wenn apparative Ausstattung vorhanden)

Immundiagnostik

- NK-Funktionstest
- ITT (T-Zellfunktion)
- immunitätsmodulierende Faktoren: Glutathion, TGF-β
- Entzündungsmarker: CRPs, sIL2r, TNF-α

Mikrobiologische Therapie

- **Mukosaschutz/komplementäre Therapie bei Mukositis:**
  - regelmäßige Einnahme hochkonzentrierter, stoffwechselaktiver Milchsäurebildner in Verbindung mit Colipeptiden zur Stabilisierung des mikroökologischen Darmmilieus, Immunmodulation und zum Mukosaschutz (Vorgehen s. Begleittherapie: **Tab. 13.3**, S. 138)
  - regelmäßige Ballaststoffaufnahme
  - ggf. begleitende Substitution von Glutamin, Zink und Dexpanthenol bei erhöhter Schleimhautpermeabilität (erhöhtes α-1-Antitrypsin im Stuhl)
  - bevorzugter Verzehr milchsauer vergorener Nahrungsmittel oder Getränke
  - allgemeine Ernährungsumstellung
- **Diagnostik**:
  - Florastatus
  - α-1-Antitrypsin im Stuhl
  - Calprotectin im Stuhl
  - sIgA im Stuhl

Misteltherapie

- nach Abschluss der Chemotherapie
- **Dosierung:** z. B. 2 ×/Woche 1 Amp. lektinnormierter Mistelextrakt, s. c. an der Bauchdecke
- **Ziel:** Immunstimulation, Behandlung der Fatigue-Symptomatik und Verbesserung der Lebensqualität

Xenogene Peptide

- Begleitend zur Chemotherapie empfiehlt sich die Anwendung von **Leber-Milz-Peptiden** (Antiemese).
- Die **Dosierung** kann an die tatsächliche Verträglichkeit der Behandlung angepasst werden:
  - z. B. zunächst 2 ×/Woche 1 – 2 Amp. à 2 ml, s. c. (Präparate: **Tab. 15.2**, S. 160)
  - falls notwendig: Steigerung auf tägliche Applikation

  - falls weiter notwendig: zusätzlich an den Tagen mit Chemotherapie 10 ml i. v., spätestens 1 h vor der Zytostatikagabe

Psychoonkologie

Grundsätzlich gelten die allgemeinen Richtlinien psychoonkologischer Therapien (s. Kap. 16.3.1, S. 172). Konkret sind in diesem Fall folgende Maßnahmen angezeigt:

- Klären, inwieweit Anzeichen für eine **depressive vs. verleugnende (dissimulierende) Form** der Krankheitsverarbeitung erkennbar sind.
- Die **familiäre Situation** sowie eventuelle Partnerbeziehung berücksichtigen und klären, inwieweit die Familie der Patientin stützend wirksam werden kann oder inwieweit sie selbst belastet ist.
- Bei Bedarf psychologische **Unterstützung für den 14-jährigen Sohn** anbieten.
- Im Bedarfsfall längerfristige Unterstützung in Form von **Einzelgesprächen** vorsehen, hierbei Auseinandersetzung mit Tod und Sterben begleiten und unterstützen.
- Im Fall einer chemotherapiebedingten **Fatigue-Problematik** Informationen und alltagspraktische Handlungsempfehlungen zur Fatigue-Bewältigung geben.

Sport und Bewegungstherapie

Grundsätzlich gelten die allgemeinen Richtlinien bewegungstherapeutischer Maßnahmen (s. Kap. 18.2.1, S. 194 f.). Für diesen Fall sind folgende Maßnahmen angezeigt:

- Erheben eines **physischen Belastungsprofils** der Patientin
- in Abhängigkeit von der Belastbarkeit und Therapieverträglichkeit:
  - sanfte Bewegungsformen, z. B. eine leichte Ganzkörpergymnastik, Qigong, Tai-Chi oder Tanztherapie
  - Ausdauertraining als Gehtraining bei moderatem Gehtempo, ggf. auch alternatives Fahrradergometertraining
- **im Anschluss** an die Akuttherapie:
  - dosiertes Ausdauertraining, z. B. als Nordic Walking
  - rehabilitatives Fitnesstraining

Traditionelle Chinesische Medizin

- Derzeit liegen keine schwerwiegenden Symptome vor, sie sind unter der geplanten Behandlung eher nicht zu erwarten.
- Sollten sich im Verlauf der Behandlung zunehmende Beschwerden im Sinne einer **Qi-Blockade** (lokalisierte abdominelle Beschwerden) oder eines **Qi-Mangels** (Leistungsfähigkeit) ergeben, können diese mit Dekokten zur Be-

wegung oder Ergänzung des Qi behandelt werden. Qigong-Übungen können nach einer Lernphase durch die Patientin selbst genutzt werden.

- Möglich wäre hier eine Behandlung **in den Therapiepausen** der 3-wöchigen Zyklen, wobei ein ausreichender Abstand zur nachfolgenden Therapie einzuhalten ist. Dieser ist abhängig vom eingesetzten Dekokt und erfolgt unter Beachtung der allgemeinen Therapierichtlinien (s. Kap. 19.3.1, S. 205 f.).
- Geeignet ist der Einsatz von Dekokten v. a. im **Anschluss an die Chemotherapie**, um die Patientin zu stärken und die eventuellen Nebenwirkungen zu behandeln. Dekokte und Ernährungsempfehlungen sind an den individuellen Krankheitsverlauf anzupassen.

Literatur

Drisko JA, Chapman J, Hunter VJ. The use of antioxidants with first-line chemotherapy in two cases of ovarian cancer. J Am Coll Nutr 2003; 22: 118 – 123

Gröber U. Vitamin C in complementary oncology – update 2009. Med Monatsschr Pharm 2009; 32: 263 – 267

Meerpohl HG, du Bois A, Kühnle H et al. Paclitaxel combined with carboplatin in the first-line treatment of advanced ovarian cancer. Semin Oncol 1995; 22 (Suppl. 15): 7 – 12

28 Fall 8 Adjuvante Polychemotherapie des Mammakarzinoms

Diagnose und bisheriger Krankheitsverlauf

Eine 60-jährige Patientin beobachtet schon seit längerer Zeit einen derben Knoten in der Nähe der Mamille der linken Brust. Sie zögert noch, diese Beobachtung ihrer Frauenärztin mitzuteilen. Als der Knoten jedoch an Größe zunimmt, sucht sie die Gynäkologin auf. Die weiterführende Diagnostik wie Ultraschall, Mammografie und Stanzbiopsie bestätigt den Befund eines duktalen Mammakarzinoms links. Nach apparativem Staging zum Ausschluss einer Fernmetastasierung (Röntgen-Thorax, Skelettszintigrafie und Sonografie des Abdomens) wird eine brusterhaltende Segmentresektion mit Axilladissektion links durchgeführt. Die postoperative histopathologische Tumorklassifikation lautet: pT 1, pN 1 a (3 axilläre Lymphknotenmetastasen), M 0, G 2; der Hormonrezeptorstatus: negativ, Her2/neu-Score 1+ (negativ). Daraus ergibt sich bei brusterhaltender Operationsweise die Indikation zur adjuvanten Chemotherapie und einer nachfolgenden Strahlentherapie des Tumorbetts.

Anamnese, Krankengeschichte, Lebensstil

Die Patientin war bis auf eine asthmatische Lungenerkrankung in ihrer Jugend immer gesund gewesen. Sie ist mit 67 kg bei einer Körpergröße von 1,68 m normalgewichtig (BMI = 23,7 kg/m^2). Sie arbeitet immer noch halbtags als Fleischfachverkäuferin in einer Metzgerei. Die Ernährungsanamnese ergibt keine Besonderheiten. Die Patientin hat sich immer mit einer „normalen" Mischkost ernährt. Sie lebt alleinstehend, hat keine Kinder. In Ihrer Jugend hat sie sich regelmäßig sportlich betätigt (Schwimmen). In den letzten Jahren geht sie nur noch gelegentlich spazieren oder arbeitet im eigenen Garten.

Aktuelle Problematik, klinische Symptomatik

Die Patientin ist durch die nicht ganz unerwartete Diagnose sehr beunruhigt und leidet an vorher nicht gekannten Zukunftsängsten und Schlafstörungen. Postoperativ bestehen im Narbenbereich der linken Brust noch Wundheilungsstörungen. Die Beweglichkeit des linken Arms ist besonders bei den täglichen Arbeiten im Haushalt eingeschränkt.

Tab. 28.1 **3 ×FEC 100 und 3 ×Docetaxel (Roche et al. 2006).**

5-FU	500 mg/m²	Bolus, i. v.	Tag 1
Epirubicin	100 mg/m²	10-min-Infusion, i. v.	Tag 1
Cyclophosphamid	500 mg/m²	1-h-Infusion, in 5 %iger Glukoselösung	Tag 1
	Wiederholung Tag 22, **danach**		
Docetaxel	100 mg/m²	1-h-Infusion	
Behandlungsintervall	3 Zyklen alle 3 Wochen		

Therapiekonzept

Nach der operativen Tumorentfernung durch Segmentresektion erfolgt die Einleitung einer adjuvanten Polychemotherapie mit 3 Zyklen FEC 100, gefolgt von 3 Zyklen Monotherapie mit Docetaxel 100 mg/m² in 3-wöchigen Abständen (**Tab. 28.1**). Die Rationale bzw. die Entscheidung für dieses Therapieprotokoll ergab sich aus der Berücksichtigung der positiven Daten in Bezug auf rezidivfreies Überleben, die nach einer 5-jährigen Nachbeobachtungszeit im Rahmen der PACS-01-Studie dokumentiert wurden. Hier fand sich auch im Gesamtüberleben ein signifikanter Vorteil für die Gruppe der postmenopausalen Frauen. Der Chemotherapie schließt sich eine adjuvante Strahlentherapie und eine antihormonelle Therapie mit Tamoxifen über 2 – 3 Jahre an. Danach werden Aromatasehemmer gegeben (insgesamt 5 Jahre).

Toxizitätsprofil

Die ersten 3 Zyklen der Polychemotherapie mit FEC gehen potenziell mit einem sich addierenden Toxizitätsspektrum aller drei Substanzen einher. **5-FU** kann Stomatitis, Mukositis und in der Folge Diarrhöe mit Dehydratation verursachen. Allerdings ist im Vergleich zu gängigen 5-FU-haltigen Protokollen bei anderen Tumorentitäten die hier im FEC-100-Protokoll eingesetzte Dosis (500 mg/m²) gering.

Das Gleiche gilt für **Cyclophosphamid**, ein Alkylans aus der Gruppe der Oxazaphosphorine, das in einem Dosisbereich von 500 mg/m² appliziert wird. Hier ist die **Urotoxizität** zu bedenken, die sich als akute Zystitis mit Schmerzen, Spasmen bis hin zur hämorrhagischen Zystitis einstellen kann. Im vorliegenden Dosisbereich < 1000 mg/m² ist dies allerdings eher selten. Als Standard gilt bei Dosierungen > 500 mg/m² die begleitende protektive Gabe von Mesna (s. Lehrbücher der Onkologie).

Das Anthrazyklin **Epirubicin** wird im FEC-100-Protokoll relativ hoch dosiert eingesetzt. Hier ist die Gefahr der anthrazyklininduzierten **Kardiotoxizität**, die sich als Myokardschädigung sowohl in einer akuten Form (Herzrhythmusstörungen, ST-Streckenveränderungen) als auch nach Erreichen einer kumulativen Schwellendosis (Epirubicin ab 900 mg/m^2) als kardiale Spättoxizität einstellen kann (s. Kap. 5.3.1, S. 58 f.). Unbedingt zu beachten sind additive kardiotoxische Begleittherapien (Cyclophosphamid, Taxane, Trastuzumab, Strahlentherapie).

Hinweis *Medikamentöse Maßnahmen zur Prophylaxe der Kardiotoxizität von Anthrazyklinen im Sinne einer Zytoprotektion der Myokardzellen sind bis heute noch nicht fest etabliert. Der Chelatbildner Dexrazoxan ist zwar heute im Kontext einer anthrazyklinhaltigen Therapie mit Dosierungen im kritischen Schwellenbereich zugelassen. Leider sind jedoch Hinweise auf eine Einschränkung der antitumoralen Wirkung der applizierten Zytostatika noch nicht ausgeräumt.*

Konventionelle supportive Therapie

- antiemetische Therapie nach aktuellen Therapierichtlinien
- Prophylaxe der akuten Zystitis (Urotoxizität) mit Mesna
- hämatopoetische Wachstumsfaktoren je nach Indikation (s. Leitlinien)

Interaktionen mit Mikronährstoffen, Nebenwirkungsmanagement

Vitamin D und Mammakarzinom

Ein normaler Vitamin-D-Status wirkt sich positiv auf die Metastasenfreiheit sowie die Überlebenszeit aus (Goodwin et al. 2008). Die Ergebnisse der genannten Studie sind in Kap. 5.1 (S. 43) ausgeführt.

Hinweis *Der Vitamin-D-Status (Calcidiolspiegel im Serum) sollte in jedem Fall kontrolliert und ggf. durch gezielte Supplementierung (z. B. 1000 – 3000 IE Vitamin D/d, p. o.) kompensiert werden.*

Anthrazykline (z. B. Epirubicin) und L-Carnitin

Kardiotoxizität. Die kardioprotektive Wirkung von L-Carnitin ist in Kap. 5.3.1 (S. 58) beschrieben.

Hinweis *Die orale und/oder parenterale Supplementierung von L-Carnitin (z. B. 2 g L-Carnitin in 250 ml 0,9 %iger NaCl-Lösung, i. v., und 3 × 1 g L-Carnitin/d, p. o.) kann die kardiotoxischen Wirkungen der Anthrazykline verringern, ohne ihre zytotoxische Aktivität zu beeinträchtigen. L-Carnitin sollte in jedem Fall vor der anthrazyklinhaltigen Chemotherapie appliziert bzw. supplementiert werden, da Anthrazykline in der*

Lage sind, das für die zelluläre Carnitinaufnahme verantwortliche Transportprotein OCTN2 herunterzuregulieren bzw. zu zerstören.

Anthrazykline (z. B. Epirubicin) und Koenzym Q_{10}

Kardiotoxizität. Die kardioprotektive Wirkung von Koenzym Q_{10} ist in Kap. 5.3.1 (S. 58 f.) beschrieben.

Hinweis *Die adjuvante Supplementierung von Koenzym Q_{10} (Ubichinon/-ol, etwa 2 – 10 mg/kg KG/d, p. o.) kann die anthrazyklininduzierte Kardiotoxizität verringern, ohne die zytotoxische Aktivität der Anthrazykline zu beeinträchtigen.*

Anthrazykline (z. B. Epirubicin) und Selen

Kardiotoxizität. Die kardioprotektive Wirkung von Selen ist in Kap. 5.3.1 (S. 59) beschrieben.

Hinweis *Die orale und intravenöse Applikation von Selen (z. B. 1000 µg Selen als Natriumselenit in 100 ml 0,9 %iger NaCl-Lösung, i. v., 1 h vor der Chemotherapie) kann die anthrazyklininduzierte Kardiotoxizität verringern, ohne die zytotoxische Aktivität der Anthrazykline zu beeinträchtigen. An den Tagen vor und nach der Chemotherapie empfiehlt sich die orale Supplementierung von Selen (z. B. 300 µg/d, p. o.). Zielwert für die Selensubstitution ist ein Selenspiegel im Vollblut von 140 µg/l.*

Komplementäre Therapiemaßnahmen

- **labordiagnostische Kontrolle** des Selen- und Vitamin-D-Status sowie des Vitamin- und Mineralstoffhaushalts (Vollblut):
  - Optimierung des Selenspiegels im Vollblut: Zielwert 140 µg/l
  - Optimierung des Vitamin-D-Status (Calcidiol im Serum): Zielwert 80 – 160 nmol/l
- adäquate Basisversorgung mit **bilanzierten Mikronährstoffen** (v. a. Vitamin D, Selen, Koenzym Q_{10})
- anorganisches **Natriumselenit** direkt vor Chemotherapie (1000 µg, p. o., oder in 100 ml 0,9 %iger NaCl-Lösung, i. v.); Erhaltungsdosis: 300 – 500 µg/d an chemotherapiefreien Tagen – adaptiert an Selenspiegel
- **L-Carnitin** 2 – 4 g als Kurzinfusion in 250 ml 0,9 %iger NaCl-Lösung **unbedingt vor** Applikation des Anthrazyklins; zusätzlich 2 – 3 g L-Carnitin/d, p. o. (z. B. als Carnitintartrat)
- **Koenzym Q_{10}** (Ubichinon/-ol) 100 – 300 mg/d, p. o.
- **xenogene Peptide**, z. B. als Factor AF2, 3 × 2 ml, s.c oder i. m., wöchentlich, begleitend zur Chemotherapie

Weitere komplementärmedizinische Maßnahmen und Methoden

Klassische Naturheilverfahren

- nach Abschluss der Akuttherapie **stationäre Ordnungstherapie** zum Erlernen von stabilisierenden Selbsthilfemaßnahmen mit den Schwerpunkten:
  - Bewegung (Ausdauertraining)
  - Entspannung (PME)
- **Stabilisierung des Immunsystems** (Wechselgüsse, Atemübungen, „Organisation" des Wach-Schlaf-Rhythmus

Ernährungstherapie

- Die Patientin ist mit einem BMI von 23,7 kg/m^2 **normalgewichtig** und leidet weder unter Appetitlosigkeit noch unter Gewichtsverlust. Eine Ernährungstherapie ist deshalb nicht notwendig. Mithilfe der BIA-Messung kann überprüft werden, ob Körperzellmasse, Körperfett und Extrazellulärmasse ebenfalls innerhalb der Normalbereiche liegen.
- Während der Tumortherapie sollte eine **regelmäßige Überprüfung des Ernährungszustands** erfolgen (Gewichtsbestimmung, BIA-Messung, Abfrage der Nahrungsaufnahme), um einer diesbezüglichen Verschlechterung frühzeitig entgegenwirken zu können.

Enzyme

- Therapiebegleitend kann die Supplementierung einer Kombination von proteolytischen Enzymen erfolgen (z. B. Papain 90 mg, Trypsin 48 mg, Chymotrypsin 40 mg und Selen 8 µg/Tabl.: 3 × 2 Tabl. täglich **oder** Bromelain 100 mg, Papain 100 mg und lektinreicher Linsenextrakt 5 mg/Tabl.: 2 × 2 Tabl. täglich).
- Enzymkombinationen ohne Bromelain sollten durch ein Bromelainpräparat im Dosierungsbereich von 200 – 400 mg Bromelain/d ergänzt werden (Präparate: **Tab. 10.1**, S. 103).
- Enzympräparate sollten mindestens 30 – 45 min vor bzw. 1,5 h nach dem Essen eingenommen werden.

Hyperthermie

- Hier zeigen die Erfahrungen, dass die typischen Nebenwirkungen mit **Schaden an der Haut** unter Hyperthermie geringer ausfallen.
- über die gesamte Strahlentherapiezeit jeden 2. Tag **lokoregionale Hyperthermie**

- am Tag 2 und 4 **moderate Ganzkörperhyperthermie** (wenn apparative Ausstattung vorhanden)

Immundiagnostik

- NK-Funktionstest
- ITT (T-Zellfunktion)
- Nachweis disseminierter Tumorzellen (CK/ER/PR/Her2)
- immunitätsmodulierende Faktoren: Glutathion, TGF-β
- Entzündungsmarker: CRPs, sIL2r, TNF-α

Mikrobiologische Therapie

- **Mukosaschutz/komplementäre Therapie bei Mukositis:**
  - regelmäßige Einnahme hochkonzentrierter, stoffwechselaktiver Milchsäurebildner in Verbindung mit Colipeptiden zur Stabilisierung des mikroökologischen Darmmilieus, Immunmodulation und zum Mukosaschutz (Vorgehen s. Begleittherapie: **Tab. 13.3**, S. 138)
  - regelmäßige Ballaststoffaufnahme
  - ggf. begleitende Substitution von Glutamin, Zink und Dexpanthenol bei erhöhter Schleimhautpermeabilität (erhöhtes α-1-Antitrypsin im Stuhl)
  - bevorzugter Verzehr milchsauer vergorener Nahrungsmittel oder Getränke
  - allgemeine Ernährungsumstellung
- **Diagnostik**:
  - Florastatus
  - α-1-Antitrypsin im Stuhl
  - Calprotectin im Stuhl
  - sIgA im Stuhl

Misteltherapie

- nach Abschluss der Chemo- und adjuvanten Strahlentherapie
- **Dosierung:** z. B. 2 ×/Woche 1 Amp. lektinnormierter Mistelextrakt, s. c. an der Bauchdecke
- **Ziel:** Immunstimulation und Verbesserung der Lebensqualität

Xenogene Peptide

- Begleitend zur Chemotherapie empfiehlt sich die Anwendung von **Leber-Milz-Peptiden** (Antiemese).
- Die **Dosierung** kann an die tatsächliche Verträglichkeit der Behandlung angepasst werden:

- z. B. zunächst 2 ×/Woche 1 – 2 Amp. à 2 ml, s. c. (Präparate: **Tab. 15.2**, S. 160)
- falls notwendig: Steigerung auf tägliche Applikation
- falls weiter notwendig: zusätzlich an den Tagen mit Chemotherapie 10 ml i. v., spätestens 1 h vor der Zytostatikagabe

Psychoonkologie

Grundsätzlich gelten die allgemeinen Richtlinien psychoonkologischer Therapien (s. Kap. 16.3.1, S. 172). Konkret sind in diesem Fall folgende Maßnahmen angezeigt:

- Das **psychosoziale Belastungsprofil** der Patientin erheben.
- Ausgehend von der primären Verschleppung der Diagnose in der Krankheitsverarbeitung und den Hinweisen auf bestehende Ängste vorrangig **Ängste** und **depressive Verstimmungen** abklären und situationsbezogene Verarbeitungsstrategien aufbauen.
- Aufgrund der speziellen sozialen Situation ggf. eine **Gruppentherapie** oder **Psychoedukation** empfehlen, damit die Patientin im sozialen Kontext lernt, Probleme auszusprechen und Lösungswege zu suchen.
- Art der Schlafstörungen ermitteln und **verhaltenstherapeutische Strategien** zur Behandlung unter Einbeziehung von Entspannungstechniken anbieten.
- Im Hinblick auf die sozial zurückgezogene Situation der Patientin für die Nachsorge ggf. auch eine **Selbsthilfegruppe** empfehlen.
- Insgesamt gesehen erscheint eine **stationäre Rehabilitationsmaßnahme** indiziert.

Sport und Bewegungstherapie

Grundsätzlich gelten die allgemeinen Richtlinien bewegungstherapeutischer Maßnahmen (s. Kap. 18.2.1, S. 194 f.). Für diesen Fall sind folgende Maßnahmen angezeigt:

- Erheben eines **physischen Belastungsprofils** der Patientin
- in Abhängigkeit von der kardialen Belastbarkeit und bei guter Therapieverträglichkeit:
  - unter kardiologischer Kontrolle ein leichtes Ausdauertraining als extensives Intervalltraining, z. B. als Gehtraining
  - Hockergymnastik mit Übergang zur Ganzkörpergymnastik zur Mobilisation des Schultergelenks und eine Haltungsschulung (s. **Tab. 18.2**, S. 193).
  - rehabilitatives Kraftaufbautraining zum Aufbau eines Muskelkorsetts
  - nach der Chemo-/Strahlentherapie und abgeschlossener Wundheilung Wassergymnastik bzw. Schwimmtraining

- Vorschlag zur Teilnahme an einer **Krebsnachsorge-Sportgruppe** nach Abschluss der Chemo-/Strahlentherapie

Traditionelle Chinesische Medizin

- Die derzeit bestehenden Ängste und Schlafstörungen können mit **Qigong-Übungen** effektiv behandelt weden, die Patientin kann die Wirksamkeit nach wenigen Wochen selbst beurteilen. Für die Wundheilungsstörungen am linken Arm wären äußerlich anzuwendende Dekokte je nach Befund möglich, die Beweglichkeit wird sich ebenfalls durch die Qigong-Übungen bessern.
- Sollten sich im Verlauf der Therapie **Störungen der Funktionskreise von Herz** oder **Magen und Milz** ergeben, können diese mit **Dekokten** behandelt werden.
- Möglich wäre hier eine Behandlung **in den Therapiepausen** der 3-wöchigen Zyklen, wobei ein ausreichender Abstand zur nachfolgenden Therapie einzuhalten ist. Dieser ist abhängig vom eingesetzten Dekokt und erfolgt unter Beachtung der allgemeinen Therapierichtlinien (s. Kap. 19.3.1, S. 205 f.).
- Geeignet ist der Einsatz von Dekokten v. a. im **Anschluss an die Standardtherapie**, um die Patientin zu stabilisieren und verbliebene Störungen zu behandeln.

Literatur

Goodwin J, Ennis M, Pritchard KI et al. Frequency of vitamin D (Vit D) deficiency at breast cancer (BC) diagnosis and association with risk of distant recurrence and death in prospective cohort study of T 1 – 3, N0-1, M0 BC. J Clin Oncol 2008; 26 (Suppl.): 9 – 10

Roche H, Fumoleau P, Spielmann M et al. Sequential adjuvant epirubicin-based and docetaxel chemotherapy for node-positive breast cancer patients: the FNCLCC PACS 01 Trial. J Clin Oncol 2006; 24: 5664 – 5671

29 Fall 9 Adjuvante Chemotherapie und konsekutive Radiotherapie des Mammakarzinoms

Diagnose und bisheriger Krankheitsverlauf

Eine 64-jährige, postmenopausale Patientin tastet selber einen suspekten Knoten in der rechten Brust. Die daraufhin aufgesuchte Frauenärztin bestätigt den Tastbefund und findet im Ultraschall ein unregelmäßig begrenztes, hypodenses Areal. Eine Mammografie erhärtet den Befund, und die später durchgeführte Stanzbiopsie ergibt die histologische Diagnose eines infiltrierenden duktalen Karzinoms der rechten Mamma. Die Raumforderung kann brusterhaltend und mit Axilladissektion rechts operiert werden. Es ergibt sich die histopathologische Klassifikation pT 1, N 0 (0/14), M 0, G 3 sowie der Hormonrezeptorstatus: ER 6/12, PR 8/12, Her2/neu-Score 1+(negativ). Auf Wunsch der sehr gut informierten Patientin wurde perioperativ die Bestimmung der Proteasen uPA und PAI-1 aus dem nativen Tumorgewebe durchgeführt. Beide Proteasen waren erhöht. Diese Konstellation geht mit einem erhöhten Rezidivrisiko auch bei nodal negativen Patientinnen einher (Deutsche AGO Leitlinien und Empfehlung der American Society of Clinical Oncology [ASCO]).

Anamnese, Krankengeschichte, Lebensstil

Die 64-jährige Patientin beschreibt in ihrer Vorgeschichte eine medikamentös gut eingestellte arterielle Hypertonie und eine diätetisch und medikamentös behandelte Fettstoffwechselstörung. Sie ist bei einer Größe von 1,60 m und einem Gewicht von 67 kg leicht übergewichtig (BMI = 26,2 kg/m^2). Kardiale Probleme bestehen nicht. Sie wurde vor kurzer Zeit wegen unklarer thorakaler Beschwerden intensiv kardiologisch untersucht (UKG, EKG, Cardio-CT ohne Nachweis von Koronarkalk). Ihre Ernährungsweise zeichnet sich durch eine tägliche und hohe Zufuhr von Süßigkeiten und Fertigprodukten aus. Sie nimmt eher wenig Gemüse und Obst zu sich. Den mehrfachen ärztlichen Aufforderungen zu einer geeigneten leichten sportlichen Betätigung wollte sie bisher nicht so recht nachkommen.

Aktuelle Problematik, klinische Symptomatik

Postoperativ bestehen ein kleines Serom im Bereich der Narbe der Axilladissektion sowie ein geringgradiges Lymphödem des rechten Oberarms. Die Pa-

Tab. 29.1	6 ×FEC 100 (Bonneterre et al. 2005).		
5-FU	500 mg/m²	Bolus, i. v.	Tag 1
Epirubicin	100 mg/m²	10-min-Infusion, i. v.	Tag 1
Cyclophosphamid	500 mg/m²	1-h-Infusion, in 5%iger Glukoselösung	Tag 1
Behandlungsintervall	Wiederholung Tag 22		
Strahlentherapie bei brusterhaltender OP	nach Abschluss der Chemotherapie Ziel: Brust und die darunter liegende Thoraxwand Zielvolumen: 45 – 55 Gy, 1,8 – 2 Gy/d, ggf. Boost im Bereich des Tumorbetts (10 Gy)		

tientin ist beunruhigt und befürchtet die Nebenwirkungen der ihr vorgeschlagenen Chemotherapie und der darauf folgenden Strahlentherapie.

Therapiekonzept

Die Patientin wurde postoperativ im regionalen Tumor-Board besprochen. Nach Ausschluss aller Risikofaktoren und unter Berücksichtigung der erhöhten Proteasen uPA und PAI-1 wurde ihr – trotz negativem Nodalstatus – eine adjuvante Chemotherapie mit 6 Zyklen FEC 100, eine Strahlentherapie des Operationsgebiets und eine antihormonelle Therapie mit Tamoxifen und nach 2 – 3 Jahren einen Wechsel auf Aromatasehemmer über einen Gesamtzeitraum von 5 Jahren empfohlen (**Tab. 29.1**).

Toxizitätsprofil

Das mögliche Nebenwirkungsprofil der im Rahmen des FEC-100-Protokolls eingesetzten Substanzen 5-FU, Epirubicin und Cyclophosphamid entspricht den Darstellungen in Fall 8 (S. 282 f.). Bei insgesamt 6 Zyklen FEC ist die kumulative Dosis des Anthrazyklins Epirubicin mit 600 mg/m² fast schon grenzwertig. Ein sorgfältiges **kardiologisches Monitoring** (UKG, EKG, Symptomatik) ist vor, während und nach der Therapie dringend erforderlich.

Konventionelle supportive Therapie

- antiemetische Therapie
- Prophylaxe der akuten Zystitis unter Cyclophosphamid mit Mesna
- hämatopoetische Wachstumsfaktoren je nach Indikation (s. Leitlinien)

Interaktionen mit Mikronährstoffen, Nebenwirkungsmanagement

Grundsätzlich liegen in diesem Fall dieselben Grundproblematiken vor wie in Fall 8 (S. 283 f.) und das komplementärmedizinische Nebenwirkungsmanagement umfasst auch hier den supportiven bzw. zytoprotektiven Einsatz von L-Carnitin 2 – 4 g als Kurzinfusion in 250 ml 0,9 %iger NaCl-Lösung **vor der Gabe des Anthrazyklins Epirubicin** sowie die orale oder intravenöse Gabe von 1000 µg Natriumselenit vor Chemotherapie.

Ergänzend sind zusätzliche Gaben von Natriumselenit zu berücksichtigen, um die radiogenen Nebenwirkungen zu reduzieren (s. Fall 5, S. 261 f.).

Komplementäre Therapiemaßnahmen

- **labordiagnostische Kontrolle** des Selen- und Vitamin-D-Status sowie des Vitamin- und Mineralstoffhaushalts (Vollblut):
  - Optimierung des Selenspiegels im Vollblut: Zielwert 140 µg/l
  - Optimierung des Vitamin-D-Status (Calcidiol im Serum): Zielwert 80 – 160 nmol/l
- adäquate Basisversorgung mit **bilanzierten Mikronährstoffen** (v. a. Vitamin D, Selen, Koenzym Q_{10})
- anorganisches **Natriumselenit** direkt vor Chemotherapie (1000 µg, p. o., oder in 100 ml 0,9 %iger NaCl-Lösung, i. v.); Erhaltungsdosis: 300 – 500 µg/d an chemotherapiefreien Tagen – adaptiert an Selenspiegel
- **L-Carnitin** 2 – 4 g als Kurzinfusion in 250 ml 0,9 %iger NaCl-Lösung **unbedingt vor** Applikation des Anthrazyklins; zusätzlich 2 – 3 g L-Carnitin/d, p. o. (z. B. als Carnitintartrat)
- **Koenzym Q_{10}** (Ubichinon/-ol) 100 – 300 mg/d, p. o.
- **xenogene Peptide**, z. B. als Factor AF2, 3 × 2 ml, s.c oder i. m., wöchentlich, begleitend zur Chemotherapie
- **begleitend zur Strahlentherapie** (nach Abschluss der Chemotherapie): hoch dosiertes Natriumselenit 500 – 1000 µg/d, 1 h vor Strahlentherapie – adaptiert an Selenspiegel (14-tägige Kontrolle)

Weitere komplementärmedizinische Maßnahmen und Methoden

Klassische Naturheilverfahren

- nach Abschluss der Akuttherapie **stationäre Ordnungstherapie** zum Erlernen von stabilisierenden Selbsthilfemaßnahmen mit den Schwerpunkten
  - Bewegung (Ausdauertraining)
  - Ernährung (mediterrane Vollwertkost)

- **Stabilisierung des Immunsystems** (Wechselgüsse, Atemübungen, „Organisation" des Wach-Schlaf-Rhythmus)

Ernährungstherapie

- Die Patientin ist mit einem BMI von 26,2 kg/m² **leicht übergewichtig** und leidet weder unter Appetitlosigkeit noch unter Gewichtsverlust. Eine Ernährungstherapie ist deshalb nicht notwendig. Mithilfe der BIA-Messung kann überprüft werden, ob Körperzellmasse, Körperfett und Extrazellulärmasse ebenfalls innerhalb der Normalbereiche liegen.
- Während der Tumortherapie sollte eine **regelmäßige Überprüfung des Ernährungszustands** erfolgen (Gewichtsbestimmung, BIA-Messung, Abfrage der Nahrungsaufnahme), um einer diesbezüglichen Verschlechterung frühzeitig entgegenwirken zu können.
- Im Rahmen der Tertiärprävention ist eine Ernährungsberatung hinsichtlich **gesunder Mischkost** sinnvoll.

Enzyme

- Therapiebegleitend kann die Supplementierung einer Kombination von proteolytischen Enzymen erfolgen (z. B. Papain 90 mg, Trypsin 48 mg, Chymotrypsin 40 mg und Selen 8 µg/Tabl.: 3 × 2 Tabl. täglich **oder** Bromelain 100 mg, Papain 100 mg und lektinreicher Linsenextrakt 5 mg/Tabl.: 2 × 2 Tabl. täglich).
- Enzymkombinationen ohne Bromelain sollten durch ein Bromelainpräparat im Dosierungsbereich von 200 – 400 mg Bromelain/d ergänzt werden (Präparate: **Tab. 10.1**, S. 103).
- Enzympräparate sollten mindestens 30 – 45 min vor bzw. 1,5 h nach dem Essen eingenommen werden.

Hyperthermie

- über die gesamte Strahlentherapiezeit jeden 2. Tag **lokoregionale Hyperthermie**
- am Tag 2 und 4 **moderate Ganzkörperhyperthermie** (wenn apparative Ausstattung vorhanden)

Immundiagnostik

- NK-Funktionstest
- ITT (T-Zellfunktion)
- immunitätsmodulierende Faktoren: Glutathion, TGF-β
- Entzündungsmarker: CRPs, sIL2r, TNF-α

Mikrobiologische Therapie

- **Mukosaschutz/komplementäre Therapie bei Mukositis:**
  - regelmäßige Einnahme hochkonzentrierter, stoffwechselaktiver Milchsäurebildner in Verbindung mit Colipeptiden zur Stabilisierung des mikroökologischen Darmmilieus, Immunmodulation und zum Mukosaschutz (Vorgehen s. Begleittherapie: **Tab. 13.3**, S. 138)
  - regelmäßige Ballaststoffaufnahme
  - ggf. begleitende Substitution von Glutamin, Zink und Dexpanthenol bei erhöhter Schleimhautpermeabilität (erhöhtes α-1-Antitrypsin im Stuhl)
  - bevorzugter Verzehr milchsauer vergorener Nahrungsmittel oder Getränke
  - allgemeine Ernährungsumstellung
- **Diagnostik**:
  - Florastatus
  - α-1-Antitrypsin im Stuhl
  - Calprotectin im Stuhl
  - sIgA im Stuhl

Misteltherapie

- Eine Misteltherapie könnte in diesem Fall bereits in den 3-wöchigen **Pausen der Chemotherapiezyklen** eingesetzt werden; während der Bestrahlung absetzen und xenogene Peptide geben.
- **Dosierung:** z. B. 2 ×/Woche 1 Amp. lektinnormierter Mistelextrakt, s. c. an der Bauchdecke
- **Ziel:** Immunstimulation, Behandlung der Fatigue-Symptomatik und Verbesserung der Lebensqualität

Xenogene Peptide

- Begleitend zur Chemo- und Radiotherapie empfiehlt sich die Anwendung von **Leber-Milz-Peptiden** (Antiemese).
- Die **Dosierung** kann an die tatsächliche Verträglichkeit der Behandlung angepasst werden:
  - z. B. zunächst 2 ×/Woche 1 – 2 Amp. à 2 ml, s. c. (Präparate: **Tab. 15.2**, S. 160)
  - falls notwendig: Steigerung auf tägliche Applikation
  - falls weiter notwendig: zusätzlich an den Tagen mit Chemotherapie 10 ml i. v., spätestens 1 h vor der Zytostatikagabe

Psychoonkologie

Grundsätzlich gelten die allgemeinen Richtlinien psychoonkologischer Therapien (s. Kap. 16.3.1, S. 172). Konkret sind in diesem Fall folgende Maßnahmen angezeigt:

- Das individuelle **psychosoziale Belastungsprofil** der Patientin ermitteln.
- Die **behandlungsbezogenen Ängste** im Rahmen eines kognitiv-verhaltenstherapeutischen Ansatzes bearbeiten:
  - Erarbeiten von Selbstkontrollstrategien und Selbstinstruktionen
  - Erlernen einer Entspannungstechnik
- Auf mögliche Anzeichen einer **depressiven Krankheitsverarbeitung** achten.
- In Anbetracht der bisher offensichtlich recht geringen Änderungsbereitschaft der Patientin in Bezug auf ihren Lebensstil (Ernährung, Bewegung) verstärkt an einem **individuellen Gesundheitsförderungsplan** arbeiten, der die Motivation und Selbstverantwortung für die eigene Gesundheit aufgrund des Einschnitts der Diagnose in den Mittelpunkt rückt.
- Aufgrund der Gesamtsituation ist eine **stationäre Rehabilitationsmaßnahme** zu empfehlen, bei der ein auf die Bedürfnisse der Patientin abgestimmtes umfassendes und integriertes Programm mit psychosozialem Schwerpunkt zu erarbeiten ist.

Sport und Bewegungstherapie

Grundsätzlich gelten die allgemeinen Richtlinien bewegungstherapeutischer Maßnahmen (s. Kap. 18.2.1, S. 194 f.). Für diesen Fall sind folgende Maßnahmen angezeigt:

- Erheben eines **physischen Belastungsprofils** der Patientin und Abklären der sportlichen Vorerfahrung
- in Abhängigkeit von der kardialen Belastbarkeit und bei guter Therapieverträglichkeit:
  - unter kardiologischer Kontrolle ein leichtes Ausdauertraining zu Beginn als extensives Intervalltraining, z. B. als moderates Gehtraining
  - Hockergymnastik mit Übergang zur Ganzkörpergymnastik mit wiederholten Pumpübungen der Hände zur Förderung des lymphatischen Rückstroms
  - Thoraxgymnastik und Haltungsschulung (s. **Tab. 18.2**, S. 193).
  - nach der Chemo-/Strahlentherapie Wassergymnastik (in brusttiefem Wasser, Arme vorwiegend unterhalb der Wasseroberfläche)
- Vorschlag zur Teilnahme an einer **Krebsnachsorge-Sportgruppe** nach Abschluss der Chemo-/Strahlentherapie

Traditionelle Chinesische Medizin

- Bestehende Unruhe und Ängste können mit **Qigong-Übungen** effektiv behandelt weden, die Patientin kann die Wirksamkeit nach wenigen Wochen selbst beurteilen. Auch für das Lymphödem sind Qigong-Übungen, insbesondere in Verbindung mit **TuiNa-Massagetechniken** hilfreich. Eine Stabilisierung der psychischen Situation erfolgt meist nach wenigen Wochen, ebenso eine Besserung des Lymphödems.
- Sollten sich im Verlauf der Therapie **Störungen der Funktionskreise von Herz** oder **Magen und Milz** ergeben, können diese mit **Dekokten** behandelt werden.
- Möglich wäre hier eine Behandlung **in den Therapiepausen** der 3-wöchigen Zyklen, wobei ein ausreichender Abstand zur nachfolgenden Therapie einzuhalten ist. Dieser ist abhängig vom eingesetzten Dekokt und erfolgt unter Beachtung der allgemeinen Therapierichtlinien (s. Kap. 19.3.1, S. 205 f.).
- Geeignet ist der Einsatz von Dekokten v. a. im **Anschluss an die Standardtherapie**, um die Patientin zu stabilisieren und verbliebene Störungen zu behandeln.

Literatur

Bonneterre J, Roché H, Kerbrat P et al. Epirubicin increases long-term survival in adjuvant chemotherapy of patients with poor-prognosis, node-positive, early breast cancer: 10-year follow-up results of the French Adjuvant Study Group 05 randomized trial. J Clin Oncol 2005; 23: 2686 – 2693

30 Fall 10 Adjuvante Chemoimmuntherapie des Mammakarzinoms

Diagnose und bisheriger Krankheitsverlauf

Im Rahmen der für die 59-jährige Patientin üblichen Routinuntersuchungen tastet der Frauenarzt einen derben, suspekten Knoten in der rechten Brust. Er führt eine Ultraschalluntersuchung durch, die eine unregelmäßig begrenzte hypoisodense Struktur zeigt, die sich in der dann umgehend angeschlossenen Mammografie bestätigt. Es wird der hochgradige Verdacht auf ein Mammakarzinom geäußert. Wegen der Größe der Raumforderung (3,8 cm Sonografie) wird eine modifizierte, radikale Mastektomie mit Schnellschnittdiagnostik, die die maligne Verdachtsdiagnose bestätigt, durchgeführt. Eine Axilladissektion in den Leveln I und II wird angeschlossen. Die histologische Untersuchung ergibt zwei befallene axilläre Lymphknoten. Die endgültige Tumorklassifikation wird mit T 2, N 1 (2/12), M 0, G 3, ER 2/12, PR 2/12, Her2/neu-Score 3+ festgelegt.

Anamnese, Krankengeschichte, Lebensstil

Die 59-jährige Patientin hat zwei gesunde Söhne und kann über keine wesentlichen Vorerkrankungen berichten. Sie bewegt sich gerne und nimmt seit vielen Jahren an einer regelmäßigen Laufgruppe des lokalen Sportvereins teil. Sie hat mit 59 kg bei einer Größe von 1,72 m Normalgewicht (BMI = 19,9 kg/m^2) und achtet sehr auf eine gesunde Ernährung. Darunter versteht sie eine frischkost-, obst- und gemüsereiche Kost mit maximal zwei Fleischportionen in der Woche. Die Patientin ist schon immer Nichtraucherin.

Aktuelle Problematik, klinische Symptomatik

Auch postoperativ befindet sich die Patientin in einem guten Allgemeinzustand. Die Wundheilung schreitet gut voran. Sie klagt lediglich über eine noch bestehende Einschränkung der Beweglichkeit des rechten Arms als Folge des operativen Eingriffs.

Therapiekonzept

Das adjuvante Therapiekonzept wurde in der interdisziplinären Tumorkonferenz des operierenden Krankenhauses diskutiert. Ausschlaggebend für die Entscheidung zu 6 Zyklen TAC war der Befall von zwei Lymphknoten und der

Tab. 30.1 TAC und Trastuzumab (Nabholtz et al. 2002).

Docetaxel	75 mg/m^2	1-h-Infusion, i. v.	Tag 1
Doxorubicin	50 mg/m^2	Bolus, i. v.	Tag 1
Cyclophosphamid	500 mg/m^2	1-h-Infusion, in 5% iger Glukoselösung	Tag 1
Trastuzumab	Loading	4 mg/kg (1. Gabe)	
	ab 2. Gabe	2 mg/kg	1 ×/Woche für 1 Jahr

postmenopausale Status der Patientin. Für diese Konstellation konnte in der Publikation von Nabholtz et al. (2002) ein Überlebensvorteil im Vergleich zur Therapie mit 6 Zyklen FAC dokumentiert werden. Die Überexpression des Her2/neu-Antigens (Score 3+) bedingt die nachfolgende Immuntherapie mit dem monoklonalen Antikörper Trastuzumab 1 ×/Woche über einen Zeitraum von 12 Monaten (**Tab. 30.1**). Mehrere aktuelle Studien belegen ein deutlich vermindertes Rezidivrisiko und eine verlängerte Überlebenszeit durch den adjuvanten Einsatz von Trastuzumab (HERA-Studie).

Toxizitätsprofil

Beim TAC-Protokoll kommen neben dem Anthrazyklin Doxorubicin die alkylierende Substanz Cyclophosphamid und das Taxan Docetaxel zum Einsatz. Grundsätzlich ist auch hier mit additiven toxischen Effekten zu rechnen.

Im Vordergund steht sicher das **kardiotoxische Potenzial von Doxorubicin**. Mit 6 Zyklen TAC wird eine kumulative Gesamtdosis von 300 mg/m^2 Doxorubicin erreicht. Die kritische kumulative Schwellendosis liegt etwa bei 550 – 600 mg/m^2. Prinzipiell besitzen sowohl Cyclophosphamide als auch Docetaxel ein sich addierendes kardiotoxisches Potenzial.

Auch durch die nach der Chemotherapie für 1 Jahr erfolgende Rezeptorblockade durch **Trastuzumab** kann eine **Schädigung des Myokards** verstärkt werden. Interessanterweise verfügt Trastuzumab über keine eigene substanzspezifische Kardiotoxizität wie z. B. Doxorubicin, sondern verhindert durch die Rezeptorblockade u. a. an den Myokardzellen natürliche körpereigene Reparaturvorgänge. Ein entsprechend engmaschiges **kardiologisches Monotoring** (EKG, UKG) ist vor und während der ganzen adjuvanten Therapiephase dringend erforderlich.

Der Einsatz von **Cyclophosphamid** kann prinzipiell mit dem Auftreten einer **akuten Zystitis** einhergehen. Deshalb ist hier, auch bei der relativ niedrigen Dosis, der Einsatz von Mesna zur Zystitisprophylaxe erforderlich.

Die Gabe von **Docetaxel** kann zu Flüssigkeitsretention, Stomatitis und peripherer Neuropathie und grippeähnlichen Symptomen führen.

Alle drei Kombinationspartner sind **hämatotoxisch**, sodass eine enge Kontrolle des Blutbilds notwendig ist.

Konventionelle supportive Therapie

- antiemetische Therapie
- Prophylaxe der akuten Zystitis unter Cyclophosphamid mit Mesna
- hämatopoetische Wachstumsfaktoren je nach Indikation
- Prämedikation mit Docetaxel, z. B. 2 × 8 mg Dexamethason, Beginn am 1. Tag vor Docetaxelapplikation (s. Leitlinien)

Interaktionen mit Mikronährstoffen, Nebenwirkungsmanagement

Das therapeutische/prophylaktische Therapiekonzept sieht die gleichen komplementären zytoprotektiven Maßnahmen, wie sie in Fall 8 (S. 282 f.) und 9 (S. 291) beschrieben wurden, vor: den Einsatz von L-Carnitin 2 – 4 g in 250 ml 0,9 %iger NaCl-Lösung als Kurzinfusion **vor Applikation von Doxorubicin**, die pharmakologisch dosierte Gabe von Natriumselenit (1000 µg in 100 ml 0,9 % iger NaCl-Lösung) vor Chemotherapie und die begleitende orale Gabe von 100 – 300 mg Koenzym Q_{10}.

Ergänzend ist eine Vitamin-C-Hochdosis-Infusions-Therapie zu berücksichtigen, um therapieassoziierte Nebenwirkungen wie Müdigkeit und nachlassende Leistungsfähigkeit zu reduzieren (s. Kap. 9.2, S. 98 f.).

Hinweis *Eine adjuvante Vitamin-C-Hochdosis-Infusions-Therapie (z. B. 60 g Vitamin C, 1 – 2 ×/Woche, in 800 – 1000 ml Ringer-Laktat-Lösung, langsam i. v.: 0,5 g Vitamin C/min) ist nach Ausschluss eines G6PD-Mangels in Erwägung zu ziehen. Dabei wird empfohlen, die Vitamin-C-Infusions-Therapie zeitversetzt zur Chemotherapie durchzuführen (Gröber 2007).*

Komplementäre Therapiemaßnahmen

- **labordiagnostische Kontrolle** des Selen- und Vitamin-D-Status sowie des Vitamin- und Mineralstoffhaushalts (Vollblut):
  - Optimierung des Selenspiegels im Vollblut: Zielwert 140 µg/l
  - Optimierung des Vitamin-D-Status (Calcidiol im Serum): Zielwert 80 – 160 nmol/l
- adäquate Basisversorgung mit **bilanzierten Mikronährstoffen** (v. a. Vitamin D, Selen, Koenzym Q_{10})
- anorganisches **Natriumselenit** direkt vor Chemotherapie (1000 µg, p. o., oder in 100 ml 0,9 %iger NaCl-Lösung, i. v.); Erhaltungsdosis: 300 – 500 µg/d an chemotherapiefreien Tagen – adaptiert an Selenspiegel

- **L-Carnitin** 2 – 4 g als Kurzinfusion in 250 ml 0,9 %iger NaCl-Lösung **unbedingt vor** Applikation des Anthrazyklins; zusätzlich 2 – 3 g L-Carnitin/d, p. o. (z. B. als Carnitintartrat)
- **Koenzym Q_{10}** (Ubichinon/-ol) 100 – 300 mg/d, p. o.
- **xenogene Peptide**, z. B. als Factor AF2, 3 × 2 ml, s.c oder i. m., wöchentlich, begleitend zur Chemotherapie
- **begleitend zur Strahlentherapie** (nach Abschluss der Chemotherapie): hoch dosiertes Natriumselenit 500 – 1000 µg/d, 1 h vor Strahlentherapie – adaptiert an Selenspiegel (14-tägige Kontrolle)

Weitere komplementärmedizinische Maßnahmen und Methoden

Klassische Naturheilverfahren

- **Stabilisierung des Immunsystems** durch physikalische Maßnahmen (Wechselgüsse, Atemübungen, Sauna)
- **Prophylaxe/Therapie Neurotoxizität** durch physikalische („Eis-Lolli" bzw. Eisabreibungen, kalte Schlauchgüsse) und elektrotherapeutische Maßnahmen (TENS, eventuell Wasser-TENS)

Ernährungstherapie

- Die Patientin ist mit einem BMI von 19,9 kg/m^2 **normalgewichtig**, allerdings an der unteren Grenze zur Mangelernährung. Sie leidet weder unter Appetitlosigkeit noch unter Gewichtsverlust. Eine Ernährungstherapie ist deshalb nicht notwendig. Mithilfe der BIA-Messung kann überprüft werden, ob Körperzellmasse, Körperfett und Extrazellulärmasse ebenfalls innerhalb der Normalbereiche liegen.
- Während der Tumortherapie sollte eine **regelmäßige Überprüfung des Ernährungszustands** erfolgen (Gewichtsbestimmung, BIA-Messung, Abfrage der Nahrungsaufnahme), um einer diesbezüglichen Verschlechterung frühzeitig entgegenwirken zu können.

Enzyme

- Therapiebegleitend kann die Supplementierung einer Kombination von proteolytischen Enzymen erfolgen (z. B. Papain 90 mg, Trypsin 48 mg, Chymotrypsin 40 mg und Selen 8 µg/Tabl.: 3 × 2 Tabl. täglich **oder** Bromelain 100 mg, Papain 100 mg und lektinreicher Linsenextrakt 5 mg/Tabl.: 2 × 2 Tabl. täglich).

- Enzymkombinationen ohne Bromelain sollten durch ein Bromelainpräparat im Dosierungsbereich von 200 – 400 mg Bromelain/d ergänzt werden (Präparate: **Tab. 10.1**, S. 103).
- Enzympräparate sollten mindestens 30 – 45 min vor bzw. 1,5 h nach dem Essen eingenommen werden.

Hyperthermie

- am Tag 2 und 4 **lokoregionale Hyperthermie**
- kombiniert mit **moderater Ganzkörperhyperthermie** (wenn apparative Ausstattung vorhanden)

Immundiagnostik

- NK-Funktionstest
- ITT (T-Zellfunktion)
- Nachweis disseminierter Tumorzellen (CK/ER/PR/Her2)
- immunitätsmodulierende Faktoren: Glutathion, TGF-β
- Entzündungsmarker: CRPs, IL-8, sIL2r, TNF-α

Mikrobiologische Therapie

- **Mukosaschutz/komplementäre Therapie bei Mukositis:**
  - regelmäßige Einnahme hochkonzentrierter, stoffwechselaktiver Milchsäurebildner in Verbindung mit Colipeptiden zur Stabilisierung des mikroökologischen Darmmilieus, Immunmodulation und zum Mukosaschutz (Vorgehen s. Begleittherapie: **Tab. 13.3**, S. 138)
  - regelmäßige Ballaststoffaufnahme
  - ggf. begleitende Substitution von Glutamin, Zink und Dexpanthenol bei erhöhter Schleimhautpermeabilität (erhöhtes α-1-Antitrypsin im Stuhl)
  - bevorzugter Verzehr milchsauer vergorener Nahrungsmittel oder Getränke
  - allgemeine Ernährungsumstellung
- **Diagnostik**:
  - Florastatus
  - α-1-Antitrypsin im Stuhl
  - Calprotectin im Stuhl
  - sIgA im Stuhl

Misteltherapie

- Eine Misteltherapie könnte in diesem Fall bereits in den 3-wöchigen **Pausen der Chemotherapiezyklen** eingesetzt werden.

- **Dosierung:** z. B. 2 ×/Woche 1 Amp. lektinnormierter Mistelextrakt, s. c. an der Bauchdecke
- **Ziel:** Immunstimulation, Behandlung der Fatigue-Symptomatik und Verbesserung der Lebensqualität

Xenogene Peptide

- Begleitend zur Chemotherapie empfiehlt sich die Anwendung von **Leber-Milz-Peptiden** (Antiemese).
- Die **Dosierung** kann an die tatsächliche Verträglichkeit der Behandlung angepasst werden:
  - z. B. zunächst 2 ×/Woche 1 – 2 Amp. à 2 ml, s. c. (Präparate: **Tab. 15.2**, S. 160)
  - falls notwendig: Steigerung auf tägliche Applikation
  - falls weiter notwendig: zusätzlich an den Tagen mit Chemotherapie 10 ml i. v., spätestens 1 h vor der Zytostatikagabe

Psychoonkologie

Grundsätzlich gelten die allgemeinen Richtlinien psychoonkologischer Therapien (s. Kap. 16.3.1, S. 172). Konkret sind in diesem Fall folgende Maßnahmen angezeigt:

- Klären, wie stark die aktuelle Erkrankungssituation die Patientin belastet, und dabei das infolge der Operation veränderte **Körperselbstbild** fokussieren.
- Aufgrund der Vorgeschichte und des bisherigen Gesundheitsverhaltens mögliches **Hadern** oder **depressive Formen** der Krankheitsverarbeitung eruieren und die Sinnhaftigkeit aktiver Bemühungen stützen.
- Abklären, inwieweit die familiäre Situation der Patientin hinreichende **soziale Unterstützung** bei der Krankheitsverarbeitung bietet.
- Den **Angehörigen** psychosoziale Beratung anbieten.

Sport und Bewegungstherapie

- Grundsätzlich gelten die allgemeinen Richtlinien bewegungstherapeutischer Maßnahmen (s. Kap. 18.2.1, S. 194 f.). Für diesen Fall sind folgende Maßnahmen angezeigt:
- Erheben eines **physischen Belastungsprofils** der Patientin
- in Abhängigkeit von der kardialen Belastbarkeit und bei guter Therapieverträglichkeit:
  - Hockergymnastik zur Mobilisation des Schultergelenks
  - Haltungsschulung (s. **Tab. 18.2**, S. 193)
  - sanfte Bewegungsformen, z. B. eine leichte Ganzkörpergymnastik, Qigong, Tai-Chi oder Tanztherapie

- **Nach Abschluss der Chemotherapie** kann mit steigender kardialer Belastbarkeit unter engmaschiger kardiologischer Kontrolle ein leichtes Ausdauertraining aufgenommen werden. Zu Beginn eignen sich z. B. moderates Gehtraining oder Nordic Walking.
- Bei ausreichender Belastbarkeit sollte eine erneute Teilnahme an der **Laufgruppe** angestrebt werden. Sie kann durch ein rehabilitatives Fitnesstraining ergänzt werden.
- Vorschlag zur Teilnahme an einer **Krebsnachsorge-Sportgruppe**

Traditionelle Chinesische Medizin

- Derzeit besteht postoperativ eine Bewegungseinschränkung des rechten Arms. Diese kann mit **Qigong-Übungen** effektiv behandelt weden, die Patientin kann die Wirksamkeit nach wenigen Wochen selbst beurteilen. Weitere behandlungsbedürftige Beschwerden liegen nicht vor.
- Sollten sich im Verlauf der Therapie **Störungen der Funktionskreise von Herz** oder **Magen und Milz** ergeben, können diese mit **Dekokten** behandelt werden.
- Möglich wäre hier eine Behandlung **in den Therapiepausen** der 3-wöchigen Zyklen, wobei ein ausreichender Abstand zur nachfolgenden Therapie einzuhalten ist. Dieser ist abhängig vom eingesetzten Dekokt und erfolgt unter Beachtung der allgemeinen Therapierichtlinien (s. Kap. 19.3.1, S. 205 f.).
- Geeignet ist der Einsatz von Dekokten v. a. im **Anschluss an die Standardtherapie**, um die Patientin zu stabilisieren und verbliebene Störungen zu behandeln.

Literatur

Gröber U. Vitamin-C-Hochdosisinfusionstherapie beim Mammakarzinom. Dtsch Z Onkol 2007; 39: 80 – 81

Nabholtz JM, Reese DM, Lindsay MA et al. HER2-positive breast cancer: update on Breast Cancer International Research Group trials. Clin Breast Cancer 2002; 3 (Suppl. 2): S 75 – 79 [review]

31 Fall 11 Rezidivtherapie des metastasierten kolorektalen Karzinoms

Diagnose und bisheriger Krankheitsverlauf

Ein 56-jähriger Mann klagt seit einigen Wochen über eine ihm unklare Schwäche und nachlassende Leistungsfähigkeit. Gelegentlich bestehen nahrungsunabhängige Bauchschmerzen. Er sucht seinen Hausarzt auf, der neben einer gründlichen körperlichen eine Laboruntersuchung sowie wegen der Bauchschmerzen eine Sonografie des Abdomens durchführt. Bei der Sonografie fallen ihm neben der deutlich vergößerten Leber multiple intrahepatische ovaläre hypodense Strukturen auf, die ihn an Metastasen erinnern. Zur weiterführenden Diagnostik wird ein CT des Abdomens und Beckens durchgeführt. Diese Untersuchung bestätigt den dringenden Verdacht auf eine Lebermetastasierung. Weiterhin fallen noduläre Verdichtungen auf, die am ehesten einer Peritonealkarzinose entsprechen. Durch die im Anschluss durchgeführte Koloskopie wird ein noch nicht stenosierendes Sigmakarzinom auch bioptisch und histologisch gesichert. Chirurgisch wird eine radikale Sigmaresektion durchgeführt. Intraoperativ wird eine Biopsie aus mehreren Lebermetastasen entnommen. Diese lassen sich einem Adenokarzinom des Sigmas zuordnen. Das Sigmakarzinom wird als T 3, N 2, M 1 (hepatisch), G 2, Dukes D klassifiziert. Eine KRAS-Mutation (KRAS: Kirsten rat sarcoma 2 viral oncogene homolog) konnte ausgeschlossen werden, es liegt der nicht mutierte Wildtyp vor.

Anamnese, Krankengeschichte, Lebensstil

Der Patient leidet seit 15 Jahren an einem medikamentös schlecht einzustellenden arteriellen Hypertonus. Wegen unklarer thorakaler Beschwerden wurde vor 2 Jahren eine Herzkatheteruntersuchung durchgeführt, die eine Ein-Gefäß-KHK (KHK: koronare Herzkrankheit) ergab. Es besteht eine mäßige Adipositas (BMI = 28,5 kg/m^2) sowie eine Fettstoffwechselstörung, die medikamentös mit Statinen behandelt wird. Der Patient ist selbstständig und arbeitet als Wirt in seiner Gastwirtschaft. Durch die berufliche Belastung ist eine regelmäßige, gesunde Ernährung nicht möglich gewesen. Er hat sich bis zur Diagnose hauptsächlich von energiereichen Nahrungsmitteln mit einem hohen Anteil an Fleisch und Wurst sowie einem sehr geringen Anteil an frischem Gemüse bzw. Obst ernährt. Eine regelmäßige sportliche Betätigung war in seiner Situation nicht möglich.

Aktuelle Problematik, klinische Symptomatik

Das aktuelle Beschwerdeprofil vor der Operation umfasste eher unklare Beschwerden wie zunehmenden Leistungsverfall und gelegentliche Bauchschmerzen. Postoperativ wurde er zufriedenstellend schnell mobilisiert. Im Vordergrund stehen jetzt psychosoziale Probleme, die sich in Zukunftsängsten und beruflicher Unsicherheit in der Selbstständigkeit zeigen. Der ihm vorgeschlagenen Chemotherapie steht er eher gelassen gegenüber.

Therapiekonzept

Bei bereits eingetretener Fernmetastasierung mit multipler hepatischer Metastasierung ist die Therapiestrategie palliativ ausgerichtet. Die lokale Tumorkonferenz empfiehlt unter Berücksichtigung der sozialen Lebensumstände und der weiteren selbstständigen Tätigkeit eine palliative Chemotherapie mit Oxaliplatin und dem oral einzunehmenden 5-FU-Prodrug Capecitabin (**Tab. 31.1**). Eine neoadjuvante Strategie im Hinblick auf eine spätere Resektabilität der Lebermetastasen scheint wegen der multiplen Metastasierung in beide Leberlappen eher unrealistisch. Deshalb und auch unter der Berücksichtigung der vorliegenden Komorbiditäten wie arterieller Hypertonus und Ein-Gefäß-KHK wird der First-Line-Einsatz des Antikörpers Bevacizumab zunächst sehr zurückhaltend gesehen.

Toxizitätsprofil

Grundsätzlich ist das vorgeschlagene Therapieprotokoll mit Oxaliplatin und Capecitabin gut verträglich und relativ komfortabel im ambulanten Bereich durchzuführen.

Das Nebenwirkungsprofil von **Oxaliplatin** ist im Wesentlichen gekennzeichnet durch die **periphere sensorische Neuropathie**, die sich in einigen Fällen auch mit einer akuten Verlaufsform, die mit gesteigertem Kältegefühl und Schluckstörungen einhergehen kann, einstellt.

Das Toxizitätsspektrum von **Capecitabin** ist grundsätzlich dem von 5-FU verwandt. Im Vordergrund stehen neben der potenziellen Hämatotoxizität Stomatitis, Mukositis und in der Folge Diarrhöe. Besondere Probleme bis hin zu Therapieabbrüchen kann das capecitabininduzierte **Hand-Fuß-Syndrom** bei

Tab. 31.1 Capecitabin und Oxaliplatin (CAPOX; Grothey et al. 2002).

Oxaliplatin	70 mg/kg	2-h-Infusion, i. v.	Tag 1, 8
Capecitabin	2 × 1000 mg/m²	p. o.	Tag 1 – 14
Behandlungsintervall	Wiederholung Tag 22		

sensiblen Patienten mit sich bringen. Capecitabin wie auch 5-FU kann immer wieder kardiale Symptome auslösen. Diese können sich klinisch als Angina pectoris und/oder Herzrhythmusstörungen, in seltenen Fällen auch als Myokardinfarkt darstellen.

Konventionelle supportive Therapie

- Gabapentin (Therapie Neuropathie)
- Carbamazepin (Prophylaxe Neurotoxizität)

Interaktionen mit Mikronährstoffen, Nebenwirkungsmanagement

Eine wirklich effektive und evidenzbasierte etablierte Prophylaxe der oxaliplatininduzierten Polyneuropathie ist derzeit nicht bekannt. Infusionen mit Magnesium und Kalzium in Glukoselösung vor und direkt nach Applikation von Oxaliplatin scheinen aber die Inzidenz und die Ausprägung der Neuropathie zu mindern.

Außerdem hat sich hier, in Analogie zum Einsatz bei den Taxanen, die hoch dosierte Gabe von L-Carnitin (2 – 4 g) bewährt. Ein protektiver Effekt, ohne Minderung der Effektivität der zytostatischen Therapie wurde bereits publiziert.

Zur Prophylaxe und Linderung des Hand-Fuß-Syndroms unter Capecitabin hat sich der Einsatz des Thiamin-Prodrugs Benfotiamin und die Gabe von Vitamin B_6 als Pyridoxin bewährt.

Oxaliplatin und Elektrolyte (Magnesium und Kalzium)

Polyneuropathie. Oxaliplatin wird v. a. in der adjuvanten und palliativen Therapie des kolorektalen Karzinoms eingesetzt (s. Kap. 5.3.1, S. 57). Dosislimitierend ist eine akute sensorische Neuropathie, die sich meist durch Parästhesien und Dysästhesien in den Extremitäten und im Mundbereich äußert und in Verbindung mit Kälte erheblich verstärkt werden kann.

Hinweis *Die intravenöse Applikation von 1 g Magnesiumsulfat und 1 g Kalziumglukonat kurz vor und kurz nach der Oxaliplatininfusion kann die Inzidenz und die Schwere der akuten sensorischen Neuropathien signifikant reduzieren, ohne die antineoplastische Wirkung von Oxaliplatin zu beeinträchtigen.*

Capecitabin und Vitamin B_6/Benfotiamin

Hand-Fuß-Syndrom. Vitamin B_6 ist bei einem Teil der Patienten eine wirksame Therapie des Hand-Fuß-Syndroms. Bemerkenswert ist, dass Vitamin B_6 bei einigen Patienten das Syndrom völlig zum Verschwinden bringt und bei anderen Patienten kaum anspricht. In einer zweiarmigen Studie an Patienten, die mit einer kontinuierlichen 5-FU-Infusion behandelt wurden, konnte einer Verschlechterung eines bestehenden Hand-Fuß-Syndroms bei 92% der Patienten durch eine Vitamin-B_6-Therapie entgegengewirkt werden im Vergleich zu 46% der Patienten, die keine Therapie erhielten. Eine Verbesserung des Hand-Fuß-Syndroms wurde bei 38% in der Gruppe mit Vitamin-B_6-Therapie beobachtet gegenüber 8% in der Gruppe ohne Therapie (Vukelja et al. 1989).

Hinweis *Im Rahmen einer antineoplastischen Therapie mit Capecitabin kann die Einnahme von Vitamin B_6 (z. B. 2 × 100 mg/d, p. o.) die Häufigkeit und Schwere des Hand-Fuß-Syndroms deutlich verringern. Die Kombination mit dem lipidlöslichen Vitamin-B_1-Prodrug Benfotiamin (300 – 600 mg/d, p. o.) hat sich in der Praxis bewährt und scheint einer Monotherapie mit Vitamin B_6 überlegen zu sein. Einen möglichen pharmakologischen Erklärungsansatz könnte der indirekte Thiaminantagonimus des 5-FU-Produgs Capecitabin liefern (Gröber 2007).*

Vitamin-C-Hochdosis-Infusions-Therapie

Aufgrund der multiplen Metastasierung ist eine Vitamin-C-Infusions-Therapie zu erwägen.

Hinweis *Eine adjuvante Vitamin-C-Hochdosis-Infusions-Therapie (z. B. 60 g Vitamin C, 1 – 2 × alle 7 – 10 Tage, in 800 – 1000 ml Ringer-Laktat-Lösung, langsam i. v.: 0,5 g Vitamin C/min) ist nach Ausschluss eines G6PD-Mangels möglich. Dabei wird empfohlen, die Vitamin-C-Infusions-Therapie zeitversetzt zur Chemotherapie durchzuführen.*

Komplementäre Therapiemaßnahmen

- **labordiagnostische Kontrolle** des Selen- und Vitamin-D-Status sowie des Vitamin- und Mineralstoffhaushalts (Vollblut):
  - Optimierung des Selenspiegels im Vollblut: Zielwert 140 µg/l
  - Optimierung des Vitamin-D-Status (Calcidiol im Serum): Zielwert 80 – 160 nmol/l
- adäquate Basisversorgung mit **bilanzierten Mikronährstoffen** (v. a. Vitamin D, Selen, Koenzym Q_{10})
- anorganisches **Natriumselenit** direkt vor Chemotherapie (1000 µg, p. o., oder in 100 ml 0,9%iger NaCl-Lösung, i. v.); Erhaltungsdosis: 300 – 500 µg/d an chemotherapiefreien Tagen – adaptiert an Selenspiegel
- **L-Carnitin** 2 – 4 g als Kurzinfusion in 250 ml 0,9%iger NaCl-Lösung vor Applikation des Oxaliplatin; zusätzlich 2 – 3 g L-Carnitin/d, p. o. (z. B. als Carnitintartrat)
- Infusion mit **Magnesiumsulfat** 1 g und **Kalziumglukonat** 1 g in 100 ml 5%iger Glukoselösung, i. v., jeweils 20 – 30 min vor und nach Oxaliplatin (nach Gamelin et al. 2004)

- **Koenzym Q_{10}** (Ubichinon/-ol) 100 – 300 mg/d, p. o.
- **xenogene Peptide**, z. B. als Factor AF2, 3 × 2 ml, s.c oder i. m., wöchentlich, begleitend zur Chemotherapie
- **Benfotiamin** 300 – 600 mg und **Pyridoxin** 100 – 200 mg (Hand-Fuß-Syndrom)

Weitere komplementärmedizinische Maßnahmen und Methoden

Klassische Naturheilverfahren

- Prophylaxe/Therapie Neurotoxizität durch **physikalische Maßnahmen** wie „Eis-Lolli", Eisabreibungen und kalte (Schlauch-)Güsse
- Prophylaxe/Therapie Neurotoxizität durch **elektrotherapeutische Maßnahmen** (TENS, eventuell Wasser-TENS)

Ernährungstherapie

- Da der Patient **übergewichtig** ist (BMI = 28,5 kg/m^2) und weder unter Appetitlosigkeit noch unter Gewichtsverlust leidet, ist eine Ernährungstherapie nicht notwendig. Mithilfe der BIA-Messung kann überprüft werden, ob Körperzellmasse, Körperfett und Extrazellulärmasse innerhalb der Normalbereiche liegen.
- Während der Tumortherapie sollte eine **regelmäßige Überprüfung des Ernährungszustands** erfolgen (Gewichtsbestimmung, BIA-Messung, Abfrage der Nahrungsaufnahme), um einer diesbezüglichen Verschlechterung frühzeitig entgegenwirken zu können.

Enzyme

- Therapiebegleitend kann die Supplementierung einer Kombination von proteolytischen Enzymen erfolgen (z. B. Papain 90 mg, Trypsin 48 mg, Chymotrypsin 40 mg und Selen 8 µg/Tabl.: 3 × 2 Tabl. täglich **oder** Bromelain 100 mg, Papain 100 mg und lektinreicher Linsenextrakt 5 mg/Tabl.: 2 × 2 Tabl. täglich).
- Enzymkombinationen ohne Bromelain sollten durch ein Bromelainpräparat im Dosierungsbereich von 200 – 400 mg Bromelain/d ergänzt werden (Präparate: **Tab. 10.1**, S. 103).
- Enzympräparate sollten mindestens 30 – 45 min vor bzw. 1,5 h nach dem Essen eingenommen werden.

Hyperthermie

- am Tag 2, 4 und 9 **moderate Ganzkörperhyperthermie** (wenn apparative Ausstattung vorhanden)

Immundiagnostik

- NK-Funktionstest, NK-Modulatortest
- ITT (T-Zellfunktion)
- Nachweis disseminierter Tumorzellen (MAGE/EpCam)
- immunitätsmodulierende Faktoren: Glutathion, TGF-β
- Entzündungsmarker: COX-2, CRPs, IL-8, sIL2r

Mikrobiologische Therapie

- **Mukosaschutz/komplementäre Therapie bei Mukositis:**
  - regelmäßige Einnahme hochkonzentrierter, stoffwechselaktiver Milchsäurebildner in Verbindung mit Colipeptiden zur Stabilisierung des mikroökologischen Darmmilieus, Immunmodulation und zum Mukosaschutz (Präparate s. Begleittherapie: **Tab. 13.3**, S. 138)
  - an die Bedürfnisse des Patienten angepasste Ernährung

Misteltherapie

- **nach Abschluss der Primärtherapie**
- **Dosierung:** z. B. 2 ×/Woche 1 Amp. lektinnormierter Mistelextrakt, s. c. an der Bauchdecke
- **Ziel:** Immunstimulation und Verbesserung der Lebensqualität

Xenogene Peptide

- Begleitend zur Chemotherapie empfiehlt sich die Anwendung von **Leber-Milz-Peptiden** (Antiemese).
- Die **Dosierung** kann an die tatsächliche Verträglichkeit der Behandlung angepasst werden:
  - z. B. zunächst 2 ×/Woche 1 – 2 Amp. à 2 ml, s. c. (Präparate: **Tab. 15.2**, S. 160)
  - falls notwendig: Steigerung auf tägliche Applikation
  - falls weiter notwendig: zusätzlich an den Tagen mit Chemotherapie 10 ml i. v., spätestens 1 h vor der Zytostatikagabe
- Bei solchen palliativen Fällen können xenogene Peptide und Mistelextrakte parallel, aber an unterschiedlichen Tagen gegeben werden.

Psychoonkologie

Grundsätzlich gelten die allgemeinen Richtlinien psychoonkologischer Therapien (s. Kap. 16.3.1, S. 172). Konkret sind in diesem Fall folgende Maßnahmen angezeigt:

- Das Ausmaß der aktuellen **psychosozialen Belastung** des Patienten ermitteln und die Verarbeitung der körperlichen Einschränkungen thematisieren.
- Klären, inwieweit angesichts der palliativen Behandlungssituation Anzeichen einer **depressiven vs. verleugnenden (dissimulierenden) Krankheitsverarbeitung** zu erkennen sind.
- **Zukunftsängste** offen thematisieren und Bewältigungsstrategien gegen die Ängste vermitteln.
- Hilfestellungen für die mögliche psychische Auseinandersetzung mit **Tod und Sterben** anbieten.
- Für die **berufliche Situation** ergänzend eine Sozialberatung vorsehen.
- Klären, inwieweit der Patient über ein **soziales Umfeld** verfügt, das emotional stützend wirksam werden kann oder aber selbst belastet ist.

Sport und Bewegungstherapie

Grundsätzlich gelten die allgemeinen Richtlinien bewegungstherapeutischer Maßnahmen (s. Kap. 18.2.1, S. 194 f.). Für diesen Fall sind folgende Maßnahmen angezeigt:

- Erheben eines **physischen Belastungsprofils** des Patienten
- in Abhängigkeit von der Belastbarkeit, Therapieverträglichkeit und Motivation unter Beachtung der kardialen Begleiterkrankungen:
  - leichte Gymnastik zur Mobilisation (s. **Tab. 18.2**, S. 193)
  - sanfte Bewegungsformen, z. B. Qigong oder Tai-Chi und leichtes Gehtraining
- Eine Belastungsgrenze sollte ermittelt und die Belastungsdosierung kontrolliert werden.

Traditionelle Chinesische Medizin

- Im Sinne der TCM sind hier eine zugrunde liegende **Qi-Bockade** und im Verlauf eine **Störung der Funktionskreise von Milz/Magen** und **Nieren** zu erwarten.
- Eine Behandlung mit **Dekokten** wäre möglich, sollte jedoch wegen der nicht bekannten Wechselwirkungen mit der kontinuierlichen Chemotherapie nur bei schwerer Symptomatik oder nach Abschluss der Behandlung erfolgen.
- Derzeit liegt keine entsprechende Symptomatik vor. Im Verlauf können sich **Diarrhöen** entwickeln, die mit entsprechenden Dekokten zu behandeln sind. Auch dies muss unter Abwägung der Therapiewechselwirkungen erfolgen.

- Wenn mit der Standardbehandlung eine Krankheitsstabilisierung erreicht wurde, kann **nach Therapieende** mit Dekokten der Allgemeinzustand stabilisiert und behandelt werden.

Literatur

Gamelin L, Boisdron-Celle M, Delva R et al. Prevention of oxaliplatin-related neurotoxicity by calcium and magnesium infusions: a retrospective study of 161 patients receiving oxaliplatin combined with 5-fluorouracil and leucovorin for advanced colorectal cancer. Clin Cancer Res 2004; 10: 4055 – 4061

Gröber U. Arzneimittel und Mikronährstoffe. Medikationsorientierte Supplementierung. Stuttgart: Wissenschaftliche Verlagsgesellschaft; 2007

Grothey A, Jordan K, Kellner O et al. Randomized multicenter phase II trial of capecitabine plus irinotecan vs capecitabine plus oxaliplatin as first-line therapy of advanced colorectal cancer (ACRC). Onkologie 2002; 25 (Suppl. 4): 122 – 123 [abstract 428]

Vukelja SJ, Lombardo FA, James WD et al. Pyridoxine for the palmar-plantar erythrodysesthesia syndrome. Ann Intern Med 1989; 111: 688 – 689

32 Fall 12 Rezidivtherapie des Weichteilsarkoms

Diagnose und bisheriger Krankheitsverlauf

Bei einem 56-jährigen Forstarbeiter wurde vor 3 Jahren ein synoviales Sarkom im Bereich des rechten Knies diagnostiziert. Die damals vorgeschlagene operative, funktionserhaltende Tumorentfernung mit anschließender Strahlentherapie hatte der Patient auch aus Angst vor beruflichen Einschränkungen kategorisch abgelehnt. Es wurde daraufhin nur eine alleinige, hoch dosierte perkutane Strahlentherapie mit 70 Gy durchgeführt. Das damalige Staging hatte keinen Hinweis für eine Fernmetastasierung ergeben. Nach Abschluss der initialen Strahlentherapie und durchgeführter Rehabilitation ist der Vater von zwei gesunden Söhnen wieder seiner Arbeit im Forst nachgegangen. Für ihn völlig überraschend klagt er seit 3 Wochen über ständigen Husten und Luftnot bei geringen körperlichen Anstrengungen. Er hat ungewollt 2 kg Gewicht abgenommen und sucht besorgt seinen Hausarzt auf. Die klinische Untersuchung mit Perkussion und Auskultation der Lunge ist unauffällig. Der Hausarzt veranlasst eine Röntgen-Thorax-Aufnahme. Hier stellen sich über die gesamte rechte und linke Lunge verteilt multiple rundliche Verschattungen dar. Die zur Bestätigung durchgeführte Thorax-CT und die dann zur histologischen Sicherung durchgeführte Biopsie einer lateral gelegenen Raumforderung bestätigen den Verdacht auf eine pulmonale Metastasierung des ehemaligen Synovialsarkoms. Der Befund ist inoperabel.

Anamnese, Krankengeschichte, Lebensstil

Der Patient war in der Vorgeschichte immer gesund gewesen. Sein bisheriges Leben war geprägt von regelmäßiger anstrengender körperlicher Arbeit in der Forstwirtschaft. Im Rahmen der beruflichen Tätigkeit als Waldarbeiter war eine berufsbedingte erhöhte Exposition mit Herbiziden oft unausweichlich. Er hat sich immer „normal" mit einer gesunden Mischkost ernährt. Leider raucht er seit seinem 18. Lebensjahr etwa 24 Zigaretten/d. Für eine sportliche Betätigung hatte er neben der anstrengenden körperlichen Arbeit keine Zeit und Muße.

Aktuelle Problematik, klinische Symptomatik

Im Vordergrund der subjektiven Beschwerdesymptomatik stehen die Belastungsdyspnoe und die Fatigue-Symptomatik, die sich durch Müdigkeit und eine deutlich eingeschränkte körperliche Leistungsfähigkeit zeigt. Der Appetit ist noch normal. Das Gewicht ist stabil bei 72 kg und bei einer Größe von 1,78 m im Normalbereich (BMI = 22,5 kg/m^2). Wie schon bei der Erstdiagnose vor 3 Jahren befürchtet der Patient die negativen Auswirkungen der anstehenden Chemotherapie sowie mögliche soziale und berufliche Folgen.

Therapiekonzept

Das vom behandelnden Onkologen nach Rücksprache mit einem universitären Referenzzentrum erstellte Therapiekonzept sieht die unverzügliche Aufnahme einer palliativen Chemotherapie mit zunächst 3 Zyklen Polychemotherapie mit Ifosfamid und Doxorubicin vor (**Tab. 32.1**). Danach soll eine frühe Evaluierung des Therapieansprechens durch eine erneute CT erfolgen. Zur Validierung der Myokardfunktion vor Einleitung einer Therapie mit Doxorubicin wird eine Ultraschalluntersuchung des Herzens durchgeführt, die eine normale linksventrikuläre Ejektionsfraktion ergibt.

Toxizitätsprofil

Das Toxizitätsprofil der beiden eingesetzten Zytostatika Ifosfamid und Doxorubicin reicht von der additiver Myelotoxizität über die ifosfamidvermittelte Urotoxizität (akute Zystitis wie bei anderen Oxazaphosphorinen; s. Kap. 5.3.1, S. 55 f.).

An dieser Stelle sei nochmals auf die potenzielle **Kardiotoxizität durch Doxorubicin** (s. Fall 8, 9 und 10, S. 281 ff.) hingewiesen. Sowohl Ifosfamid als auch Doxorubicin können einen Carnitinmangel verursachen. Daraus kann klinisch eine Fatigue-Symptomatik resultieren. Funktionell kann es ab einer kumulativen Schwellendosis zu einer potenziellen Myokardschädigung kommen.

Es soll an dieser Stelle noch auf das **neurotoxische Potenzial von Ifosfamid** im Sinne einer zentralen Neurotoxizität hingewiesen werden. Diese kann sich als reversible Enzephalopathie manifestieren, die sich im klinischen Bild in

Tab. 32.1 Ifosfamid und Doxorubicin (Schütte et al. 1993).

Ifosfamid	5 g/m^2	24-h-Infusion, i. v.	Tag 1
Doxorubicin	75 mg/m^2	Kurzinfusion, i. v.	Tag 1
Mesna	3 g	24-h-Infusion, i. v., in 5 %iger Glukoselösung	Tag 1
(60 – 80 % der Ifosfamiddosis)			
Mesna	1,5 g	12-h-Infusion, i. v., in 5 %iger Glukoselösung	Tag 2
Behandlungsintervall	Wiederholung Tag 22		

einer weiten Bandbreite von leichter Verwirrtheit, anamnestischen Einschränkungen bis hin zu epileptischen Anfällen und komatösen Zuständen darstellen kann.

Konventionelle supportive Therapie

- Methylenblau zur Prophylaxe/Therapie der Enzephalopathie
- Nootropika
- Mesna zur Prophylaxe der Urotoxizität
- hämatopoetische Wachstumsfaktoren bei Indikation (s. Leitlinien)

Interaktionen mit Mikronährstoffen, Nebenwirkungsmanagement

Ifosfamid und L-Carnitin

Kardiotoxizität. Ifosfamid führt zu erheblichen renalen Carnitinverlusten. Der Stoffwechselmetabolit Chloractetaldehyd des Ifosfamids kann zur entsprechenden Säure oxidiert werden und freies CoA binden. Dadurch wird der CoA-Pool in den Mitochondrien gestört und energieliefernde CoA-abhängige Stoffwechselwege blockiert. L-Carnitin übernimmt die Chloroacetylgruppe vom CoA und transportiert sie aus den Mitochondrien und der Zelle hinaus. Da Chloroacetylcarnitin in den Nieren schlechter rückresorbiert wird als freies Carnitin kommt es zu einem sekundären Carnitinmangel. Der Ifosfamidmetabolit Thioglykolsäure ist zudem in der Lage, die Carnitin-Palmitoyl-Transferase 1 zu hemmen.

Hinweis *Die orale und/oder parenterale Supplementierung von L-Carnitin (z. B. 2 g L-Carnitin in 250 ml 0,9 %iger NaCl-Lösung, i. v., und 3 × 1 g L-Carnitin/d, p. o.) kann die ifosfamidinduzierten Störungen im Carnitinhaushalt und die kardiotoxische Wirkung der Anthryzykline verringern, ohne ihre zytotoxische Aktivität zu beeinträchtigen. L-Carnitin sollte in jedem Fall vor der anthrazyklinhaltigen Chemotherapie appliziert bzw. supplementiert werden, da Anthrazykline in der Lage sind, das für die zelluläre Carnitinaufnahme verantwortliche Transportprotein OCTN2 herunterzuregulieren bzw. zu zerstören.*

Ifosfamid und Vitamin B_1

Neurotoxizität. Begleitend können neurotoxische Symptome auftreten, die mit einem Vitamin-B_1-Mangel einhergehen (s. Kap. 5.3.1, S. 57). Das lipidlösliche und hoch bioverfügbare Vitamin-B_1-Prodrug Benfotiamin ist in seiner antineuropathischen und analgetischen Wirkung den wasserlöslichen Thiaminsalzen überlegen.

Hinweis *Für die Prophylaxe und Therapie der ifosfamidinduzierten Neuropathien ist Benfotiamin (z. B. 2 × 150 mg Benfotiamin/d, p. o.) sehr gut geeignet.*

Vitamin-C-Hochdosis-Infusions-Therapie

Aufgrund der pulmonalen Metastasierung ist eine adjuvante Vitamin-C-Hochdosis-Infusions-Therapie in Erwägung zu ziehen.

Hinweis *Eine adjuvante Vitamin-C-Hochdosis-Infusions-Therapie (z. B. 75 g Vitamin C, 1 – 2 × alle 7 – 10 d, in 800 – 1000 ml Ringer-Laktat-Lösung, langsam i. v.: 0,5 g Vitamin C/min) ist nach Ausschluss eines G6PD-Mangels möglich. Dabei wird empfohlen, die Vitamin-C-Infusions-Therapie zeitversetzt zur Chemotherapie durchzuführen (Gröber 2009).*

Komplementäre Therapiemaßnahmen

- **labordiagnostische Kontrolle** des Selen- und Vitamin-D-Status sowie des Vitamin- und Mineralstoffhaushalts (Vollblut):
  - Optimierung des Selenspiegels im Vollblut: Zielwert 140 µg/l
  - Optimierung des Vitamin-D-Status (Calcidiol im Serum): Zielwert 80 – 160 nmol/l
- adäquate Basisversorgung mit **bilanzierten Mikronährstoffen** (v. a. Vitamin D, Selen, Koenzym Q_{10})
- anorganisches **Natriumselenit** direkt vor Chemotherapie (1000 µg, p. o., oder in 100 ml 0,9 %iger NaCl-Lösung, i. v.); Erhaltungsdosis: 300 – 500 µg/d an chemotherapiefreien Tagen – adaptiert an Selenspiegel
- **L-Carnitin** 2 – 4 g als Kurzinfusion in 250 ml 0,9 %iger NaCl-Lösung; zusätzlich 2 – 3 g L-Carnitin/d, p. o. (z. B. als Carnitintartrat)
- Infusion mit **Magnesiumsulfat** 1 g und **Kalziumglukonat** 1 g in 100 ml 5 %iger Glukoselösung, i. v., jeweils 20 – 30 min vor und nach Oxaliplatin (nach Gamelin et al. 2004)
- **Koenzym Q_{10}** (Ubichinon/-ol) 100 – 300 mg/d, p. o.
- **xenogene Peptide**, z. B. als Factor AF2, 3 × 2 ml, s.c oder i. m., wöchentlich, begleitend zur Chemotherapie

Weitere komplementärmedizinische Maßnahmen und Methoden

Klassische Naturheilverfahren

- **atemtherapeutische Maßnahmen**

Ernährungstherapie

- Der Patient ist mit einem BMI von 22,5 kg/m² **normalgewichtig**. Er leidet nicht unter Appetitlosigkeit, hat aber bereits ungewollt 2 kg Gewicht verloren. Bestätigt auch die BIA-Messung einen guten Ernährungszustand, ist eine Ernährungstherapie zunächst nicht notwendig.
- Kommt es allerdings weiterhin zu einem ungewollten Gewichtsverlust, sollte eine Ernährungsberatung zur Umstellung auf **modifizierte Mischkost** (energiereich, proteinreich, viele kleine Mahlzeiten) durchgeführt und der Einsatz von Trinknahrung (hochkalorisch, proteinreich) erwogen werden.
- Während der Tumortherapie sollte eine **regelmäßige Überprüfung des Ernährungszustands** erfolgen (Gewichtsbestimmung, BIA-Messung, Abfrage der Nahrungsaufnahme), um einer diesbezüglichen Verschlechterung frühzeitig entgegenwirken zu können.

Enzyme

- Therapiebegleitend kann die Supplementierung einer Kombination von proteolytischen Enzymen erfolgen (z. B. Papain 90 mg, Trypsin 48 mg, Chymotrypsin 40 mg und Selen 8 µg/Tabl.: 3 × 2 Tabl. täglich **oder** Bromelain 100 mg, Papain 100 mg und lektinreicher Linsenextrakt 5 mg/Tabl.: 2 × 2 Tabl. täglich).
- Enzymkombinationen ohne Bromelain sollten durch ein Bromelainpräparat im Dosierungsbereich von 200 – 400 mg Bromelain/d ergänzt werden (Präparate: **Tab. 10.1**, S. 103).
- Enzympräparate sollten mindestens 30 – 45 min vor dem Essen bzw. 1,5 h nach dem Essen eingenommen werden.

Hyperthermie

- am Tag 2 und 4 **lokoregionale Hyperthermie** an der linken Lunge
- kombiniert mit **moderater Ganzkörperhyperthermie** (wenn apparative Ausstattung vorhanden)

Immundiagnostik

- NK-Funktionstest, NK-Modulatortest
- ITT (T-Zellfunktion)
- Nachweis disseminierter Tumorzellen (MAGE)
- immunitätsmodulierende Faktoren: Glutathion, IL-10, TGF-β
- Entzündungsmarker: IL-8, sIL2r

Mikrobiologische Therapie

- **Mukosaschutz/komplementäre Therapie bei Mukositis:**
  - regelmäßige Einnahme hochkonzentrierter, stoffwechselaktiver Milchsäurebildner in Verbindung mit Colipeptiden zur Stabilisierung des mikroökologischen Darmmilieus, Immunmodulation und zum Mukosaschutz (Präparate s. Begleittherapie: **Tab. 13.3**, S. 138)
  - an die Bedürfnisse des Patienten angepasste Ernährung

Misteltherapie

- nach Abschluss der palliativen Chemotherapie
- **Dosierung:** z. B. 2 ×/Woche 1 Amp. lektinnormierter Mistelextrakt, s. c. an der Bauchdecke
- **Ziel:** Immunstimulation, Behandlung der Fatigue-Symptomatik und Verbesserung der Lebensqualität

Xenogene Peptide

- Begleitend zur Chemotherapie empfiehlt sich die Anwendung von **Leber-Milz-Peptiden** (Antiemese).
- Die **Dosierung** kann an die tatsächliche Verträglichkeit der Behandlung angepasst werden:
  - z. B. zunächst 2 ×/Woche 1 – 2 Amp. à 2 ml, s. c. (Präparate: **Tab. 15.2**, S. 160)
  - falls notwendig: Steigerung auf tägliche Applikation
  - falls weiter notwendig: zusätzlich an den Tagen mit Chemotherapie 10 ml i. v., spätestens 1 h vor der Zytostatikagabe
- Bei solchen palliativen Fällen können xenogene Peptide und Mistelextrakte parallel, aber an unterschiedlichen Tagen gegeben werden.

Psychoonkologie

Grundsätzlich gelten die allgemeinen Richtlinien psychoonkologischer Therapien (s. Kap. 16.3.1, S. 172). Konkret sind in diesem Fall folgende Maßnahmen angezeigt:

- Klären, wie stark die aktuelle Erkrankungssituation den Patienten **psychisch belastet**.
- Anzeichen einer **ängstlich-depressiven Krankheitsverarbeitung** beachten und im Rahmen der Stabilisierung konstruktive Verarbeitungsstrategien aufbauen.
- Psychoonkologische Beratung unter der Zielsetzung anbieten, Befürchtungen zu bearbeiten, die sich auf die geplante medizinische Therapie und deren

antizipierte berufliche Folgen beziehen (**Einzelgespräche**, ergänzend **Sozialberatung**).

- Chemotherapiebezogene **Ängste** im Rahmen eines kognitiv-verhaltenstherapeutischen Vorgehens bearbeiten.
- Klären, inwieweit der Patient über ein **soziales Umfeld** verfügt, das emotional stützend wirksam werden kann.
- Bei stabiler therapeutischer Beziehung das Verdrängungspotenzial aufgreifen und **Ängste vor Tod und Sterben** bearbeiten.
- Bei Bedarf auch Gespräche (zusammen) mit den **Angehörigen** anbieten.

Sport und Bewegungstherapie

Grundsätzlich gelten die allgemeinen Richtlinien bewegungstherapeutischer Maßnahmen (s. Kap. 18.2.1, S. 194 f.). Für diesen Fall sind folgende Maßnahmen angezeigt:

- Erheben eines **physischen Belastungsprofils** des Patienten.
- in Abhängigkeit von der kardiopulmonalen Belastbarkeit, der Dyspnoe und Therapieverträglichkeit (s. **Tab. 18.2**, S. 193):
  - Atemgymnastik
  - Thoraxgymnastik im Sitzen, Stehen oder Liegen
  - Haltungsschulung
  - sanfte Bewegungsformen, z. B. eine leichte Ganzkörpergymnastik, Qigong oder Tai-Chi

Traditionelle Chinesische Medizin

- Der Einsatz der TCM sollte vom Verlauf der Symptomatik unter der Standardtherapie und (soweit beurteilbar) von den pulmonalen Metastasen abhängig gemacht werden (**Abb. 19.3**, S. 205). Zu erwarten sind **Störungen der Funktionskreise von Milz, Lunge und Herz** und möglicherweise der **Nieren**.
- Eine Behandlung der vorliegenden Störungen sollte bevorzugt in den Therapiepausen zur Stabilisierung des Patienten mithilfe **angepasster Dekokte** und unter Beachtung der allgemeinen Therapierichtlinien erfolgen (s. Kap. 19.3.1, S. 205 f.). Sollte die Belastungsdyspnoe im Vordergrund stehen, ist insbesondere an einen Qi- und Yin-Mangel zu denken, bei dominierender Fatigue-Symptomatik an die Funktionskreise von Milz und Magen.
- Bei einer Besserung der Symptome unter Standardtherapie sollte die komplementäre Behandlung im Anschluss erfolgen. Bei einer Stabilisierung der Befunde ohne spürbare Besserung für den Patienten sollte eine **parallele Behandlung** besprochen werden. Diese ist bei den 3-wöchigen Therapieintervallen gut zu koordinieren.
- Wenn mit der zytotoxischen Therapie keine Besserung der Situation zu erzielen ist, sollte frühzeitig eine TCM-Behandlung erfolgen, durch die eine

symptomatische Besserung zu erwarten ist, der Einfluss auf die Überlebenszeit ist nicht gesichert.

Literatur

Gamelin L, Boisdron-Celle M, Delva R et al. Prevention of oxaliplatin-related neurotoxicity by calcium and magnesium infusions: a retrospective study of 161 patients receiving oxaliplatin combined with 5-fluorouracil and leucovorin for advanced colorectal cancer. Clin Cancer Res 2004; 10: 4055 – 4061

Gröber U. Vitamin C in complementary oncology – update 2009. Med Monatsschr Pharm 2009; 32: 263 – 267

Schütte J, Mouridsen HT, Stewart W et al. Ifosfamide plus doxorubicin in previously untreated patients with advanced soft tissue sarcoma. Cancer Chemother Pharmacol 1993; 31 (Suppl. 2): S 204 – 209

33 Fall 13 Primär- oder Rezidivtherapie des Pleuramesothelioms

Diagnose und bisheriger Krankheitsverlauf

Ein 68-jähriger Patient klagt über zunehmende Dyspnoe, auch bei leichten Anstrengungen, Schmerzen im Bereich des linken lateralen Thorax sowie unspezifische thorakale Schmerzen. Er sucht den Hausarzt auf, der nach Auskultation und Perkussion eine Dämpfung rechts dorsal thorakal feststellt und dann selbst eine Ultraschalluntersuchung des dorsalen Thorax durchführt. Er findet eine hypodense Schallstruktur, die vereinbar mit einem ausgeprägten Pleuraerguss rechts ist. Die im Verlauf der weiterführenden Diagnostik durchgeführte Thorax-CT bestätigt den Pleuraerguss und beschreibt eine pleurale Verdickung mit infiltrativer Struktur. Die Verdachtsdiagnose eines malignen, von der Pleura ausgehenden Geschehens wird durch CT-gesteuerte Biopsie bestätigt. Die Histologie ergibt ein überwiegend epitheliales Pleuramesotheliom. Es handelt sich um ein fortgeschrittenes, nicht resektables Pleuramesotheliom des Stadiums IV.

Anamnese, Krankengeschichte, Lebensstil

Der Patient hat immer gesund gelebt. In der Vorgeschichte ist lediglich ein medikamentös erfolgreich behandeltes Magenulkus erwähnenswert. Mit der beruflichen Tätigkeit als Kanalbauer war eine lange Asbestexposition verbunden. Die aktuelle Erkrankung wurde demnach auch als Berufserkrankung anerkannt.

Aktuelle Problematik, klinische Symptomatik

Im Vordergrund des subjektiven Beschwerdebilds stehen Belastungsdyspnoe, Husten und thorakale Schmerzen. Der Patient leidet an Appetitlosigkeit und hat in den letzten 6 Wochen 4 kg abgenommen. Er wiegt jetzt 68 kg bei einer Körpergröße von 1,80 m (BMI = 21 kg/m^2). Es besteht die Gefahr einer beginnenden oder schon existenten Mangelernährung. Zur weiteren Abklärung ist ein umfassendes Ernährungs-Assessment mit Messung der Körperkompartimente (BIA) eingeplant.

Tab. 33.1	Pemetrexed (nach Vogelzang et al. 2003).		
Pemetrexed	500 mg/m²	10-min-Infusion, i. v.	Tag 1
Behandlungsintervall	Wiederholung Tag 22		

Therapiekonzept

Das fortgeschrittene Stadium der Erkrankung lässt nur eine palliative Therapiestrategie zu. Das Therapiekonzept sieht eine Bestrahlung des Stichkanals der erfolgten Pleurabiopsie mit 3 × 7 Gy vor. Dies geschieht, um Impfmetastasen zu vermeiden. Darüber hinaus wird die Indikation zu einer Chemotherapie mit Pemetrexed wegen des schon reduzierten Allgemeinzustands als Monotherapie, d. h. ohne Cisplatin, gestellt (**Tab. 33.1**). Die Rationale für dieses Vorgehen ist das Ziel einer palliativ intendierten Therapie, die eine schnelle Symptomlinderung und eine Kontrolle des Tumorwachstums bewirken soll.

Toxizitätsprofil

Da der Allgemeinzustand des 68-jährigen Patienten schon deutlich reduziert ist, liegt das betonte Ziel der Tumortherapie hier im Bereich der Symptomkontrolle. Daher wurde die gut verträgliche Substanz **Pemetrexed** als Monotherapie ausgewählt. Der Allgemeinzustand und die in der Phase der Therapieplanung diagnostizierte eingeschränkte Nierenfunktion (Kreatinin-Clearance) machten den Verzicht auf den Kombinationspartner Cisplatin notwendig. Pemetrexed ist eine innovative zytostatische Substanz, die drei Schlüsselenzyme der DNA- und RNA-Synthese hemmt und dadurch seine antiproliferative Wirkung entfaltet. Die Monotherapie mit Pemetrexed ist einfach und ambulant mit einer Kurzinfusion über 10 – 15 min in einer Dosis von 500 mg/m² Pemetrexed durchzuführen. Die zeitliche Belastung für den Patienten ist dabei äußerst gering. Die Substanz ist allgemein gut verträglich. Das Nebenwirkungsprofil umfasst neben der Myelotoxizität **gastrointestinale Beschwerden** und relativ häufig eine **Fatigue-Symptomatik** (35 %).

Hinweis *Die allgemeine Verträglichkeit wird ganz wesentlich durch die obligate Prämedikation mit Folsäure, Vitamin B_{12} und Dexamethason gewährleistet (s. u.).*

Konventionelle supportive Therapie

- antiemetische Therapie nach den Leitlinien
- 2 × 4 mg Dexamethason an Tag – 1, 1 und 2 während der Pemetrexedapplikation

Interaktionen mit Mikronährstoffen, Nebenwirkungsmanagement

Neben der Gabe von 1000 µg Natriumselenit und L-Carnitin (2 – 3 g, p. o.) zur Prophylaxe bzw. Therapie des Fatigue-Symptoms sind folgende Maßnahmen zum Nebenwirkungsmanagement angezeigt.

Pemetrexed und Folsäure/Vitamin B_{12}

Pemetrexed ist der erste Vertreter einer neuen Generation von Multi-Target-Enzym-Inhibitoren in der Tumortherapie, der über die Hemmung folsäureabhängiger Enzyme an folgenden Stellen in die Synthese von DNA- und RNA-Bausteinen eingreift:

- Thymidilatsynthase
- Dihydrofolatreduktase
- Glycinamid-Ribonukleotid-Formyltransferase

Dadurch wird die Synthese von Purinen und Pyrimidinen und damit das Wachstum von Krebszellen supprimiert. Problematisch sind die frühzeitig unter der Therapie auftretenden und zum Teil gravierenden Nebenwirkungen, die sich v. a. durch Diarrhöe, Leuko-, Thrombozyto-, Neutropenien, Anämien (Fatigue-Syndrom), Anorexie und Myelosuppression äußern. Die Toxizität von Pemetrexed kann durch begleitende Folsäure- und Vitamin-B_{12}-Gabe signifikant reduziert werden (Gröber 2007).

Hinweis *Unter einer Chemotherapie mit Pemetrexed (z. B. maligne Pleuramesotheliome/Asbesttumoren) ist zur Verringerung der pemetrexedassoziierten Nebenwirkungen und Verbesserung der Verträglichkeit eine Supplementierung von Folsäure (350 – 1000 µg/d, p. o.) und Vitamin B_{12} (1 mg, alle 2 Monate, i. m.) angezeigt: Folsäure wird 7 Tage vor der ersten Gabe von Pemetrexed und weitere 21 Tage nach letzter Pemetrexedgabe verabreicht; Vitamin B_{12} 7 Tage vor der ersten Infusion mit Pemetrexed.*

Vitamin-C-Hochdosis-Infusions-Therapie

Aufgrund der Metastasierung ist eine Vitamin-C-Hochdosis-Infusions-Therapie in Erwägung zu ziehen.

Hinweis *Eine adjuvante Vitamin-C-Hochdosis-Infusions-Therapie (z. B. 75 g Vitamin C, 1 – 2 × alle 7 – 10 d, in 800 – 1000 ml Ringer-Laktat-Lösung, langsam i. v.: 0,5 g Vitamin C/min) ist nach Ausschluss eines G6PD-Mangels möglich. Dabei wird empfohlen, die Vitamin-C-Infusions-Therapie zeitversetzt zur Chemotherapie durchzuführen.*

Komplementäre Therapiemaßnahmen

- **labordiagnostische Kontrolle** des Homocysteinspiegels (Plasma), Selen- und Vitamin-D-Status sowie des Vitamin- und Mineralstoffhaushalts (Vollblut):
  - Optimierung des Selenspiegels im Vollblut: Zielwert 140 µg/l
  - Optimierung des Vitamin-D-Status (Calcidiol im Serum): Zielwert 80 – 160 nmol/l
- adäquate Basisversorgung mit **bilanzierten Mikronährstoffen** (v. a. Vitamin D, Selen, Koenzym Q_{10})
- anorganisches **Natriumselenit** direkt vor Chemotherapie (1000 µg, p. o., oder in 100 ml 0,9 %iger NaCl-Lösung, i. v.); Erhaltungsdosis: 200 – 500 µg/d an chemotherapiefreien Tagen – adaptiert an Selenspiegel
- **L-Carnitin** 2 – 3 g L-Carnitin/d, p. o. (z. B. als Carnitintartrat)
- **Koenzym Q_{10}** (Ubichinon/-ol) 100 – 300 mg/d, p. o.
- **xenogene Peptide**, z. B. als Factor AF2 3 × 2 ml, s. c. oder i. m., wöchentlich, begleitend zur Chemotherapie

Weitere komplementärmedizinische Maßnahmen und Methoden

Klassische Naturheilverfahren

- unterstützende **atemtherapeutische Maßnahmen** (soweit möglich)

Ernährungstherapie

- Der Patient ist mit einem BMI von 21 kg/m² **noch normalgewichtig**, allerdings an der unteren Grenze. Zusätzlich leidet er an Appetitlosigkeit und ungewolltem Gewichtsverlust (> 5 % des Ausgangsgewichts). Mithilfe der BIA-Messung kann überprüft werden, ob die Körperzell- bzw. Muskelmasse bereits reduziert sind.
- Da die orale Nahrungsaufnahme nur 75 % beträgt, sollte zunächst eine Ernährungsberatung zur Umstellung auf **modifizierte Mischkost** (fettreich, kalorienreich, häufige kleine Mahlzeiten) und Auswahl einer geeigneten Trinknahrung (proteinreich, hochkalorisch) erfolgen.
- Eine **regelmäßige Erfolgskontrolle** (Gewichtsbestimmung, BIA-Messung, Abfrage der Nahrungsaufnahme/Menge der Trinknahrung) ist obligat.
- Sollte die orale Nahrungsaufnahme noch schlechter werden (< 50 %) und die Trinknahrung nicht ausreichen (progredienter Gewichtsverlust), ist kurzfristig auch eine **teilparenterale Ernährung** zu erwägen.

Enzyme

- Therapiebegleitend kann die Supplementierung einer Kombination von proteolytischen Enzymen erfolgen (z. B. Papain 90 mg, Trypsin 48 mg, Chymotrypsin 40 mg und Selen 8 µg/Tabl.: 3 × 2 Tabl. täglich **oder** Bromelain 100 mg, Papain 100 mg und lektinreicher Linsenextrakt 5 mg/Tabl.: 2 × 2 Tabl. täglich).
- Enzymkombinationen ohne Bromelain sollten durch ein Bromelainpräparat im Dosierungsbereich von 200 – 400 mg Bromelain/d ergänzt werden (Präparate: **Tab. 10.1**, S. 103).
- Enzympräparate sollten mindestens 30 – 45 min vor dem Essen bzw. 1,5 h nach dem Essen eingenommen werden.

Hyperthermie

- jeden 2. Tag **lokoregionale Hyperthermie** an der Lunge (mindestens 15 Sitzungen)
- am Tag 2 und 4 **moderate Ganzkörperhyperthermie** (wenn apparative Ausstattung vorhanden)

Immundiagnostik

- NK-Funktionstest, NK-Modulatortest
- ITT (T-Zellfunktion)
- immunitätsmodulierende Faktoren: Glutathion, TGF-β
- Entzündungsmarker: COX-2, CRPs, IL-8, sIL2r

Mikrobiologische Therapie

- **Mukosaschutz/komplementäre Therapie bei Mukositis:**
  - regelmäßige Einnahme hochkonzentrierter, stoffwechselaktiver Milchsäurebildner in Verbindung mit Colipeptiden zur Stabilisierung des mikroökologischen Darmmilieus, Immunmodulation und zum Mukosaschutz (Präparate s. Begleittherapie: **Tab. 13.3**, S. 138)
  - an die Bedürfnisse des Patienten angepasste Ernährung

Misteltherapie

- nach Abschluss der palliativen Chemotherapie
- **Dosierung:** z. B. 2 ×/Woche 1 Amp. lektinnormierter Mistelextrakt, s. c. an der Bauchdecke
- **Ziel:** Immunstimulation und Verbesserung der Lebensqualität

Xenogene Peptide

- Begleitend zur Chemotherapie empfiehlt sich die Anwendung von **Leber-Milz-Peptiden** (Antiemese).
- Die **Dosierung** kann an die tatsächliche Verträglichkeit der Behandlung angepasst werden:
  - z. B. zunächst 2 ×/Woche 1 – 2 Amp. à 2 ml, s. c. (Präparate: **Tab. 15.2**, S. 160)
  - falls notwendig: Steigerung auf tägliche Applikation
  - falls weiter notwendig: zusätzlich an den Tagen mit Chemotherapie 10 ml i. v., spätestens 1 h vor der Zytostatikagabe
- Da bereits eine Mangelernährung vorliegt, werden die Leber-Milz-Peptide auch unter dem Aspekt der **Roborierung** gegeben, und man kann sehr schnell zur hoch dosierten Applikation (i. v.) übergehen.
- Bei solchen palliativen Fällen können xenogene Peptide und Mistelextrakte parallel, aber an unterschiedlichen Tagen gegeben werden.

Psychoonkologie

Grundsätzlich gelten die allgemeinen Richtlinien psychoonkologischer Therapien (s. Kap. 16.3.1, S. 172). Konkret sind in diesem Fall folgende Maßnahmen angezeigt:

- Das Ausmaß der aktuellen **psychosozialen Belastung** des Patienten klären.
- Klären, inwieweit Anzeichen einer **depressiven Krankheitsverarbeitung** zu erkennen sind und in welchem Maß sich der Patient mit der Prognose seiner Erkrankung auseinandersetzt.
- Soweit erforderlich, Unterstützung bezüglich der Auseinandersetzung mit der **Angst vor Tod und Sterben** geben.
- Klären, inwieweit das **persönliche Umfeld** des Patienten emotional stützend wirksam werden kann oder aber selbst belastet ist.
- Im Fall chemotherapiebedingter **Fatigue-Problematik** Informationen und alltagspraktische Handlungsempfehlungen zur Fatigue-Bewältigung geben.

Sport und Bewegungstherapie

Grundsätzlich gelten die allgemeinen Richtlinien bewegungstherapeutischer Maßnahmen (s. Kap. 18.2.1, S. 194 f.). Für diesen Fall sind folgende Maßnahmen angezeigt:

- Erheben eines **physischen Belastungsprofils** des Patienten
- in Abhängigkeit von der kardiopulmonalen Belastbarkeit, der Dyspnoe und Therapieverträglichkeit:
  - Atemgymnastik
  - Thoraxgymnastik im Sitzen, Stehen oder Liegen

Traditionelle Chinesische Medizin

- Praktisch sollte mit der gesicherten Standardtherapie begonnen werden. Das weitere Vorgehen muss vom Verlauf der Symptomatik (Dyspnoe) und den messbaren Tumorparametern abhängig gemacht werden. Hier sind in der Regel **Störungen der Funktionskreise von Lunge, Milz und Nieren** zu erwarten.
- Eine Behandlung kann mithilfe **angepasster Dekokte** unter Beachtung der allgemeinen Therapierichtlinien erfolgen (s. Kap. 19.3.1, S. 205 f.). Bei dominierender Belastungsdyspnoe ist insbesondere an einen Qi- und Yin-Mangel zu denken. Appetit- und Gewichtsverlust werden unter der Behandlung zunächst zunehmen. Hier wäre in den Therapiepausen eine Behandlung der Funktionskreise von Milz und Magen möglich, insbesondere im Hinblick auf das Therapieintervall (21 Tage) und die kurze Halbwertzeit des Pemetrexed (einige Stunden).
- Wenn mit der zytotoxischen Therapie keine Besserung der Situation zu erzielen ist, sollte frühzeitig eine TCM-Behandlung erfolgen, durch die eine symptomatische Besserung zu erwarten ist. Bei den 3-wöchigen Therapieintervallen der Chemotherapie sind die Therapieverfahren zeitlich gut zu koordinieren.

Literatur

Gröber U. Arzneimittel und Mikronährstoffe. Medikationsorientierte Supplementierung. Stuttgart: Wissenschaftliche Verlagsgesellschaft; 2007

Vogelzang NJ, Rusthoven JJ, Symanowski J et al. Phase III study of pemetrexed in combination with cisplatin versus cisplatin alone in patients with malignant pleural mesothelioma. J Clin Oncol 2003; 21: 2636 – 2644

34 Fall 14 Rezidiv- und Strahlentherapie des Glioblastoms WHO IV

■ *Diagnose und bisheriger Krankheitsverlauf*

Bei einer 48-jährigen Patientin wurde vor 1 Jahr eine Astrozytom WHO III komplett operativ entfernt. Eine damals vorgeschlagene adjuvante Strahlentherapie wurde von der sehr ängstlichen Patientin in Übereinstimmung mit ihrem Ehemann abgelehnt. Ganz aktuell traten jetzt vor 3 Wochen wieder Kopfschmerzen, Sehstörungen und gelegentlicher Schwindel auf. Die schnell durchgeführte MRT des Schädels zeigte eine kontrastmittelspeichernde, hochgradig rezidivverdächtige Raumforderung im ehemaligen Operationsgebiet. Zur Sicherung der Diagnose wird eine stereotaktische Biopsie aus dem Tumorareal entnommen. Leider ergibt die histologische Untersuchung ein sekundäres Glioblastom WHO IV. Es wird eine antiödematöse Therapie mit 2 × 8 mg Dexamethason eingeleitet. Die Kopfschmerzsymptomatik bessert sich daraufhin umgehend.

■ *Anamnese, Krankengeschichte, Lebensstil*

Die Patientin war immer gesund gewesen und ist Mutter einer 16-jährigen Tochter. Sie gibt an, dass eine Tante mütterlicherseits vor vielen Jahren auch an einem Hirntumor erkrankt sei. Der bisherige Lebensstil war unauffällig. Die Patientin ist halbtags als Sachbearbeiterin beschäftigt und hat sich darüber hinaus um die Haushaltsführung und die Erziehung ihres Kindes gekümmert.

■ *Aktuelle Problematik, klinische Symptomatik*

Die aktuell führende Leitsymptomatik ist der Kopfschmerz, der sich aber nach Therapie mit Dexamethason gebessert hat. Durch die noch persistierenden Sehstörungen und die häufige Müdigkeit kann sie ihren Beruf momentan nicht ausüben. Der Ehemann hilft bei der Haushaltsführung und kümmert sich um die Tochter. Die gesamte Familie ist durch die erneute Erkrankung der Mutter sehr belastet.

■ *Therapiekonzept*

Nachdem bei der Erstdiagnose vor 1 Jahr auf Wunsch der Patientin die Strahlentherapie nicht eingesetzt wurde, sieht das aktuelle Behandlungskonzept, jetzt mit Zustimmung der Patientin, die Kombination einer Strahlentherapie

Tab. 34.1 Temozolomid und Strahlentherapie (Stupp et al. 2009).

Temozolomid	75 mg/m²	p. o.	täglich während der Strahlentherapie
Strahlentherapie	fraktionierte, externe Bestrahlung mit 2 Gy an 5 Wochentagen über 6 Wochen (Gesamtdosis: 60 Gy)		
4 Wochen nach Abschluss der Strahlentherapie:			
Temozolomid	200 mg/m²	p. o.	Tag 1 – 5
Behandlungsintervall	6 Zyklen Wiederholung Tag 29		

mit begleitender oraler Chemotherapie mit Temozolomid 75 mg/m² vor. Die Strahlentherapie wird über einen Zeitraum von 6 Wochen durchgeführt. Danach ist eine Fortführung der Chemotherapie mit Temozolomid 200 mg/m² am Tag 1 – 5, alle 4 Wochen für weitere 6 Monate vorgesehen (**Tab. 34.1**). Das Promotorgen MGMT (6-O-Methylguanin-DNA-Methyltransferase) zeigte einen methylierten Status, sodass nach heutigem Wissen von einem Ansprechen auf die Therapie mit Temozolomid auszugehen ist. Sowohl während der Strahlentherapie als auch über den gesamten Zeitraum der nachfolgenden Chemotherapie wird begleitend 3 ×/Woche die regionale Tiefenhyperthermie mit kapazitiv gekoppelten Elektroden eingesetzt. Die Therapiestrategie ist in dieser Situation leider nur als palliativ einzuschätzen.

Toxizitätsprofil

Die Chemotherapie mit **Temozolomid** ist in der Regel gut verträglich. Neben der üblichen **Hämatotoxizität** besteht ein gewisses **emetogenes Potenzial**.

Hinweis *Zur komplementären Behandlung des Hirnödems wird außerdem Afrikanischer Weihrauch (Boswellia carterii, z. B. boscari, Fa. Olibanum) in hoher Dosierung (3 × 4 oder 3 × 5 Kaps. à 400 mg) eingesetzt, das die Patientin gut verträgt.*

Konventionelle supportive Therapie

- antiemetische Therapie mit Ondansetron (4 mg)
- antiödematöse Therapie mit Dexamethason (2 × 8 mg/d)

Interaktionen mit Mikronährstoffen, Nebenwirkungsmanagement

Komplementärmedizinisch wird eine tägliche, an den Selenspiegel adaptierte Behandlung mit hoch dosiertem Natriumselenit, v. a. in der Phase der Strahlentherapie, durchgeführt.

Hinweis *In diesem Konzept erhält die Patientin mindestens 500 µg Natriumselenit 1 h vor der Strahlentherapie in oraler Form als Trinkampulle.*

Vitamin-C-Hochdosis-Infusions-Therapie: Glioblastom

Die Wirkmechanismen von parenteral appliziertem Ascorbat sind in Kap. 9.1.1 (S. 96 f.) dargestellt.

Hinweis *Eine adjuvante Vitamin-C-Hochdosis-Infusions-Therapie (z. B. 75 g Vitamin C, 1 – 2 ×/Woche, in 800 – 1000 ml Ringer-Laktat-Lösung, langsam i. v.: 0,5 g Vitamin C/min) nach Ausschluss eines G6PD-Mangels in Erwägung zu ziehen. Dabei wird empfohlen, die Vitamin-C-Infusions-Therapie zeitversetzt zur Chemotherapie und/oder Strahlentherapie durchzuführen.*

Komplementäre Therapiemaßnahmen

- **labordiagnostische Kontrolle** des Selen- und Vitamin-D-Status sowie des Vitamin- und Mineralstoffhaushalts (Vollblut):
  - Optimierung des Selenspiegels im Vollblut: Zielwert 140 µg/l
  - Optimierung des Vitamin-D-Status (Calcidiol im Serum): Zielwert 80 – 160 nmol/l
- adäquate Basisversorgung mit **bilanzierten Mikronährstoffen** (v. a. Vitamin D, Selen, Koenzym Q_{10})
- anorganisches **Natriumselenit** als Trinkampulle, 1 h vor der Strahlentherapie (mindestens 500 µg, p. o.); Erhaltungsdosis: 200 – 500 µg/d an chemotherapiefreien Tagen – adaptiert an Selenspiegel
- **xenogene Peptide**, z. B. als Factor AF2 3 × 2 ml, s. c. oder i. m., wöchentlich, begleitend zur Chemotherapie
- **Boswellia-Säuren** aus Afrikanischem Weihrauch, z. B. 3 × 4 – 5 Kaps. täglich à 400 mg boscari
- **regionale Radiofrequenzhyperthermie**, 3 ×/Woche

Weitere komplementärmedizinische Maßnahmen und Methoden

Klassische Naturheilverfahren

- **Entspannungsmaßnahmen** (PME)
- nach Abschluss der Akuttherapie **stationäre Ordnungstherapie** zum Erlernen von stabilisierenden Selbsthilfemaßnahmen mit den Schwerpunkten Bewegung (Ausdauertraining) und Entspannung sowie zur einzelgesprächsunterstützten Selbstreflexion sozialer Verhaltensmuster

Ernährungstherapie

- Da die Patientin **normalgewichtig** ist (BMI = 23 kg/m^2) und weder unter Appetitlosigkeit noch unter Gewichtsverlust leidet, ist eine Ernährungstherapie nicht notwendig. Mithilfe der BIA-Messung kann überprüft werden, ob Körperzellmasse, Körperfett und Extrazellulärmasse innerhalb der Normalbereiche liegen.
- Während der Tumortherapie sollte eine **regelmäßige Überprüfung des Ernährungszustands** erfolgen (Gewichtsbestimmung, BIA-Messung, Abfrage der Nahrungsaufnahme), um einer diesbezüglichen Verschlechterung frühzeitig entgegenwirken zu können.

Enzyme

- Therapiebegleitend kann die Supplementierung einer Kombination von proteolytischen Enzymen erfolgen (z. B. Papain 90 mg, Trypsin 48 mg, Chymotrypsin 40 mg und Selen 8 µg/Tabl.: 3 × 2 Tabl. täglich **oder** Bromelain 100 mg, Papain 100 mg und lektinreicher Linsenextrakt 5 mg/Tabl.: 2 × 2 Tabl. täglich).
- Enzymkombinationen ohne Bromelain sollten durch ein Bromelainpräparat im Dosierungsbereich von 200 – 400 mg Bromelain/d ergänzt werden (Präparate: **Tab. 10.1**, S. 103).
- Enzympräparate sollten mindestens 30 – 45 min vor dem Essen bzw. 1,5 h nach dem Essen eingenommen werden.

Hyperthermie

- über die gesamte Strahlentherapiezeit und ca. 2 Wochen nach Ende der Strahlentherapie jeden 2. Tag lokoregionale Hyperthermie mit besonderer Beachtung der Therapiezeit und Therapieleistung
- mögliche Therapieschemata s. **Tab. 34.2** bzw. **Tab. 34.3**

Tab. 34.2 Therapiesitzungen bei Hirntumoren nach Sahinbas für EHY-200-Geräte.

	Sitzung 1	Sitzung 2	Sitzung 3	Sitzung 4	Sitzung 5	Sitzung 6	Sitzung 7	Sitzung 8	Sitzung 9	Sitzung 10	Sitzung 11	Sitzung 12+
Sitzungsdauer gesamt	20 min	30 min	40 min	50 min	60 min	60 min	60 min	60 min	60 min	60 min	60 min	60 min
Stufe 1 Dauer/Leistung	10 min 40 W	10 min 50 W	20 min 60 W	20 min 60 W	20 min 60 W	20 min 60 W	20 min 60 W	20 min 60 W	20 min 60 W	20 min 60 W	20 min 60 W	20 min 60 W
Stufe 2 Dauer/Leistung	10 min 50 W	10 min 60 W	10 min 80 W	20 min 80 W	10 min 80 W	10 min 80 W	10 min 80 W	10 min 80 W	10 min 80 W	10 min 80 W	10 min 80 W	10 min 80 W
Stufe 3 Dauer/Leistung		10 min 70 W	10 min 90 W	10 min 100 W	20 min 100 W	10 min 100 W	10 min 100 W	10 min 100 W	10 min 100 W	10 min 100 W	10 min 100 W	10 min 100 W
Stufe 4 Dauer/Leistung					10 min 120 W	10 min 120 W	10 min 120 W	10 min 120 W	10 min 120 W	10 min 120 W	10 min 120 W	10 min 120 W
Stufe 5 Dauer/Leistung						10 min 140 W	10 min 140 W	10 min 140 W	10 min 140 W	10 min 140 W	10 min 140 W	10 min 140 W
Stufe 6							10 min Rife	20 min Rife	30 min Rife	40 min Rife	50 min Rife	60 min Rife

Tab. 34.3 Therapiesitzungen bei Hirntumoren nach Sahinbas für Celsius-42-Geräte.

250er-Elektrode oben/unten	Sitzung 1	Sitzung 2	Sitzung 3	Sitzung 4	Sitzung 5	Sitzung 6	Sitzung 7	Sitzung 8	Sitzung 9	Sitzung 10	Sitzung 11	Sitzung 12	Sitzung 13+
Sitzungsdauer gesamt	20 min	30 min	40 min	50 min	60 min	60 min	60 min	60 min	60 min	60 min	60 min	60 min	60 min
Stufe 1 Dauer/Leistung	10 min 10 W	10 min 20 W	20 min 30 W	20 min 40 W	20 min 40 W	20 min 50 W	20 min 50 W	20 min 50 W	20 min 50 W	20 min 50 W	20 min 60 W	20 min 60 W	20 min 60 W
Stufe 2 Dauer/Leistung	10 min 20 W	10 min 30 W	10 min 40 W	20 min 50 W	10 min 50 W	10 min 50 W	10 min 60 W	10 min 60 W	10 min 60 W	10 min 60 W	10 min 60 W	10 min 60 W	10 min 80 W
Stufe 3 Dauer/Leistung		10 min 30 W	10 min 40 W	10 min 50 W	10 min 60 W	10 min 60 W	10 min 60 W	10 min 70 W	10 min 70 W	10 min 70 W	10 min 70 W	10 min 70 W	10 min 80 W
Stufe 4 Dauer/Leistung					10 min 60 W	10 min 60 W	10 min 70 W	10 min 70 W	10 min 80 W	10 min 80 W	10 min 80 W	10 min 80 W	10 min 80 W
Stufe 5						10 min 70 W	10 min 70 W	10 min 80 W	10 min 80 W	10 min 90 W	10 min 90 W	10 min 90 W	10 min 100 W

Immundiagnostik

- NK-Funktionstest
- ITT (T-Zellfunktion)
- immunitätsmodulierende Faktoren: Glutathion, TGF-β
- Entzündungsmarker: CRPs, IL-8, NF-κB, sIL2r

Mikrobiologische Therapie

- **Mukosaschutz/komplementäre Therapie bei Mukositis:**
  - regelmäßige Einnahme hochkonzentrierter, stoffwechselaktiver Milchsäurebildner in Verbindung mit Colipeptiden zur Stabilisierung des mikroökologischen Darmmilieus, Immunmodulation und zum Mukosaschutz (Vorgehen s. Begleittherapie: **Tab. 13.3**, S. 138)
  - regelmäßige Ballaststoffaufnahme
  - ggf. begleitende Substitution von Glutamin, Zink und Dexpanthenol bei erhöhter Schleimhautpermeabilität (erhöhtes α-1-Antitrypsin im Stuhl)
  - bevorzugter Verzehr milchsauer vergorener Nahrungsmittel oder Getränke
  - allgemeine Ernährungsumstellung
- **Diagnostik**:
  - Florastatus
  - α-1-Antitrypsin im Stuhl
  - Calprotectin im Stuhl
  - sIgA im Stuhl

Misteltherapie

- nach Abschluss der Bestrahlung
- **Dosierung:** z. B. 2 ×/Woche 1 Amp. lektinnormierter Mistelextrakt, s. c. an der Bauchdecke
- **Ziel:** Immunstimulation und Verbesserung der Lebensqualität
- Falls vor Beginn der Bestrahlung genug Zeit bleibt, kann bereits mit der intrakutanen Testung und der subkutanen Dosissteigerung begonnen werden, dann erfolgt eine Pause bis zum Ende der Radiotherapie. Anschließend wird die Misteltherapie in den 3-wöchigen Pausen der Chemotherapie fortgeführt.
- Interaktionen mit der Gabe von Weihrauch sind eher unwahrscheinlich, sollten aber vorsichtshalber in Erwägung gezogen werden.

Xenogene Peptide

- Begleitend zur Chemotherapie empfiehlt sich die Anwendung von **Leber-Milz-Peptiden** (Antiemese).
- Die **Dosierung** kann an die tatsächliche Verträglichkeit der Behandlung angepasst werden:
  - z. B. zunächst 2 ×/Woche 1 – 2 Amp. à 2 ml, s. c. (Präparate: **Tab. 15.2**, S. 160)
  - falls notwendig: Steigerung auf tägliche Applikation
  - falls weiter notwendig: zusätzlich an den Tagen mit Radio- oder Chemotherapie 10 ml i. v., spätestens 1 h vor der Zytostatikagabe
- Bei solchen palliativen Fällen können xenogene Peptide und Mistelextrakte parallel, aber an unterschiedlichen Tagen gegeben werden.

Psychoonkologie

Grundsätzlich gelten die allgemeinen Richtlinien psychoonkologischer Therapien (s. Kap. 16.3.1, S. 172). Konkret sind in diesem Fall folgende Maßnahmen angezeigt:

- Das **psychosoziale Belastungsprofil** der Patientin ermitteln, im Verlauf abklären, inwieweit neben den neurologischen Ausfällen auch Wesensveränderungen eintreten.
- Ergänzend zur medikamentösen Schmerzbehandlung abklären, inwieweit **psychologische Schmerztherapie** als Ergänzung sinnvoll ist.
- Klären, inwieweit sich die Patientin mit dem **palliativen Charakter** ihrer Behandlungssituation auseinandersetzt.
- Klären, welche Formen der Krankheitsverarbeitung die Patientin einsetzt und inwieweit Anzeichen für eine **ängstlich-depressive vs. verleugnende (dissimulierende) Verarbeitung** zu erkennen sind.
- Bei Bedarf Hilfestellung in Bezug auf die Auseinandersetzung mit **Ängsten vor Tod und Sterben** geben.
- Bei Bedarf **Paar- bzw. Familiengespräche** und psychoonkologische Unterstützung, insbesondere für die 16-jährige Tochter der Patientin, anbieten.
- Auf mögliche **depressive Reaktionen** der Patientin bei einem eventuellen Nichtansprechen auf die geplante medizinische Therapie achten.
- Eng mit einem **Neurologen** oder **Psychiater** kooperieren.

Sport und Bewegungstherapie

Grundsätzlich gelten die allgemeinen Richtlinien bewegungstherapeutischer Maßnahmen (s. Kap. 18.2.1, S. 194 f.). Für diesen Fall sind folgende Maßnahmen angezeigt:

- Erheben eines **physischen Belastungsprofils** der Patientin
- Regelmäßig Art und Ausmaß neurologischer Ausfälle klären und beim Koordinationstraining berücksichtigen.

- bei **geringer bis mittlerer Belastbarkeit** und ausreichender Motivation:
  - leichte Gymnastik zur Mobilisation und Haltungsschulung
  - an die Belastbarkeit angepasstes, koordinatives Training
- bei **guter Belastbarkeit** und ausreichender Motivation:
  - sanfte Bewegungsformen, z. B. Qigong oder Tai-Chi und leichtes Gehtraining

Traditionelle Chinesische Medizin

- Sollten sich die Kopfschmerzen im Verlauf nicht ausreichend kontrollieren lassen, wäre eine **Akupunkturbehandlung** möglich.
- Zur Stabilisierung des Allgemeinzustands und Besserung der Abgeschlagenheit existieren Standardrezepturen, die jedoch an den Einzelfall angepasst werden müssen.

Literatur

Stupp R, Hegi ME, Mason WP et al. Effects of radiotherapy with concomitant and adjuvant temozolomide versus radiotherapy alone on survival in glioblastoma in a randomised phase III study: 5-year analysis of the EORTC-NCIC trial. Lancet Oncol 2009; 10: 459 – 466

35 Fall 15 Chemotherapie und Tyrosinkinaseinhibition als Rezidivtherapie des Pankreaskarzinoms

Diagnose und bisheriger Krankheitsverlauf

Bei einem 60-jährigen Patienten wurde vor 2 Jahren ein Adenokarzinom des Pankreas diagnostiziert. Unklare Bauchschmerzen und Appetitlosigkeit führten damals nach CT-gesteuerter Feinnadelbiopsie schnell zur Diagnose. Der Tumor war resektabel. Es wurde eine Duodenopankreatektomie nach Kausch-Whipple mit R0-Status durchgeführt. Der Patient hat sich schnell von der Operation erholt. Nachfolgend wurde eine adjuvante Chemotherapie mit Gemcitabin über einen Zeitraum von 6 Jahren durchgeführt. Seit einigen Wochen bemerkt der Patient nach vorherigem Wohlbefinden eine zunehmende Müdigkeit, Appetitlosigkeit und einen Gewichtsverlust von 3 kg in 5 Wochen. Es bestehen abdominelle Schmerzen im Oberbauch, die gelegentlich auch in den Rücken ausstrahlen. Die Tumormarker CEA und CA 19-9 sind erhöht. Es wird umgehend eine CT-Untersuchung des Abdomens durchgeführt. Hier bestätigt sich der klinische Verdacht auf ein Lokalrezidiv. Leider werden auch Metastasen in beiden Leberlappen diagnostiziert und durch Biopsie histologisch als Fernmetastasen des Pankreaskarzinoms bestätigt. Die Situation ist prognostisch als sehr problematisch und höchst palliativ einzuschätzen.

Anamnese, Krankengeschichte, Lebensstil

Der Patient leidet schon seit dem 12. Lebensjahr an einem insulinpflichtigen Diabetes mellitus, der immer sorgfältig eingestellt war. Im Rahmen dieser Grunderkrankung hat sich seit 6 Jahren eine zunehmende sensorische Polyneuropathie (vorwiegend im Bereich beider Beine) entwickelt, die den Patienten sehr belastet. Andere Komorbiditäten bestehen nicht. Auch bedingt durch den Diabetes mellitus hat der Patient schon immer auf eine möglichst gesunde und ausgewogene Ernährung geachtet. Er konnte über die längste Zeit immer ein normales Gewicht von 70 kg bei einer Größe von 1,78 m (BMI = 22,1 kg/m^2) halten und hat sich gern sportlich betätigt (Radfahren und Rudern).

Aktuelle Problematik, klinische Symptomatik

Die aktuelle und führende Symptomatik im Rahmen des Tumorrezidivs ist der Appetitverlust und der damit einhergehende Gewichtsverlust. Die Bauchschmerzen sind durch die regelmäßige Einnahme von Metamizol gut kompensiert. Es bestehen große Zukunftsängste in Bezug auf die ihm offen mitgeteilte schlechte Prognose.

Therapiekonzept

Die Therapiestrategie ist rein palliativ. Als tumorreduktive Maßnahme wird durch die zurate gezogene Tumorkonferenz in einem regionalen Zentrum ein Behandlungsversuch mit Gemcitabin in Kombination mit einer Anti-EGF-Rezeptor-Therapie mit dem Tyrosinkinaseinhibitor Erlotinib (Tarceva) vorgeschlagen (**Tab. 35.1**). Gemcitabin wurde bereits in der adjuvanten Therapiephase gut vertragen (s. o.). Auf die als Rezidivtherapie gleichermaßen geeignete Kombination von Gemcitabin und Oxaliplatin (GEMOX) wird im Hinblick auf die vorbestehende ausgeprägte Polyneuropathie (Diabetes mellitus) verzichtet.

Neben der zytostatischen Therapie wurde direkt nach Diagnostik des Rezidivs mit einer supportiven Ernährungstherapie mit teilparenteralen, hochkalorischen täglichen Infusionen begonnen.

Hinweis *Aus Sicht der Komplementärmedizin hat in dieser Situation ein professionelles Assessment des Ernährungstatus und die darauf basierende, gezielte Durchführung einer Ernährungstherapie (enteral, ggf. zusätzlich teilparenteral) höchste Priorität. Auch der Einsatz von ω-3-Fettsäuren hat sich in diesem Kontext bewährt.*

Toxizitätsprofil

Die zytostatische Therapie mit **Gemcitabin** hat der Patient in der adjuvanten Therapiesituation gut vertragen. Bis auf gelegentliche, mit Diclofenac gut behandelbare rheumatische Beschwerden am 2. Tag nach Gemcitabin traten keine nennenswerten Nebenwirkungen auf.

Er wird jetzt eine Kombination mit dem Tyrosinkinasehemmer **Erlotinib** (Tarceva) in einer Dosis von 100 mg/d erhalten. Die zu erwartende **dermato-**

Tab. 35.1 Gemcitabin und Erlotinib (Tarceva; Moore et al. 2007).

Gemcitabin	1000 mg/kg	30 min-Infusion, i. v.	Tag 1, 8, 15
Erlotinib	100 mg	p. o.	täglich
bei Unverträglichkeit Dosisreduktion			
Behandlungsintervall	Wiederholung Tag 29		

logische Toxizität, meist bei Therapieansprechen, ist die führende und – je nach Ausprägung der akneförmigen Dermatose – beeinträchtigende oder auch limitierende Nebenwirkung. In höheren Dosierungen, wie sie bei der Monotherapie mit 150 mg/d eingesetzt werden, kann es zu Diarrhöe, gastrointestinalen Beschwerden und Fatigue-Syndrom kommen.

Hinweis *Die Gabe von hoch dosierten ω-3-Fettsäuren kann potenziell auch als antiinflammatorische Komponente bei entzündlicher Dermatose im Rahmen der Therapie mit Erlotinib betrachtet werden. Evidenzbasierte Daten liegen hierzu leider nicht vor.*

Konventionelle supportive Therapie

- lokale dermatologische Therapie (Salben etc. nach Rezeptur) bei ausgeprägter Hauttoxizität
- Gabapantin bei Polyneuropathie
- antiemetische Therapie nach Leitlinien
- Loperamid und Flüssigkeitssubstitution bei persistierenden Diarrhöen unter Erlotinib

Interaktionen mit Mikronährstoffen, Nebenwirkungsmanagement

Wie bei anderen Zytostatikaprotokollen sollte Natriumselenit in einer pharmakologischen Dosierung von 1000 µg als Kurzinfusion vor Gemcitabin gegeben werden.

Vitamin-C-Hochdosis-Infusions-Therapie: Pankreaskarzinom

Die Wirkmechanismen von parenteral appliziertem Ascorbat sind in Kap. 9.1.1 (S. 96 f.) dargestellt.

Hinweis *Eine adjuvante Vitamin-C-Hochdosis-Infusions-Therapie (z. B. 75 g Vitamin C, 1 – 2 ×/Woche, in 800 – 1000 ml Ringer-Laktat-Lösung, langsam i. v.: 0,5 g Vitamin C/min) nach Ausschluss eines G6PD-Mangels in Erwägung zu ziehen. Dabei wird empfohlen, die Vitamin-C-Infusions-Therapie zeitversetzt zur Chemotherapie durchzuführen (Gröber 2009).*

Komplementäre Therapiemaßnahmen

- **labordiagnostische Kontrolle** des Selen- und Vitamin-D-Status sowie des Vitamin- und Mineralstoffhaushalts (Vollblut):
  - Optimierung des Selenspiegels im Vollblut: Zielwert 140 µg/l
  - Optimierung des Vitamin-D-Status (Calcidiol im Serum): Zielwert 80 – 160 nmol/l

- adäquate Basisversorgung mit **bilanzierten Mikronährstoffen** (v. a. Vitamin D, Selen, Koenzym Q_{10})
- anorganisches **Natriumselenit** direkt vor Chemotherapie (1000 µg, p. o., oder in 100 ml 0,9 %iger NaCl-Lösung, i. v.); Erhaltungsdosis: 200 – 500 µg/d an chemotherapiefreien Tagen – adaptiert an Selenspiegel
- **Koenzym Q_{10}** (Ubichinon/-ol) 100 – 300 mg/d, p. o.
- bei Polyneuropathie: **Benfotiamin** 300 – 600 mg/d, p. o., und **Pyridoxin** 100 – 200 mg/d, p. o.
- zur Therapie des Fatigue-Syndroms: **L-Carnitin** 2 – 4 g als Kurzinfusion in 250 ml 0,9 %iger NaCl-Lösung
- **ω-3-Fettsäuren** 2 – 4 g/d, p. o., wenn nicht möglich als Zusatz zur parenteralen Ernährungsinfusion (Smoflipid)
- **xenogene Peptide**, z. B. als Factor AF2 3 × 2 ml, s. c. oder i. m., wöchentlich, begleitend zur Chemotherapie

Weitere komplementärmedizinische Maßnahmen und Methoden

Klassische Naturheilverfahren

- **physikalische bzw. elektrotherapeutische Maßnahmen** zur Linderung der sensorischen Neuropathie

Ernährungstherapie

- Der Patient ist zwar mit einem BMI von 22,1 kg/m^2 **noch normalgewichtig**, hat aber in 3 Wochen > 4 % seines Ausgangsgewichts verloren. Da er unter Appetitlosigkeit leidet und eine weitere Gewichtsabnahme unter der Tumortherapie zu erwarten ist, sollte sofort mit einer Ernährungstherapie begonnen werden. Der frühzeitige Beginn ist besonders wichtig, da eine schwere Mangelernährung bei Patienten mit Pankreaskarzinom sehr häufig ist (> 80 %). Zahlreiche Studien sprechen für den **Einsatz von Fischöl** (ω-3-Fettsäuren) bei Patienten mit Pankreaskarzinom.
- **Schritt 1:**
  - Ernährungsberatung zur Umstellung auf **modifizierte Mischkost** (fettreich, kalorienreich, häufige kleine Mahlzeiten) und Auswahl einer geeigneten Trinknahrung (proteinreich, hochkalorisch, ω-3-Fettsäuren)
  - **schnelle Erfolgskontrolle** (Gewichtsbestimmung, BIA-Messung, Abfrage der Nahrungsaufnahme/Menge der Trinknahrung)
  - bei ausreichender Kalorienmenge: Fortsetzung der eingeleiteten Maßnahmen, wenn nicht folgt Schritt 2
- **Schritt 2:**
  - Abklärung, ob eine **enteralen Ernährung** mittels Sonde möglich ist und vom Patienten akzeptiert wird (kurzfristig: Nasensonde möglich; langfris-

tig: falls auch nach der OP eine zu geringe Nahrungszufuhr erwartet wird ggf. Anlage einer PEG)
  - **schnelle Erfolgskontrolle** (Gewichtsbestimmung, BIA-Messung, Abfrage der Nahrungsaufnahme/Menge der Sondenkost)
  - bei ausreichender Kalorienmenge: Fortsetzung der eingeleiteten Maßnahmen, wenn nicht folgt Schritt 3
- **Schritt 3:**
  - Um eine weitere Verschlechterung des Ernährungszustands möglichst zu vermeiden, sollte – wenn notwendig – nicht zu lange gezögert werden, eine **parenterale Ernährungstherapie mit ω-3-Fettsäuren** einzuleiten. Je besser der Ernährungszustand noch ist, desto effektiver kann die Ernährungstherapie durchgeführt werden. Dies ist bei vielen Patienten für die Lebensqualität sehr wichtig, da ein starker Gewichtsverlust und der damit verbundene Leistungseinbruch als ausgesprochen quälend empfunden wird.

Enzyme

- Therapiebegleitend kann die Supplementierung einer Kombination von proteolytischen Enzymen erfolgen (z. B. Papain 90 mg, Trypsin 48 mg, Chymotrypsin 40 mg und Selen 8 µg/Tabl.: 3 × 2 Tabl. täglich **oder** Bromelain 100 mg, Papain 100 mg und lektinreicher Linsenextrakt 5 mg/Tabl.: 2 × 2 Tabl. täglich).
- Enzymkombinationen ohne Bromelain sollten durch ein Bromelainpräparat im Dosierungsbereich von 200 – 400 mg Bromelain/d ergänzt werden (Präparate: **Tab. 10.1**, S. 103).
- Enzympräparate sollten mindestens 30 – 45 min vor dem Essen bzw. 1,5 h nach dem Essen eingenommen werden.

Hyperthermie

- über die gesamte Therapiezeit jeden 2. Tag **lokoregionale Hyperthermie**, außer am Tag von Gemzitabinapplikation
- am Tag 2 **moderate Ganzkörperhyperthermie** (wenn apparative Ausstattung vorhanden)

Immundiagnostik

- NK-Funktionstest, NK-Modulatortest
- ITT (T-Zellfunktion)
- Nachweis disseminierter Tumorzellen (MAGE/EpCam)
- immunitätsmodulierende Faktoren: Glutathion, TGF-β
- Entzündungsmarker: COX-2, IL-8, NF-κB, sIL2r

Mikrobiologische Therapie

- **Mukosaschutz/komplementäre Therapie bei Mukositis:**
  - regelmäßige Einnahme hochkonzentrierter, stoffwechselaktiver Milchsäurebildner in Verbindung mit Colipeptiden zur Stabilisierung des mikroökologischen Darmmilieus, Immunmodulation und zum Mukosaschutz (Präparate s. Begleittherapie: **Tab. 13.3**, S. 138)
  - an die Bedürfnisse des Patienten angepasste Ernährung

Misteltherapie

- nach Abschluss der Chemotherapie, ggf. auch in den 2-wöchigen Pausen
- **Dosierung:** z. B. 2 ×/Woche 1 Amp. lektinnormierter Mistelextrakt, s. c. an der Bauchdecke
- **Ziel:** Immunstimulation und Verbesserung der Lebensqualität

Xenogene Peptide

- Begleitend zur Chemotherapie empfiehlt sich die Anwendung von **Leber-Milz-Peptiden** (Antiemese).
- Die **Dosierung** kann an die tatsächliche Verträglichkeit der Behandlung angepasst werden:
  - z. B. zunächst 2 ×/Woche 1 – 2 Amp. à 2 ml, s. c. (Präparate: **Tab. 15.2**, S. 160)
  - falls notwendig: Steigerung auf tägliche Applikation
  - falls weiter notwendig: zusätzlich an den Tagen mit Chemotherapie 10 ml i. v., spätestens 1 h vor der Zytostatikagabe
- Da bereits eine Mangelernährung vorliegt, werden die Leber-Milz-Peptide auch unter dem Aspekt der **Roborierung** gegeben, und man kann sehr schnell zur hoch dosierten Applikation (i. v.) übergehen.
- Bei solchen palliativen Fällen können xenogene Peptide und Mistelextrakte parallel, aber an unterschiedlichen Tagen gegeben werden.

Psychoonkologie

Grundsätzlich gelten die allgemeinen Richtlinien psychoonkologischer Therapien (s. Kap. 16.3.1, S. 172). Konkret sind in diesem Fall folgende Maßnahmen angezeigt:

- Das **psychosoziale Belastungsprofil** des Patienten erstellen.
- Klären, inwieweit Anzeichen einer **depressiven Krankheitsverarbeitung** zu erkennen sind.
- Psychoonkologische **Einzelgespräche** anbieten bzw. durchführen und Unterstützung in Bezug auf die Auseinandersetzung mit Ängsten vor Tod und Sterben geben.

- Die Perspektive einer möglicherweise wünschenswerten **Sterbebegleitung** im Auge behalten.
- Klären, wie stark das **soziale Umfeld** des Patienten durch die gegebene Situation belastet ist bzw. inwieweit dort emotional stützende Ressourcen verfügbar sind.

Sport und Bewegungstherapie

Grundsätzlich gelten die allgemeinen Richtlinien bewegungstherapeutischer Maßnahmen (s. Kap. 18.2.1, S. 194 f.). Für diesen Fall sind folgende Maßnahmen angezeigt:

- Erheben eines **physischen Belastungsprofils** des Patienten
- in Abhängigkeit von der Belastbarkeit und Therapieverträglichkeit:
  - leichte Ganzkörpergymnastik zur Mobilisation und Krafterhaltung
  - leichtes Ausdauertraining, ggf. als Gehtraining oder Nordic Walking

Traditionelle Chinesische Medizin

- Die zytotoxische Behandlung erfolgt eher unter symptomatischen Gesichtspunkten, der Einfluss auf die Überlebenszeit ist gering. Eine TCM-Behandlung würde unter den gleichen Gesichtspunkten erfolgen. Zur Kombination mit Gemcitabin liegen einige Erfahrungen vor, zur Kombination mit dem Tyrosinkinaseinhibitor nicht.
- Praktisch sollte mit der hier etablierten Therapie begonnen und das weitere Vorgehen vom **Verlauf der Symptomatik** und den **messbaren Lebermetastasen** abhängig gemacht werden.
- Wenn mit der zytotoxischen Therapie keine Besserung der Symptomatik zu erzielen ist, sollte frühzeitig eine TCM-Behandlung erfolgen.

Literatur

Gröber U. Vitamin C in complementary oncology – update 2009. Med Monatsschr Pharm 2009; 32: 263 – 267

Moore MJ, Goldstein D, Hamm J et al. Erlotinib plus gemcitabine compared with gemcitabine alone in patients with advanced pancreatic cancer: a phase III trial of the National Cancer Institute of Canada Clinical Trials Group. J Clin Oncol 2007; 25: 1960 – 1966

Patientenkompetenz – Bedeutung, Anforderungen, Umsetzung

Teil 4

36 Patientenkompetenz

Gerd Nagel

36.1 Definition und Begriffsentwicklung

Der Begriff Patientenkompetenz stammt von Krebspatienten selbst (Bopp et al. 2005). Heute existieren im Wesentlichen drei verschiedene Definitionen. Diesen gemeinsam ist die Frage nach der Rolle, die ein Mensch einnehmen will, wenn er erkrankt.

- **Krebspatienten** definieren den Begriff Patientenkompetenz wie folgt (Bopp et al. 2005):
  Patientenkompetenz ist die Fähigkeit, mit und trotz Erkrankung, Handicap oder Trauma ein normales Leben zu führen.
  Gemeint ist mit dieser Definition im Wesentlichen der gelungene Versuch, die neue, durch die Krankheit bedingte Lebensrealität zu akzeptieren und das alltägliche Leben nach dieser Realität auszurichten.
- Aus der **Medizin und Psychologie** stammt folgende Definition (Nagel et al. 2004):
  Patientenkompetenz umfasst die Fähigkeiten,
  - sich den Herausforderungen der Erkrankung zu stellen,
  - sich auf eigene und fremde Ressourcen der Krankheitsbewältigung zu besinnen,
  - diese Ressourcen zu nutzen,
  - eigene Bedürfnisse in der Krankheit zu berücksichtigen,
  - eigene Zielvorstellungen zu verfolgen und
  - die Autonomie zu wahren.
- Die **Sozialpsychologie** beschreibt den Begriff Patientenkompetenz aus der eher systemischen Warte (Kranich 2004):
  Patientenkompetenz umfasst eine Reihe von Einzelkompetenzen, nämlich die Selbst-, Beziehungs-, Sozial- und Demokratiekompetenz.

Für die Überlegungen im folgenden Beitrag ist die von Patienten gegebene Definition maßgeblich. Sie deckt sich auch mit dem im englischen Sprachraum unter dem Begriff „the expert patient“ gebräuchlichen Wortverständnis (Department of Health 2001).

Den Vorstellungen vom kompetenten Patienten als jemand, der sich aktiv in die eigenen Angelegenheiten einmischt, gehen historisch gesehen eine Reihe von Begriffen voraus, die ebenfalls mit Patientenrollen zu tun haben (**Tab. 36.1**).

Tab. 36.1 Die Rolle des Patienten im historischen Abriss (nach Bartmann u. Hübner 2002; Scheibler 2004).

Jahr	Begriff	Bedeutung
1970	der **informierte** Patient	In dieser Zeit wurde der aus den USA kommende „informed consent", also die Information des Patienten über die Krankheit und die medizinischen Maßnahmen, auch in Deutschland zur Regel.
1980	der **mündige** Patient	Informierte Krebspatienten gründeten die ersten Selbsthilfegruppen.
1990	der **autonome** Patient	Die zunehmende Emanzipation von Patienten führte zum Modell des „shared decision making", der gemeinsamen Entscheidungsfindung von Arzt und Patient.
2000	der **kompetente** Patient	Im Zentrum der Überlegungen stehen jetzt die Fragen nach der Eigenverantwortung des Patienten in der Krankheit und nach den eigenen Möglichkeiten zur Überwindung derselben.

36.2 Modellvorstellungen, Denkstile und Handlungsmuster kompetenter Patienten

Das Denken und Handeln kompetenter Patienten wird typischerweise von bestimmten, in unserer Gesellschaft weitverbreiteten, modellhaften Grundüberzeugungen geprägt. Diese Laiendenkstile wurden in den letzten Jahren v. a. im Rahmen der Forschungsprogramme der Stiftung Patientenkompetenz gut untersucht (Bopp et al. 2005; Stiftung Patientenkompetenz 2009). Sie unterscheiden sich in vielen Einzelheiten von den Konzepten der Medizin und Wissenschaft und lassen sich wie folgt zusammenfassen:

Das naturheilkundliche Modell der Krebsentstehung

Nach dieser Vorstellung ist die auslösende Ursache von Krebs in einer Abwehrschwäche des Organismus zu suchen. Diese wiederum wird menschlichem Fehlverhalten, einer ungesunden Lebensweise, Ernährungs- und Stressfaktoren oder dergleichen zugeschrieben. Das naturheilkundliche Modell steht im Kontrast zum naturwissenschaftlichen, molekularbiologischen Modell der Krebsentstehung, welches für die Krebsforschung und Krebsmedizin richtungsweisend ist.

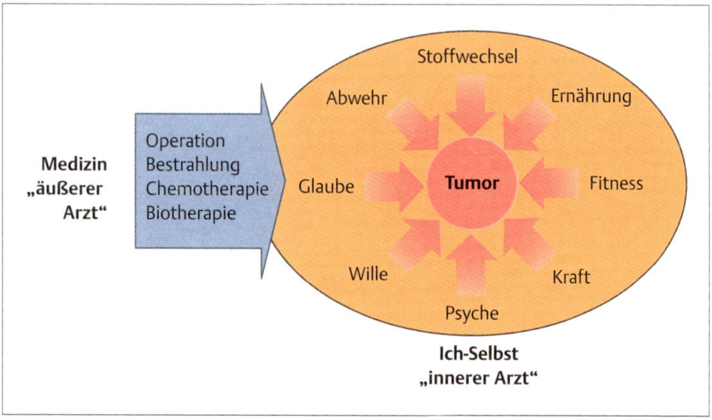

Abb. 36.1 Das sog. „Zwei-Ärzte-Modell“ von Krebspatienten (Nagel 1998).

Das Modell der „zwei Ärzte“

Dieses Modell ist für das Verständnis der Denkstile von Krebspatienten, ihren Handlungsmustern und komplementären Therapieerwartungen von zentraler Bedeutung (**Abb. 36.1**). Es besagt, dass zur Bewältigung der Krebserkrankung zwei Ärzte notwendig sind, der äußere und innere Arzt.

Es braucht den äußeren Arzt, die Medizin, zur Therapie der Erkrankung. Und es braucht den inneren Arzt, die körpereigene Abwehr, um die Kräfte der Selbstheilung zur Wiederherstellung des Gesundheitszustands, zur Reparatur von Schäden, die durch die Erkrankung oder Therapie gesetzt wurden, und zum Aufbau von Resistenz gegen Wiedererkrankung zu aktivieren. Manche Patienten reden von einem „Drei-Ärzte-Modell“. In diesem ist die spirituelle Dimension, Gott, die dritte, unabhängige Heilkraft. Im „Zwei-Ärzte-Modell“ wird Gott als intrinsische Kraft der Gottbezogenheit gesehen (Nagel 1998).

Das Modell der Abwehr

Die Medizin versteht Abwehr v. a. im immunologischen Sinn. Der Abwehrbegriff von Krebspatienten ist viel umfassender, indem er Abwehr, Stärke, Resistenz und Regeneration auf körperlicher, psychischer, geistiger und spiritueller Ebene umfasst.

Der salutotrope Denkstil

Der ärztliche Denkstil ist im Wesentlichen vom therapeutischen Auftrag bestimmt, nämlich Krankheiten zu erkennen und zu behandeln. Diesem krankheitszentrierten, pathotropen Denkstil des Arztes steht der gesundheitszentrierte Denkstil des Patienten gegenüber, der sich am Salutogenesemodell von Antonovsky (1987) orientiert.

Die prognostische Relevanz der Patientenkompetenz

In Anlehnung an das Modell der zwei Ärzte sind die meisten Krebspatienten davon überzeugt, dass sowohl die Lebensqualität unter der Erkrankung als auch der Verlauf der Erkrankung selbst durch eigenes, die Abwehr stärkendes Verhalten günstig beeinflusst werden kann.

Das Modell Selbsthilfe

Auch der Begriff der Selbsthilfe wird von kompetenten Patienten inhaltlich wesentlich umfassender gesehen, als es zunächst scheint. So ist Selbsthilfe nicht nur eigenes Handeln in Ergänzung zum medizinischen Tun, sondern auch ein archetypisches Verhaltensmuster nach dem Motto: „Hilf dir selbst, dann hilft dir Gott."

Mittel zur Selbsthilfe

Im Laienverständnis sind die im Rahmen der Selbsthilfe angewendeten Mittel, Verfahren und Programme (Komplementärmedizin, Ernährung, Fitness, soziales Netz, Meditation etc.) ebenfalls mehr als nur Mittel zum Zweck. Sie haben auch die Funktion als Mittler. Sie vermitteln, wie am besten am Beispiel der Homöopathika gezeigt werden kann, die Gegenwart des Wirkmächtigen.

Individualisierte oder richtige Medizin

Während die wissenschaftlich begründete Medizin bestrebt ist, ihr Lehrgebäude möglichst zu schematisieren (Standards, Leitlinien etc.), fordern kompetente Patienten eine individualisierte Medizin. Als richtige Medizin bezeichnen sie die für den einzelnen Patienten richtige Medizin. Damit wird nicht die Ablehnung medizinischer Standards, sondern die bessere Adaptation derselben an die im Einzelfall vorliegende Situation sowie die Berücksichtigung der Komplementärmedizin gefordert.

36.3 Bedeutung und Definition der Komplementärmedizin aus der Sicht kompetenter Patienten

Die im Kontext der Selbsthilfe stehenden Mittel, Verfahren und Programme sind nicht nur konstitutiver Bestandteil der Lebensform kompetenter Patienten, sondern auch ein Rechtsgut. Denn jeder Patient hat das Recht, gemäß der eigenen Überzeugungen etwas für sich tun.

Patientenselbsthilfe

Dieses ausdrückliche Patientenrecht der Wahlfreiheit der Selbsthilfemittel kollidiert immer wieder mit dem „ärztlichen Gewohnheitsrecht“, das darin besteht, nur den schulmedizinischen Therapiekanon als Handlungsstandard anzuerkennen, alles andere aber, dessen Wirksamkeit nicht im Rahmen klinischer Studien belegt ist, als Paramedizin abzulehnen.

Es scheint jedoch so, dass sich heute eine neue Betrachtungsweise von Komplementärmedizin durchzusetzen beginnt, die eine Öffnung der konservativen schulmedizinischen Einstellung zur Komplementärmedizin ermöglicht. Und zwar geht diese Betrachtungsweise nicht primär von der wissenschaftlichen Bewertung komplementärer Mittel und Methoden aus, sondern von der ethischen Legitimierung ihrer Anwendung im Kontext der Patientenselbsthilfe (Bopp et al. 2005).

Komplementäre Wirklichkeit

Zur Erläuterung dieser neuen Betrachtungsweise von Komplementärmedizin geht man am besten vom Begriff der komplementären Wirklichkeiten aus. Davon ist die Rede, wenn ein bestimmter Sachverhalt nicht von einem Standpunkt oder mit einer Erklärung allein hinreichend beschrieben werden kann, sondern wenn es zum vollständigen Erfassen dieses Sachverhalts zusätzlicher Erklärungen bedarf. Da der Begriff der Komplementarität aus der Physik stammt, sei als Beispiel ein physikalisches Phänomen erwähnt, das nur mit zwei Definitionen hinreichend umschrieben werden kann, nämlich das Licht. Dieses ist sowohl Teilchen als auch Welle.

Um komplementäre Wirklichkeiten handelt es sich auch, wenn der Fall einer Erkrankung, z. B. einer Krebserkrankung, beschrieben werden soll. Hier stehen sich zwei völlig unterschiedliche Betrachtungsweisen gegenüber (**Abb. 36.2**).

Zurück zur Definition der Komplementärmedizin. Diese rechtfertigt sich nicht aus der Wirklichkeit des Arztes, sondern aus der komplementären Wirklichkeit des Patienten. Die Hauptaufgabe des Arztes ist in der Komplementär-

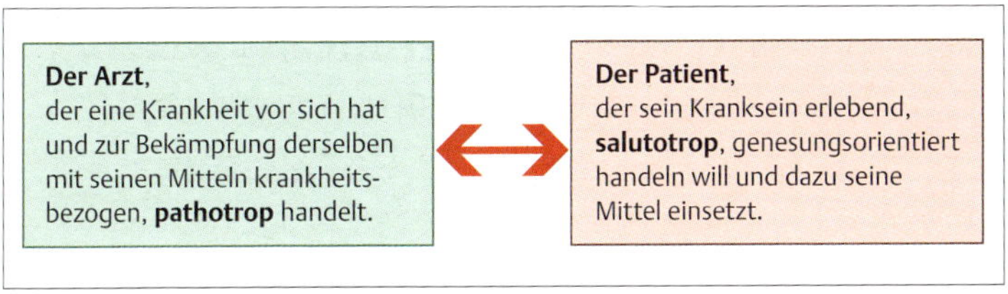

Abb. 36.2 Betrachtungsweise des Arztes und des Patienten in Bezug auf die Krebserkrankung.

medizin nicht die Beurteilung der Wirksamkeit, sondern die Sicherheit der vom Patienten gewählten Mittel. In der Komplementärmedizin sind es v. a. die Patienten selbst, die über Wirksamkeit und Nutzen der gewählten Mittel befinden müssen.

36.4 Evidenzbasierte Komplementärtherapie als medizinische Supportivtherapie

Nun sind aber auch die Zeiten vorbei, in denen Patienten – sich auf unkontrollierbare Heilsversprechungen einlassend – komplementäre Mittel mehr oder weniger unkritisch angewendet haben. Daten zur Wirksamkeit, Sicherheit, Verträglichkeit und Dauer der Anwendung werden von kompetenten Patienten heute für komplementäre ebenso wie für medizinisch angewendete Mittel und Verfahren gefordert.

In dieser Hinsicht begegnen sich nun Schul- und Komplementärmedizin. Das Vorliegen belastbarer Daten zur evidenzbasierten Komplementärtherapie (EbK) erleichtert es Ärzten, Gesetzgebern und Krankenkassen, sich diesem Segment der Komplementärmedizin zu öffnen. Ob sich der Begriff EbK in der Medizin durchsetzen wird, oder ob die Mittel der EbK von der Medizin der Supportivmedizin zugerechnet werden, bleibt abzuwarten. Wichtig erscheint heute, dass mit der EbK eine Brücke zwischen den komplementären Wirklichkeiten von Arzt und Patient geschlagen werden kann.

36.5 Erwerb von Patientenkompetenz, Patienten-Coaching

Patientenkompetenz ist nicht eine Eigenschaft, die so plötzlich da ist wie die Krankheitsdiagnose. Der Erwerb von Patientenkompetenz setzt in den meisten Fällen einen Lernprozess voraus. Dieser kann sehr schwer sein, sehr lange dauern und viel Energie kosten.

Patienten, die kompetent sind oder kompetenter werden wollen, stellen typischerweise drei Fragen:

- ***Wer** orientiert mich im Informationsdschungel?*
  Viele kompetente Patienten verfügen einerseits über ein gutes Basiswissen zu den wichtigsten Fragen der Selbsthilfe und verstehen es auch, die vielen Möglichkeiten der modernen Informationstechnologie zu nutzen. Andererseits fühlen sich viele durch die Flut von Informationen, deren Wertigkeit oft nicht beurteilt werden kann, überfordert. So kommt es zur Frage, welche der Informationen, Angebote, Produkte oder komplementären Mittel für die im Einzelfall angestrebte Zielsetzung die besten sind.
- ***Wie** finde ich meinen Weg?*
  Die individualisierte Selbsthilfemedizin ist eine ressourcenorientierte Medizin. Denn der Umgang eines Menschen mit den besonderen Krisen und Herausforderungen in seinem Leben hängt ganz von seinen persönlichen Erfahrungen, Anlagen, inneren Kräften und Stärken ab. Welche sind aber diese Ressourcen im Einzelfall? Erstaunlicherweise wissen viele Menschen, die noch nie eine kritische Lebenssituation bewältigen mussten, oft gar nicht über ihre Ressourcen Bescheid. Diese müssen dann erst entdeckt werden.
- ***Was** kann ich für mich tun?*
  Auf die Bedeutung eigenen Tuns wurde oben bereits hingewiesen. Solches Tun ist aber nicht zu verwechseln mit irgendeiner Form von besonderem Aktivismus. Auch der bewusste Verzicht auf eigenes, komplementäres Handeln ist ein Entscheid in eigener Sache. Wichtig für kompetente Patienten ist es, das Selbstverständnis abzulegen, hilfloses Opfer eines gnadenlosen Schicksals zu sein. Dazu kann man aktiv handelnd vorgehen. Man kann sich aber auch bewusst medizinischer Kompetenz, menschlicher Begleitung und göttlicher Führung anvertrauen.

Angesichts der Schwierigkeiten, Patientenkompetenz in nützlicher Frist nach der Erkrankung und mit der notwendigen Ökonomie der Kräfte zu erlernen, erstaunt es nicht, wenn sich Patienten auf die Suche nach erfahrenen Personen machen, die Ihnen dabei helfen können. Angebote zum Training oder Coaching kompetenter Patienten sind heute aber noch eine Rarität. Zwar gibt es viele Spezialisten, die ein enges Fachgebiet abdecken – Psychologen, Ökotrophologen, Ergo- und Kunsttherapeuten, Sozialarbeiter, Seelsorger etc. – aber Patientrainer, die diese Disziplinen in einer Person umfassend abdecken, sind nach wie vor selten zu finden. Bisherige Erfahrungen aus Modellpraxen lassen jedoch vermuten, dass das Patienten-Coaching ein Beruf mit Zukunft sein dürfte (Schaeffer u. Schmidt-Kaehler 2006).

Literatur

Antonovsky A. Health, Stress and Coping: New Perspectives on Mental and Physical Well-Being. San Francisco, London: Jossey-Bass Publisher; 1987

Bartmann P, Hübner I. Patienten Selbstbestimmung. Paradigmenwechsel und Herausforderung im Gesundheitswesen. Neukirchen-Vluyn: Neukirchner Verlagshaus; 2002

Bopp A, Nagel D, Nagel G. Was kann ich selbst für mich tun. Patientenkompetenz in der modernen Medizin. Zürich: Rüffer & Rub; 2005

Department of Health. The Expert Patient: A New Approach to Chronic Disease Management for the 21st Century. London: Department of Health; 2001

Kranich C. Patientenkompetenz. Was müssen Patienten wissen und können? Bundesgesundheitsblatt 2004; 10: 950 – 956

Nagel G. Unkonventionelle Mittel in der Krebstherapie. 2. Aufl. Basel, Freiburg, New York: Karger; 1998

Nagel G, Theobald S, Neusetzer B et al. Patientenkompetenz: Begriffsbestimmung und prognostische Relevanz bei Krebs – Ergebnisse einer Umfrage. Dtsch Z Onkol 2004; 36: 110 – 117

Schaeffer D, Schmidt-Kaehler S. Lehrbuch Patientenberatung. Bern: Hans Huber; 2006

Scheibler F. Shared Decision Making. Von der Compliance zur partnerschaftlichen Entscheidungsfindung. Bern: Hans Huber; 2004

Stiftung Patientenkompetenz. Im Internet: http://www.patientenkompetenz.ch; Stand: Dezember 2009

Anhang

Anhang

37 Autorenverzeichnis

Prof. Dr. med. Josef Beuth
Institut zur wissenschaftlichen Evaluation naturheilkundlicher Verfahren an der Universität zu Köln
Kerpenerstr. 62
50931 Köln
Tel.: 0221-4786414
E-Mail: hans.beuth@uk-koeln.de

PD Dr. med. Wilfried P. Bieger
Privatpraxis Klinische Immunologie – Stressmedizin
Paul-Heyse-Str. 6
80336 München
Tel.: 089-543217-0
E-Mail: wilfried.bieger@t-online.de

Dr. med. Jens Büntzel
Klinik für HNO-Erkrankungen, Kopf-Hals-Chirurgie
Südharz-Krankenhaus Nordhausen gGmbH
Dr.-Robert-Koch-Str. 39
99734 Nordhausen
Tel.: 03631-412263
E-Mail: jens.buentzel@shk-ndh.de

Dr. phil. Jürgen M. Giesler
Klinik für Tumorbiologie
Breisacher Str. 117
79106 Freiburg
Tel.: 0761-206-2226
E-Mail: giesler@tumorbio.uni-freiburg.de

Uwe Gröber (Hrsg.)
Akademie für Mikronährstoffmedizin
Zweigertstr. 55
45130 Essen
Tel.: 0201-8742984
E-Mail: uwegroeber@gmx.net

Dr. med. Peter Holzhauer (Hrsg.)
Veramed Klinik am Wendelstein
Mühlenstr. 60
83098 Brannenburg
Tel.: 08034-302740
E-Mail: dr.med.holzhauer@veramed.de

Praxisgemeinschaft Onkologie Nussbaumstrasse
Nußbaumstraße 12
80336 München
Tel.: 089-51514866
E-Mail: info@onkologische-praxis-muenchen.de

Prof. Dr. med. Klaus Kisters
St. Anna Hospital
Medizinische Klinik I
Hospital Str. 19
44649 Herne
Tel.: 02325-9862101
E-Mail: annahospitalk1@annahospital.de

Dipl. oec. troph. Heide Koula-Jenik
Veramed Klinik am Wendelstein
Mühlenstr. 60
83098 Brannenburg
E-Mail: heidejenik@web.de

Dr. med. Hans Lampe
Universität Rostock
Medizinische Fakultät
Klinik für Innere Medizin III
Abteilung Hämatologie, Onkologie, Palliativmedizin
Ernst-Heydemann-Str. 6
18055 Rostock
Tel.: 0381-4947512
E-Mail: hans.lampe@med.uni-rostock.de

Prof. Dr. rer. nat. Alfred Lohninger
Institut für Medizinische Chemie
Medizinische Universität Wien
Währingerstr. 10
1090 Wien, Österreich
Tel.: 0043-1-4277-60873
E-Mail: alfred.lohninger@meduniwien.ac.at

Michael Martin
Ganzimmun AG
Labor für funktionelle Medizin
Hans-Böckler-Str. 109
55128 Mainz
Tel.: 06131-7205-114
E-Mail: martin@ganzimmun.de

Prof. Dr. med. Gerd Nagel
Haldensteig 10
8708 Männedorf, Schweiz
E-Mail: g.nagel@patientenkompetenz.ch

Dr. med. Hans P. Ogal
Aeskulap-Klinik
Zentrum für ärztliche Ganzheitsmedizin
6440 Brunnen, Schweiz
Tel.: 0041-41-8254747
E-Mail: hans.ogal@aeskulap.com

Dr. Christiane Peters
Lehrstuhl für Sport und Gesundheitsförderung
TU München
Connollystr. 32
80809 München
Tel.: 089-289-24573
E-Mail: peters@sp.tum.de

Dr. med. Hüseyin Sahinbas
Praxis-Klinik für angewandte Hyperthermie und Supportive Care
Massenbergstr. 19-21
44787 Bochum
Tel.: 0234-89363-70
E-Mail: post@hyperthermie-bochum.de

Prof. Dr. med. Dr. h. c. Kurt Schumacher
Rehaklinik IRMA
Klinik für onkologische Rehabilitation
Luisenstr. 2
78073 Bad Dürkheim
Tel.: 07726-936410
E-Mail: prof.schumacher@reha-klinik-irma.de

Prof. Dr. med. Michael Stimpel
Deutsche Klinik für Naturheilkunde und Präventivmedizin
Innere Medizin 2 des Knappschaftskrankenhauses
Akademisches Lehrkrankenhaus der Universität des Saarlandes
In der Humes 35
66346 Püttlingen/Saar
Tel.: 06898-552602
E-Mail: m.stimpel@dknp.de

Dr. rer. nat. Günther Stoll
biosyn Arzneimittel GmbH
Schorndorfer Str. 32
70734 Fellbach
Tel.: 0711-57532-76
E-Mail: Guenther_Stoll@biosyn.de

Prof. Dr. phil. Joachim Weis
Klinik für Tumorbiologie
Breisacher Str. 117
79106 Freiburg
Tel: 0761/206-2220 oder -2218
E-Mail: weis@tumorbio.uni-freiburg.de

38 Wichtige Adressen

Allgemeine Beratung

Arbeitsgemeinschaft Prävention und Integrative Onkologie (APRIO) der Deutschen Krebsgesellschaft e. V.
TiergartenTower
Straße des 17. Juni 106 – 108
10623 Berlin
Tel.: 030-32293290
Internet: www.krebsgesellschaft.de

Deutsche Fatigue Gesellschaft e. V.
Scheidtweilerstr. 63–65
50933 Köln
Tel.: 0221-94058232
Internet: www.deutsche-fatigue-gesellschaft.de

Deutsche Krebshilfe e. V.
Thomas-Mann-Strasse 40
53111 Bonn
Tel.: 0228-729900
Internet: www.krebshilfe.de

Deutsche Krebsgesellschaft e. V.
TiergartenTower
Straße des 17. Juni 106 – 108
10623 Berlin
Tel.: 030-32293290
Internet: www.krebsgesellschaft.de

Gesellschaft Anthroposophischer Ärzte in Deutschland e. V.
Roggenstr. 82
70794 Filderstadt
Internet: www.anthroposophischeaerzte.de

Gesellschaft für Biologische Krebsabwehr e. V.
Voßstraße 3
69115 Heidelberg
Tel.: 06221-138020
Internet: www.biokrebs.de

Krebsinformationsdienst KID
Im Neuenheimer Feld 280
69120 Heidelberg
Tel.: 06221-410121
Internet: www.krebsinformationsdienst.de

Überregionales Tumorzentrum am Universitätsklinikum Jena
Ziegelmühlenweg 1
07740 Jena
Tel.: 03641-933114
Internet: www.uni-jena.de

Institut zur wissenschaftlichen Evaluation naturheilkundlicher Verfahren
an der Universität zu Köln
Kerpenerstr. 62
50931 Köln
Tel.: 0221-4786414
Internet: www.iwenv.de

Ernährungsberatung

Deutsche Gesellschaft für Ernährungsmedizin e. V.
Info- und Geschäftsstelle
Olivaer Platz 7
10707 Berlin
Tel.: 030-3198315006
Internet: www.dgem.de

Deutsche Gesellschaft für Ernährung e. V.
Godesberger Allee 18
53175 Bonn
Tel.: 0228-3776600
Internet: www.dge.de

Deutsches Institut für Ernährungsforschung
Arthur-Scheunert-Allee 114 – 116
14558 Nuthetal
Tel.: 033200-880
Internet: www.dife.de

Forschung und Lehre

Akademie für Mikronährstoffmedizin
Zweigertstr. 55
45130 Essen
Internet: www.mikronaerstoff.de

Charité – Universitätsmedizin Berlin
Institut für Sozialmedizin, Epidemiologie und Gesundheitsökonomie
Luisenstraße 57
10098 Berlin
Tel.: 030-450529132
Internet: www.charite.de/cam

Universität Duisburg-Essen
Lehrstuhl für Naturheilkunde und Integrative Medizin
Kliniken Essen-Mitte/Knappschafts-Krankenhaus
Innere Medizin V, Naturheilkunde und Integrative Medizin
Am Deimelsberg 34 a
45276 Essen
Tel.: 0201-17425008
Internet: www.uni-essen.de/naturheilkunde

Universität Rostock
Medizinische Klinik, Poliklinik der Abt. für Hämatologie & Onkologie
In Kooperation mit dem Lehrstuhl für Naturheilkunde
Ernst-Heydemann Str. 6
18055 Rostock
Tel.: 0381-4947431
Internet: www.med.uni-rostock.de, www.naturheilkunde.uni-rostock.de

Universität Witten-Herdecke
Lehrstuhl für Medizintheorie und Komplementärmedizin
Fakultät für Medizin
Gerhard-Kienle-Weg 4
58313 Herdecke
Tel.: 02330-623314
Internet: www.medizin.uni-wh.de/humanmedizin

Universitätsfrauenklinik Heidelberg
Ambulanz für Naturheilkunde und Integrative Medizin
Abt. Gynäkologische Endokrinologie und Fertilitätsstörungen
Voßstraße 9
69115 Heidelberg
Tel.: 06221-568321
Internet: www.klinikum.uni-heidelberg.de/gyn-endo-animed

Psychologie/Psychoonkologie

Arbeitsgemeinschaft Psychoonkologie
Klinik für Tumorbiologie
Breisacher Str.117
79011 Freiburg
Tel.: 0761-20601
Internet: www.tumorbio.uni-freiburg.de

Deutsche Arbeitsgemeinschaft für Psychosoziale Onkologie e. V.
Kardinal-von-Galen-Ring 10
48149 Münster
Tel.: 0700-200006666
Internet: www.dapo-ev.de

Deutsche Psychologen Akademie
Oberer Lindweg 2
53129 Bonn
Tel.: 0228-9873128
Internet: www.dpa-bdp.de

LebensWert e. V. – Psychoonkologische Beratung, Begleitung, Therapie
Joseph-Stelzmann-Str. 9
50924 Köln
Tel.: 0221-4786478, Fax: 0221-4787003
Internet: www.vereinlebenswert.de

Selbsthilfe

Arbeitskreis der Pankreatektomierten e. V.
Krefelder Str. 3
41539 Dormagen
Tel.: 02133-42329
Internet: www.adp-dormagen.de

Bundesorganisation Selbsthilfe Krebs e. V.
Universitätsklinikum Charite
Augustenburger Platz 1
13353 Berlin
Tel.: 030-450578306
Internet: www.selbsthilfe-krebs.de

Bundesverband der Kehlkopflosen e. V.
Dortmunder Str. 13
58455 Witten
Tel.: 02302-392094
Internet: www.kehlkopflosenverband.de

Bundesverband Prostatakrebs Selbsthilfe e. V.
Kaiserstr. 83
45468 Mülheim
Tel.: 0208-33403
Internet: www.prostatakrebs-bps.de

Deutsche ILCO
Bärenbruch 39
44379 Dortmund
Tel.: 05108-926646
Internet: www.ilco.de

Deutsche Leukämie- und Lymphom-Hilfe e. V.
Thomas-Mann-Str. 40
53004 Bonn
Tel.: 0228-390440
Internet: www.leukaemie-hilfe.de

Frauenselbsthilfe nach Krebs e. V.
Bundesgeschäftsstelle
B6 10/11
68159 Mannheim
Tel.: 0621-24434
Internet: www.frauenselbsthilfe.de

KIK – Krebsinitiative Köln e. V.
Neuenhöfer Allee 17
50937 Köln
Tel.: 0221-46 80 131, Fax: 0221-46 80 591
E-Mail: info@krebs-initiative-koeln.de

Krebshilfeverein
Memeler Straße 6
83064 Raubling
Tel.: 0170-3233861
Internet: www.krebshilfeverein.de

Mamazone – Frauen und Forschung gegen Brustkrebs e. V.
Max-Hempel-Straße 3
86153 Augsburg
Tel.: 0821/5213-144, Fax: 0821/5213143
E-Mail: info@mamazone.de oder buero@mamazone.de

Selbsthilfe-Bund Blasenkrebs e. V.
Quickborner Str. 75
13439 Berlin
Tel.: 030-35508517
Internet: www.harnblasenkrebs.de

Selbsthilfegruppe Erektile Dysfunktion
Selbsthilfezentrum München
Bayerstr. 77 a
80335 München
Tel.: 08142-597099
Internet: www.impotenz-selbsthilfe.de

Stiftung Patientenkompetenz
Haldensteig 10
CH-8708 Männedorf
Tel.: 044-796-4390
Internet: www.patientenkompetenz.ch

Sport und Bewegungstherapie

Kontakte zu regionalen Krebsnachsorge-Sportgruppen sind über die Ansprechpartner in den jeweiligen Bundesländern zu erfragen:

Badischer Sportbund Freiburg
Wirthstraße 7
79110 Freiburg
Tel.: 0761-15246-0
Internet: www.bsb-freiburg.de

Badischer Sportbund Karlsruhe
Am Fächerbad 5
76131 Karlsruhe
Tel.: 0721-1808-0
Internet: www.badischer-sportbund.de

Behinderten-Sportverband Berlin
Hanns-Braun-Straße / Friesenhaus 1
14053 Berlin
Tel.: 030-30099675
Internet: www.bsberlin.de

Behinderten-Sportverband Niedersachsen
Ferd.-Wilh.-Fricke-Weg 10
30169 Hannover
Tel.: 0511-12680
Internet: www.lsb-niedersachsen.de

Behinderten- und Rehabilitations-Sportverband Hamburg e. V.
Haus des Sports
Schäferkampsallee 1
20357 Hamburg
Tel.: 040-419080
Internet: www.hamburger-sportbund.de

Behinderten- und Rehabilitations-Sportverband Sachsen-Anhalt
Am Steintor 14
06112 Halle
Tel.: 0345-5170824
Internet: www.bssa.de

Behinderten- und Versehrten-Sportverband Bayern
Georg-Brauchle-Ring 93
80992 München
Tel.: 089-544189-40
Internet: www.bvs-bayern.com

Landessportbund Brandenburg
Haus des Sports
Schopenhauerstr. 34
14467 Potsdam
Tel.: 0331-971980
Internet: www.lsb-brandenburg.de

Landessportbund Bremen
Eduard-Grunow-Str. 30
28203 Bremen
Tel.: 0421-792870
Internet: www.lsb-bremen.de

Landessportbund Hessen
Otto-Fleck-Schneise 4
60528 Frankfurt am Main
Tel.: 069-67890
Internet: www.sport-in-hessen.de

Landessportbund Mecklenburg-Vorpommern
Wittenburger Str. 116
19059 Schwerin
Tel.: 0385-761760
Internet: www.lsb-mv.de

Landessportbund NRW
Friedrich-Alfred-Str. 25
47055 Duisburg
Tel.: 0203-7381836
Internet: www.wir-im-sport.de

Landessportbund Rheinland-Pfalz
Rheinallee 1
55116 Mainz
Tel.: 06131-28140
Internet: www.lsb-rlp.de

Landessportbund Sachsen
Goyastraße 2d
04105 Leipzig
Tel.: 0341-216310
Internet: www.sport-fuer-sachsen.de

Landessportbund Thüringen
Werner-Seelenbinder-Straße 1
99096 Erfurt
Tel.: 0361-340540
Internet: www.thueringen-sport.de

Landessportverband für das Saarland
Sportschule Gebäude 54
66123 Saarbrücken
Tel.: 0681-38790
Internet: www.lsvs.de

Landessportverband Schleswig-Holstein
Winterbeker Weg 49
24114 Kiel
Tel.: 0431-64860
Internet: www.lsv-sh.de

Württembergischer Landessportbund
Geschäftsstelle Haus des Sports
Fritz-Walter-Weg 19
70372 Stuttgart
Tel.: 0711-28077850
Internet: www.lsvbw.de

Traditionelle Chinesische Medizin

TCM-Initiative e. V.
Aachener Str. 6
50674 Köln
Tel.: 0221-2806940, Fax: 0221-9206713
Internet: tcm-initiative.de

39 Abkürzungsverzeichnis

ACO	Adriamycin, Cyclophosphamid und Vincristin
Acyl-Co	Aaktivierte Fettsäuren
ADCC	antibody-dependent cellular cytotoxicity
APZ	antigenpräsentierende Zellen
ASCO	American Society of Clinical Oncology
ATP	Adenosindiphosphat
AUC	target area under the concentration versus time curve; Fläche unter der Blutspiegel-Zeit-Kurve (mg/ml und min)
BALT	bronchus associated lymphatic tissue; bronchienassoziiertes lymphatisches Gewebe
BCM	body cell mass; Körperzellmasse
BIA	bioelektrische Impedanzanalyse
BMI	Body-Mass-Index
BSE	bovine spongiforme Enzephalopathie
CA	cancer antigen; Krebsantigen
CAPOX	Capecitabin und Oxaliplatin
CEA	carcinoembryonic antigen; karzinoembryonales Antigen
CIPN	chemotherapy-induced peripheral neuropathy
CK	Zytokeratin
CNTF	ciliary neurotrophic factor; ziliarer neurotropher Faktor
CoA	Koenzym A
COX-2	Zyklooxygenase 2
CRH	corticotropin-releasing hormon
CRP	C-reaktives Protein
CRPs	CRP-sensitiv
CT	Computertomografie
CTC	common toxicity criteria
CTL	zytotoxische T-Zelle
DCF	Docetaxel, Cisplatin und 5-FU
DHA	Dokosahexaensäure
DNA	Desoxyribonukleinsäure
DTH	delayed type hypersensitivity
EbK	evidenzbasierte Komplementärtherapie
EBM	evidence-based medicine; evidenzbasierte Medizin
EC	Epirubicin und Cyclophosphamid
ECOG	Eastern Cooperative Oncology Group
EGF	epidermal growth factor
EKG	Elektrokardiografie
EORTC	European Organisation for Research and Treatment of Cancer
EPA	Eikosapentaensäure
EpCam	epithelial cell adhesion molecule

EPICO	Epirubicin, Cyclophosphamid und Vincristin
ER	Östrogenrezeptor
FAC	5-FU, Doxorubicin und Cyclophosphamid
FEC	5-FU, Epirubicin, Cyclophosphamid
FIP	Federation International Proteolytic
FKJ	Feinnadel-Katheter-Jejunostomie
FOLFOX	Folinsäure, 5-FU und Oxaliplatin
5-FU	5-Fluorouracil
G	Grad der veränderten Zellen (Tumorklassifikation)
GALT	gut associated lymphatic tissue; darmassoziiertes lymphatisches Gewebe
γδT	γ/δ-T-Zellen
G0-Phase	Ruhephase
G1-Phase	Postmitosephase
G2-Phase	Postsynthesephase
GCFS	granulozytenkoloniestimulierender Faktor
GCP	good clinical practice
GCS	Glutamincysteinsynthase
GEMOX	Gemcitabin und Oxaliplatin
GEP	good epidemiological practice
GERD	gastroesophageal reflux disease; gastroösophageale Refluxkrankheit
GMP	good manifacturing practice
Gr	Granulozyt
GSH	Glutathion
GSSG	Glutathiondisulfid
G6PD	Glukose-6-Phosphat-Dehydrogenase
HbA_{1C}	Glykohämoglobin, Hämoglobin der Untergruppe A_{1C}
HBsAg	Hepatitis-B surface antigen
HCO_3^-	Hydrogencarbonatanion
HDL	high-density lipoprotein
Her2	human epidermal growth factor receptor 2
HIV	human immunodeficiency virus
HLA	human leukocyte antigen; humanes Leukozytenantigen
HMG	3-Hydroxy-3-methyl-glutaryl
4-HNE	4-Hydroxynonenal
HNO	Hals-Nasen-Ohren
HSP	Hitzeschockprotein
5-HT	5-Hydroxytryptamin (Serotonin)
IFB	human fibroblast interferon
IFL	Irinotecan, Folinsäure und 5-FU
IFN	Interferon
Ig	Immunglobulin
IL	Interleukin

ITT	Immun-Target-Test
KHK	koronare Herzkrankheit
KRAS	Kirsten rat sarcoma 2 viral oncogene homolog
LC-Acyl-Co	Aaktivierte langkettige Fettsäuren
LDL	low-density lipoprotein
L-Dopa	L-4,3-Dihydroxyphenylalanin
LIF	leukemia inhibitory factor; leukämie-inhibierender Faktor
LMF	lipid mobilizing factor; lipidmobilisierender Faktor
LOX	Lipoxygenase
LTT	Lymphozyten-Transformations-Test
LVEF	linksventrikuläre Ejektionsfraktion
M	Fermetastasen (Tumorklassifikation)
M-Phase	Mitosephase
MAGE	melanoma antigen family
MCT	medium-chain triglycerides; mittelkettige Triglyzeride
MDA	Malondialdehyd
MGMT	6-O-Methylguanin-DNA-Methyltransferase
MHC	major histocompatibility complex
ML-1	Mistellektin-1
MRT	Magnetresonanztomografie
N	Lymphknotenmetastasen (Tumorklassifikation)
NAC	N-Acetylcystein
NaCl	Natriumchlorid, Kochsalz
NADH	Nikotinamid-Adenin-Dinukleotid
NADPH	Nikotinamid-Adenin-Dinukleotid-Phosphat
NDH-Clostridien	nuclear dehydrogenating Clostridia
NF-κB	nuclear factor κ-light-chain-enhancer of activated B cells; nukleärer Transkriptionsfaktor κB
NGF	nerve growth factor; Nervenwachstumsfaktor
NH_4^+	Ammoniumionen
NK-Zelle	natürliche Killerzelle
NSAID	nonsteroidal antiinflammatory drugs
NSCLC	non small cell lung cancer; nichtkleinzelliges Bronchialkarzinom
OCTN2	organic cation transporter 2; Transporter für organische Kationen 2
PAI-1	plasminogen activator type 1; Plasminogen Aktivator Inhibitor 1
PEG	perkutane endoskopische Gastrostomie
PDGF	platelet-derived growth factor; Plättchenwachstumsfaktor
PDH	Pyruvatdehydrogenase
PEJ	perkutane endoskopische Jejunostomie
PET	Positronen-Emissions-Tomografie
PIF	proteolysis inducing factor; proteolyseinduzierender Faktor

PME	progressive Muskelentspannung
PPE	palmar-plantare Erythrodysästhesie
PR	Progesteronrezeptor
PST	perkutane sonografische Gastrostomie
PUFA	polyunsaturated fatty acid; mehrfach ungesättigte Fettsäuren
R	Resttumorgewebe (Tumorklassifikation)
RNA	Ribonukleinsäure
ROS	reaktive Sauerstoffspezies
RTOG	Radiation Therapy Oncology Group
S-Phase	Synthesephase
SCLC	small cell lung cancer; kleinzelliges Bronchialkarzinom
SEGT	supportiv-expressive Gruppentherapie
SELECT	Selenium and Vitamin E Cancer Prevention Trial
SH-Gruppe	Sulfhydrylgruppe
sIgA	sekretorisches Immunglobulin A
sIL2r	soluble IL-2 receptor; löslicher IL-2-Rezeptor
SVCT	sodium-dependent vitamin C transporter
T	Tumorausdehnung (Tumorklassifikation)
TAC	Docetaxel, Doxorubicin und Cyclophosphamid
TCM	Traditionelle Chinesische Medizin
TENS	transkutane elektrische Nervenstimulation
TGF	transforming growth factor; transformierender Wachstumsfaktor
TH	T-Helfer
THF	thymic humoral factor
TNF-α	Tumor-Nekrose-Faktor α
T_{reg}	regulatorische T-Zellen
TRH	thyreotropin-releasing hormon
UICC	Union internationale contre le cancer; Internationale Vereinigung gegen Krebs
UKG	Ultraschallkardiografie
uPA	urokinase plasminogen activator; Urokinase-Typ Plasminogen Aktivator
VCF_{max}	maximal velocity of circumferential fibre shortening at maximum left ventricular wall tension
VEGF	vascular endothelial growth factor; vaskulärer endothelialer Wachstumsfaktor
V_{max}	maximale enzymatische Reaktionsgeschwindigkeit
WHO	World Health Organization

40 Abbildungsnachweis

Abb. 5.1 nach Gröber U. Mikronährstoffe: Beratungsempfehlungen für die Praxis. 2. Aufl. Stuttgart: Wissenschaftliche Verlagsgesellschaft; 2006: 295, Abb. 10.3, modifiziert nach Nitenberg G, Raynard B. Nutritional support of the cancer patient: issues and dilemmas. Crit Rev Oncol Hematol 2000; 34(3): 137 – 168

Abb. 6.1 nach Gröber U. Mikronährstoffe: Beratungsempfehlungen für die Praxis. 2. Aufl. Stuttgart: Wissenschaftliche Verlagsgesellschaft; 2006: 102

Abb. 7.1 nach Gröber U. Metabolic Tuning statt Doping. Mikronährstoffe im Sport. Stuttgart: Hirzel; 2008: 240

Abb. 9.2 nach Gröber U. Vitamin C in complementary oncology – update 2009. Med Monatsschr Pharm 2009; 32: 263 – 267

Abb. 11.2 nach Seegenschmiedt MH, Fessenden P, Veron CC, eds. Thermo-Radiotherapy and Thermo-Chemotherapy. Vol. 1. Berlin, Heidelberg, New York: Springer; 1995

Abb. 11.3 nach nach Cell Control Biomdical Laboratories. Patientendaten zur Messung der Chemotherapeutikawirkungsverstärkung am Tumor. München; 1996

Abb. 14.3 b nach Schumacher K, Schneider B, Reich G et al. Postoperative komplementäre Therapie des primären Mammakarzinoms mit lektinnormiertem Mistelextrakt – eine epidemiologische, kontrollierte, multizentrische retrolektive Kohortenstudie. Dtsch Z Onkol 2002; 34: 112

Abb. 17.1 nach Vainio A, Auvinen A. Prevalence of symptoms among patients with advanced cancer: an international collaborative study. Symptom Prevalence Group. J Pain Symptom Manage 1996; 12: 3 – 10

Abb. 17.2 nach World Health Organization. Cancer Pain Relief: with a Guide to opioid Availability. 2nd ed. Geneva: Word Health Organization; 1996: 15

Abb. 36.1 nach Nagel GA. Unkonventionelle Mittel in der Krebstherapie. Plädoyer für eine offene Medizin. 2. Aufl. Basel, Freiburg, New York: Karger; 1998: 16

41 Weiterführende Literatur

Beuth J, Hrsg. Grundlagen der Komplementäronkologie. Theorie und Praxis. Stuttgart: Hippokrates; 2002

Bopp A, Nagel D, Nagel G. Was kann ich selbst für mich tun. Patientenkompetenz in der modernen Medizin. Zürich: Rüffer & Rub; 2005

Hübner J. Komplementäre Onkologie. Supportive Maßnahmen und evidenzbasierte Empfehlungen. Stuttgart: Schattauer; 2008

Kloke M, de Stoutz N. Symptomorientierte onkologische Therapie. Ein Leitfaden zur pharmakologischen Behandlung. 3. Aufl. Heidelberg: Springer; 2005

Link H, Bokemeyer C, Feyer P, Hrsg. Supportivtherapie bei malignen Erkramkungen. Prävention und Behandlung von Erkrankungssymptomen und therapiebedingten Nebenwirkungen. Köln: Deutscher Ärzte-Verlag; 2006

Münstedt K, Hrsg. Ratgeber Unkonventionelle Krebstherapien. 2. Aufl. Landsberg: Ecomed; 2005

Pfeifer B, Preiß J, Unger C, Hrsg. Onkologie integrativ. Konventionelle und komplementäre Therapie. München: Elsevier; 2006

Schmoll H-J, Höffken K, Possinger K, Hrsg. Kompendium Internistische Onkologie. Standards in Diagnostik und Therapie. 3 Bde. 4. Aufl. Heidelberg: Springer; 2006

Unger C, Weis J, Hrsg. Onkologie. Unkonventionelle und supportive Therapiestrategien. Stuttgart: Wissenschaftliche Verlagsgesellschaft; 2005

Deutsche Zeitschrift für Onkologie (DZO)
MVS Medizinverlage Stuttgart
Oswald-Hesse-Str. 50
70469 Stuttgart
Internet: www.medizinverlage.de

42 Sachverzeichnis

A

B

J

K

L

M

N

O

P

Q

R

S

Wichtige Zytostatika-Int

Wirkstoff	interagierender Wirkstoff
Etoposid	Grapefruit(saft)
Cyclophosphamid	Grapefruit(saft)
Cyclophosphamid	Johanniskraut
Irinotecan	Johanniskraut
Irinotecan	Johanniskraut
Bortezomib (Velcade®)	Grüner Tee
Bortezomib (Velcade®)	Vitamin C 1g/d
Bortezomib (Velcade®)	Johanniskraut
Imatinib (Glivec®)	Johanniskraut
Imatinib (Glivec®)	Grapefruitsaft